啓動自然療癒力

療癒力

手作教案

四季花草遊戲與

園藝治療的100道

在遊玩手作中探索自然寶藏

黃香萍 / 台灣萍蓬草

參加荒野保護協會解說員訓練，是我在四十歲時做的一個美好決定。成為自然與民眾之間的橋梁，除了順隨自己內在對自然的孺慕之情，也期待以志工的身分回報生養我的土地。

在服務中逐漸發現，解說真是一門結合自然與人文科學的多元藝術。分享的內容或可複製，但引領的技巧不同，民眾的感受深淺或啟發則巧妙各異；而因應服務對象不同、解說場域的環境或時節遷移，得具有面對天龍八部的功力與彈性呢！

常聽企業經營講求「顧客導向服務」策略，志工服務又何嘗不是如此？說個故事，有一回為了解說「棕櫚科植物」的特徵，一群解說員討論良久，用心地分析歸納大王椰子、海棗和蒲葵等物種的特徵。但是，解說員們認真準備的生態解說，小朋友卻興趣缺缺而逃之夭夭。只見孩子們創意無限地將大王椰子的落葉當拖車，輪流當著車伕與乘客，玩得不亦樂乎；有的孩子則將蒲葵的扇形葉當作掃把，以秋風掃落葉之勢迅速將落葉掃成堆，在落葉堆中躲迷藏。當下，所有的解說詞彙都暫且被收斂，孩子們盡情玩樂的過程，反而幫解說員們上了一堂新奇有趣的自然遊戲課。

大自然生機處處、樂趣無窮，引領孩子走到戶外吧！您無須刻意分享知識，因為在野地嬉遊間，當孩子的探索動機被激發，大自然將對孩子敞開胸懷，以山風水流、蟲鳴鳥唱為媒介，如同交付金鑰一般，點亮孩子的雙眼與學習熱情。

為此，我們共同創作了這本書籍。它可以是親子的自然遊戲書，也能作為兒童教育工作者、園藝治療師、自然解說員或自然體驗引導員的教案工具書。我們分享自然創作、花草遊戲和園藝輔助治療的運用，期待您在閱讀過程中萌生想在自然中玩玩看、做做看的興趣，並從中窺見自然的豐盛與生命奧妙，而與之建立一種愉悅的關係。

就如同這本書的作者群 - 一群來自荒野的夥伴，創作的初心是源自於每一回自然觀察體驗累積的心得與感受的欣喜。因為喜愛並親近自然，我們逐步調整、採取對環境更友善的生活方式。在此，願將這份得之於探索大自然寶藏而點滴轉化的養分，與您分享。

回歸自然、做自己的快樂

詹立筠 / 木蘭花

———

成為一位助人工作者，誠屬生命中無法預期的意外。

因原生家庭的生命經驗，對於生存的恐懼與匱乏，驅使未滿 20 的我努力擺脫窮困，極力追求物質形象的豐盛；但汲汲營營、沒日沒夜追逐，終有一日身心俱疲、病了，才發現一心追求的是腦中想要的世界，而心中真正需要的世界，卻是如此平凡簡單。

年近半百之際覺察自己身心狀態，為自己重新評估新的生活模式，發現了把自然帶近日常的園藝治療就是重獲新生的一種生活態度，而且可觸及食衣住行育樂各方面，舉凡各類適合相見歡的暖身活動，學習跟著節氣節令過生活，以友善農耕及身土不二精神的藥食農種植手作，並著重中醫五行五色及醫食同源的養生保健，注重營養學及釀造食物保存的各式料理，還有滋潤生命情感的生活美學與藝術創意自然手作，更有紓壓放鬆照護身心靈，把人帶進大自然裡與天地合一的自然體驗活動。

此書的書寫，是重整自己內在、打通任督二脈的學習旅程。汲取植物知識、自然體驗活動引領技巧、生活美學裡的色彩奧秘與藝術創作媒材應用，藉由分享多餘、環保回收、永續地球概念的生活態度，開啟尊重生物多樣性及對共生共榮萬物的敬重。

謝謝黃盛璘老師在商周雜誌上分享園藝治療師這份志業並提攜關照，一路上有黃盛瑩、蔡祐庭、王真心老師的指導與關愛，陳俊霖醫師的領航分享，更感恩如伯樂般的香萍恩師給予一起完成此書的機會，感謝荒野眾多夥伴的共學相伴支持，感謝園療師摯友芳瑜、雅蓮竭力相挺，宜蘭豆娘、靜怡、玉芬、惠美、麗美、文特小作所師生以及我曾經服務過的服務對象奧援許多精彩的活動作品照，更感謝家人包容體諒、感恩提攜的貴人、砥礪的逆行菩薩、感恩所有的發生與存在。

過往商場的鍛鍊讓我將所學轉換為有系統化的教學養分，但內在真正的渴盼是回到小時赤足奔跑的山林，引領從自然中體悟的經驗與技巧，分享自然生命給人的啟發與感動，更願如泰戈爾詩句「用生命影響生命」，讓自己成為一道光，保持心中的良善與信仰，相信自己的力量，支持我的服務對象都能活成一束光、綻放著所有的美好，迎接豐盛與富足！

在大自然中親子共學

莊燿鴻 / 獵戶座

民國 99 年 2 月農曆過年前，老婆給了個網頁連結要我去報名，上面寫著荒野親子團招生，強調定期舉行親子戶外課程，心裡想著：這什麼奇怪的團體？不過也好，假日讓老婆帶兒子參加戶外活動，我可以在家享受安靜的時光。沒料到報名者眾，要經過面談來遴選，各家庭無不展現專長全力爭取這少少的名額，為確保兒子能錄取，老婆在家長專長欄中只要能沾點邊的全部都勾上，幫我認了「攝影官」這任務，總算進了荒野親子團，而攝影這個角色必須全程參與每場活動，自此全家都投進了荒野保護協會的各式活動中。

荒野親子團是大人與小孩一起在大自然中共學的團體，每月一次的集會活動，大部分是安排在戶外的場地，由父母親擔任的導引員，自行依不同的時間地點設計教案，帶領著小孩體驗大自然的變化與美好，其中刻意安排易子而教，分組時大人不會帶到自己的小孩，讓導引員很容易與小孩成為朋友關係，加上彼此互相以自然名稱呼，也就沒有長幼輩份之分，在親子團環境中成長的小孩，很習慣於團隊的討論與合作以完成任務，更不吝於與大人的交流。長期適應在自然環境中活動，也較不會過度依賴 3C 產品打發時間。

除了親子團，荒野保護協會的其他群組，如解說組、推廣講師組、棲地組、兒教組……，各以不同的形式，不只介紹自然的美好，更要帶領民眾接觸自然、了解自然，進而保護自然，如珍 · 古德博士說的：「唯有了解，才會關心；唯有關心，才會行動；唯有行動，生命才有希望！」現有環境所遭遇的議題，是人類所造成，也唯有人類的行動，才有機會解決。

有幸接受香萍與木蘭花的邀請，協助影像記錄其累積了多年引領民眾親近自然的經驗，所發展出來的遊戲與自然創作教案，誕生了這本書，希望能給各個領域的老師與解說員，面對不同年齡的服務對象，不管是在室內或戶外的場所，都能從中獲取靈感，應用自然素材設計出最適合教案，啟動對學員的療癒力。

特別感謝老婆 - 林雅倩 (水鴨腳) 與兒子 - 莊鈞睿 (莫氏樹蛙)，多年來一起上山下海找尋美景美物，分擔背負著各式器具設備，耐心等待步道中龜速前進在拍照的我，堪稱最佳的「機婆」與「機童」，最終才有這些照片的呈現。

玩耍在大自然 和大自然玩耍

陳坤燦

有沒有這樣的經驗？原本滯悶的心情、緊繃筋肉，到了山林郊野之後，眼見綠葉紅花、嗅聞樹芳草香、撫摸粗幹細苔、聆聽鳥語蟲鳴，甚至摘下花果舔蜜嘗鮮，這些付諸本能的行動，讓我們疲累的身心就好像得到最好的神丹妙藥一樣，在不知不覺中就暫時痊癒了，然後回到都市水泥叢林中之後，身體上的壓力、疲累、緊張所帶來的頭痛、胃痛、焦慮、失眠又開始湧上來。

人天生從自然而來，必將走入自然的懷抱，但這對現代人有諸多不易。因此有許多從事教育與輔助治療的專家老師，開發許多利用自然元素為材料的手作課程，讓自然帶入課程中。即使無法親身在自然環境中，也能有眼見、鼻聞、手摸、耳聽、口嚐的體驗，這些體驗沁透到心中，喚起深藏在腦海底的自然記憶。

活潑的香萍、巧手的立筠以及燿鴻的美拍，三人合力完成這本豐富扎實的書。書中各式各樣遊戲活動與教案，是作者們親身力行的內容。曾經多次看她們帶領活動的模樣，由學員遊戲時的歡笑、手作時的專注與完成後的成就感，可清楚知道這是一本分享本領的書。熱誠推薦給各級學校的老師、自然體驗解說員以及從事輔助治療、園藝療癒等工作的人們。

搭起人和大自然的連結橋梁

在美國拿到園藝治療師的認證，回到台灣推動「園藝治療」，一轉眼就 18 年了。園藝治療，顧名思義就是運用植物和大自然的療癒力量來調整、改善人的身. 心. 靈。而串起植物、大自然與人之間的關係，搭起植物、大自然與人之間的橋梁，就是園藝治療師的最主要工作。

要搭起一座有效、有力的橋梁，需要引導、趣味、對季節的感受等建材。我想，這本《啓動自然療癒力》的 100 道活動，正提供了這些搭橋的最佳素材。

讓我們運用這些素材，搭起人和植物、大自然間最美麗最有力量的橋梁！

園藝治療師 / **黃盛璘**

自然即是一座遊戲場

將自己放心的交給自然吧！

當人身處自然中，除了自然而然達到療癒、紓壓與健康的恢復外，透過心流體驗，啟動「綠遊戲」的發想進而玩樂其中，即是 10 多年來我推動「台灣流園藝治療」啟動五官七感的教案類型中，其一項目—「綠遊戲」所倡議的活動教案與作為。在綠遊戲中，除了找回自己與自然共處的連結，更是人與人、隔代間最直接的關係催化劑。

接到本書的推薦邀請時，在書中看到許多以前玩過以及沒玩過的「綠遊戲」，非常歡喜與雀躍，書中可見作者們在荒野間豐富的生命互動經驗，精心彙整並發想了豐富又精采的「綠遊戲」教案，相信無論是作為相關工作者的參考書，更是喜歡自我療癒者，玩自然的發想書。

邀請您一起來自然中找樂子，遇見自己的生命小確幸！

綠色療癒力學院院長・逢甲大學兼任助理教授 / **沈瑞琳**

從「知道自然」到「發現自然之美」的
健康園藝行動手冊

人類原本就是大自然的一份子，然而在文明過程中，我們逐漸失去體驗大自然的能力以及在原野中求生的本能。正如愛德華 · 里德 (Edward S. Reed) 在《體驗的必要 (The Necessity of Experience)》一書中提到：「我們花了太多錢，付出太多努力，只是為了使一點點無關緊要的資訊能夠被世界上任何地方的任何人看到；然而我們對這個世界本身所做出的探索卻太少了，甚至沒有。」所謂的基本體驗，就是自己去看、去聽，去聞、去感受和嘗試。此外，理查 · 洛夫 (Richard Louv) 也在《失去山林的孩子 (Last Child in the Woods)》一書中提及「大自然缺失症 (Nature-Deficit Disorder)」的兒童，因疏離自然而產生過胖、感覺遲鈍、注意力不集中的身心症狀，也缺乏對大自然尊重，不理解食物來源，對動植物陌生。

其實「大自然缺失症」並不限於小孩，包括我們大部分住在都市的居民都有類似的狀況。由於缺少了與大自然的連結，也失去了師法大自然的發現，更缺少了在大自然裡觀照自己、並與他物互動的機會。

然而要讓大部分生長在城市、為生活忙碌的國人，隨時到野外山林親近自然，其實是很困難的一件事。此時，「園藝」可以扮演關鍵的角色，因為園藝可以說就是「人為的自然」，在自家的室內、陽台、屋頂、庭園，辦公場所，市區或近郊的公園綠地，都可以藉由園藝手法，營造自然的景觀，可美化生活空間、改善環境品質、陶冶性情、舒緩情緒，不但好看、好玩又有益心理健康。所以從事「園藝治療」活動不但可幫助一般人們樂活養生，亦可用來協助亞健康人士或病患，達到健康療癒的效果。

本書三位作者：黃香萍老師、詹立筠老師與莊燿鴻老師，他們具有相同的特質：愛好「自然」、喜歡「園藝」，並樂意與人分享自然與園藝的美好，個人深感佩服之意！本書從「開啟自然觀察」、「教案的設計」到「教案實作」，邀請您一起感受自然的綠色療癒力，讓與自然疏離的人，可以藉由花草遊戲、自然創作、園藝治療等有趣的活動，感受到台灣四季花草自然豐富的樣貌。相信無論是對於「園藝治療」有興趣的人士，或是一般普羅大眾，閱讀本書都會有相當良好的收穫和助益，因此樂意積極向讀者推薦之！

國立臺灣大學園藝暨景觀學系教授

臺灣園藝學會、臺灣園藝福祉推廣協會理事長 · 樂齡族健康園藝研發推廣聯盟召集人 / 張育森

將綠色照護推往野地自然

喜見三位作者完成《啟動自然療癒力：園藝治療的 100 道四季花草遊戲與手作教案》一書。在結合自然元素與身心健康的綠色照護領域上，此書固然為園藝治療增加了一百個實用的教案，更重要的，因為這三位作者都是我們多年以來在荒野的好伙伴，其運用的素材比常見的園藝治療方案又更「野」一點，在綠色照護工作者將人們一步步帶離都會，走向大自然的過程中，提供了更多的可能性。

此外，其背後的思維，也從服務人的照護，慢慢移向人與自然平衡的荒野哲學。期待此書的出版，擴展既有園藝治療與綠色照護的方式，並助益於人與自然關係的重心一點一滴地再稍向自然推移。

精神科醫師・臺灣園藝輔助治療協會常務監事
臺灣心理治療學會常務理事・荒野保護協會解說員、常務監事 / 陳俊霖

分享大自然教會我們的事

人類該用什麼樣的姿態回到大自然？又可以採用哪些方式邀請大自然來到我們的生活中？這本書將會帶給我們許多實用、深刻又有趣的經驗與靈感。

當我們願意如孩子般，用欣賞、好奇，甚至敬畏的眼光看待大自然。正意味著，我們拿到了進入聖殿的通行證。最棒的是，身處在這座時刻見證著奇蹟，活生生的自然聖殿中，生命將不再感到孤寂，天堂也不必他尋。

恭喜親愛的香萍、立筠和燿鴻！我們都是有福之人，在自然引導與園藝治療的路上體驗著自然與助人工作所賜予的豐盛滋養，還能有機會將這些養分分享給更多人。這不正是大自然教導我們的嗎？

願自然長存！生命萬歲！

園藝治療師・象山農場總經理・臺北市藝術統合教育研究會理事長 / 蔡祐庭

開卷便能獲得綠色療癒力

值得讚嘆的一本台灣四季花草遊戲教案療癒書！聽看觸聞嚐，大自然帶來的五感享受迸發在書中，開卷即有療癒！

台灣本土的精采教材，來自荒野協會的資深夥伴所組成的作者群，將自己多年的教學經驗與修行濃縮在這本文圖並茂的大自然療癒書當中，根、莖、葉、花、果實和種子的實務知識，融入在四季、二十四個節氣當中，創意的教學靈感呈現在色彩繽紛的手工作品和遊戲當中。

我們常見的台灣植物，處處可得，使用它們藉由書中的教案設計，讓每個階層的不同的需求者，高齡者、兒童青少年、身障者、情緒障礙者、認知障礙、社交障礙者和一般民眾都可以獲得大自然的療癒力量。

心理副教授・聖賀德佳全人發展協會理事長 / **王真心**

重啟內心渴望自然的鎖鑰

人人都知道接近大自然對我們的身心靈都有極大好處，甚至已經成為非常潮、非常夯的時尚，這也可以從這些年以森林浴、園藝治療、綠色照護、生態療法等等不同名稱從不同面向探索與自然互動的方法可以得知。

因此坊間也有愈來愈多相關的書籍上市，但是這本啟動自然療癒力是荒野保護協會一群極為資深，且以自然保育、環境教育為職志的伙伴，以畢生功力毫不藏私的分享他們的經驗，非常好看又實用。

這群伙伴就像童話故事中那位斑衣吹笛人，這本書就像美妙的笛聲，讓久居都市的人們暫且離開喧囂，走向大自然，也回到人類心靈的原鄉。

荒野保護協會榮譽理事長・牙醫師・作家 / **李偉文**

CONTENTS

PART 1
開啟自然觀察

1-1 做一個自然觀察家 - 發現自然萬物如此相似、又如此不同	**20**
為什麼要做自然觀察	**20**
融入五感體驗的自然觀察	**22**
自然就在你身邊	**28**
1-2 在四季時序中享受大自然	**30**
台灣四季特別色	**31**
建立自己的四季花曆	**35**

PART 2
教案的承接、準備與設計

2-1 教案設計的要領	**38**
與機構溝通合作條件	**38**
服務對象的族群類型	**39**
確認活動教案目的	**43**
教案的施行方式	**44**
2-2 蒐集自然素材	**56**
自然素材的類型：根、莖、花、葉、果實與種子	**57**
採集守則	**57**
自然物取得的可能—掌握天時、地利、人和	**58**
自然物的清潔與乾燥	**60**
自然物的整理、分類與收納	**62**
2-3 搭配的創作底材	

紙材	**65**	瓶罐器皿	**72**
木質底材	**68**	蛋殼	**73**
布料	**70**		

2-4 常用的創作技法

彩繪上色	**74**	塑型	**82**	插刺	**86**
拓印	**75**	摺疊	**83**	鑽孔	**86**
疊印	**76**	雕刻	**83**	穿串、串連	**87**
敲印（槌染）	**77**	裁剪	**84**	植物染	**87**
牙刷噴畫	**78**	編織	**84**	押花	**89**
黏合	**78**	纏繞	**85**	繡縫	**89**
拼貼	**82**	綁 - 綑綁、繫綁	**86**		

2-5 教案設計中的配色技巧

6 大配色運用手法	**90**
注意色彩的配比	**96**
用彩度、明度、色溫傳達情感	**97**
運用色彩營造律動感	**100**
結合中醫五行五色的應用	**100**
搭配節慶的配色	**102**

2-6 色筆與顏料的運用

彩色筆	**104**
色鉛筆	**105**
粉彩筆	**106**
蠟筆	**107**
水彩	**107**
廣告顏料	**108**
壓克力顏料	**108**

PART 3
花草遊戲與手作教案

3-1 葉之茂・五花八門的葉形

< 大自然的裝扮秀 >

準備赴宴嗎？配個月桃領帶結	**114**
太帥了吧！相思葉的八字眉及八字鬍	**116**
野地的加冕 - 海金沙頭冠	**118**
猜猜我是誰？樹葉面具	**122**
看我橫眉豎目 - 木賊夾眉毛	**125**
頒獎典禮開始 - 莙草徽章	**127**
不怕太陽曬 - 馬鞍藤妙鼻貼	**129**

CONTENTS

< 趣味遊戲玩耍 >

雙人「鬥草」- 酢醬草拔河遊戲　130

多人「鬥草」- 二葉松團體拔河遊戲　132

暖場小遊戲 - 葉片拼圖比賽、打卡點名　134

驚奇風火輪 - 江某耍特技　135

無風也清涼 - 茄苳葉摺扇　137

要搭便車嗎？大王椰子拖車　138

我是神箭手 - 芒草射飛箭　140

誰是巧手王？車前草的抽絲剝繭、藕斷絲連　142

我們是麻吉 - 共撐一把牛筋草小花傘　144

活化石在手中活了起來 - 銀杏昆蟲、動物與舞者　146

落葉變身秀 - 羊蹄甲貓頭鷹與蝴蝶　150

乘風破浪的親水童玩 - 手造小船　154

< 創意手作應用 >

來自季節的祝福 - 楓葉花束　157

有香氣的永生花 - 樟葉玫瑰花　159

春天哪ㄟ這呢香 - 葉編香蘭玫瑰花　162

一起來減塑 - 植物環保吸管　164

打洞怪獸 - 造型樹葉書籤　166

買不到的名牌 - 裝著幻想的樹葉包　168

葉的彩妝秀 - 彩繪樹葉風鈴　170

葉的美麗留影 - 彩色筆葉拓包裝袋　172

敲敲打打抒壓又療癒 - 植物敲拓染棉布袋　176

一葉一天堂 - 葉脈光之容器　180

個人風格手扎 - 竹葉編織書衣　184

新植感美學 - 咖啡麻布袋花器　187

彩繪盆栽 - 萌萌可愛的多肉植物組盆　191

葉的煉金術 - 銀葉壓拓　194

綠色能量森呼吸 - 動手捏出療癒系苔球　197

還我自然本色 - 青草來作畫　201

彩線做畫筆 - 落葉添新裝葉子繡花　204

3-2 花之嬌·形形色色的花容

< 大自然的裝扮秀 >

來顆十克拉的大鑽戒吧 - 白花苜蓿花戒指　　　**214**

叫我花仙子 - 使君子花冠　　　**216**

好吃好玩又好看 - 洋落葵花手環　　　**218**

就是愛漂亮 - 黃槿花蕊指甲油　　　**219**

< 趣味遊戲玩耍 >

「鳥語花香」的野薑花鳥笛　　　**221**

花開瞬間 - 紫薇花開煙火秀　　　**223**

飄呀飄～牽牛花手拋降落傘　　　**226**

誰是吹牛大王？矮牽牛氣球　　　**228**

蜜之花 - 南美朱槿　　　**229**

拇指姑娘遊戲花叢 - 喇叭花形遮陽帽　　　**230**

四季魔法師 - 大地畫板野花秀　　　**231**

綠照觀心 - 用花草和內心世界對話的花葉曼陀羅　　　**235**

　1 圓盤曼陀羅　　　**236**

　2 大地曼陀羅　　　**240**

　3 茶席曼陀羅　　　**242**

　4 追思緬懷曼陀羅　　　**243**

< 創意手作應用 >

火紅的翅膀 - 鳳凰木蝴蝶　　　**244**

來自星星的你 - 猢猻木花束　　　**246**

花非花 - 九重葛永生花環　　　**249**

自製手工再生紙 - 花葉手抄紙　　　**252**

花現自己 - 拼貼自然臉　　　**255**

自然手繪 - 從微觀到宏觀的詩畫創作　　　**260**

察顏觀色 - 自然聚寶盒　　　**263**

香氛花漾療癒小物 - 香氛蠟燭·香氛磚　　　**267**

押花的製作與 3 款應用 - 卡片·書籤·證書　　　**270**

花藝小品 - 用一只馬克杯玩插花　　　**274**

凝結花朵之美 - 乾燥花手綁花束與畫框　　　**278**

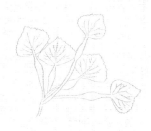

3-3　果之豐・種子的心機

< 趣味遊戲玩耍 >

綠寶石耳環 - 非洲鳳仙花的易爆彈　　　　　**286**

百變天后 - 二葉松毬果　　　　　**288**

戴帽子的殼斗科家族 - 橡實手偶　　　　　**291**

向上爬的毛毛蟲 - 狗尾草　　　　　**293**

強力魔鬼氈 - 恰查某射飛鏢遊戲　　　　　**296**

秘密武器 - 血藤電火石　　　　　**299**

飛行競技場 - 翅果的乘風遠颺　　　　　**301**

懷舊童玩 DIY - 轉呀轉的青剛櫟陀螺　　　　　**304**

有怪獸！張牙舞爪的暗黑菱角　　　　　**306**

好「聲洞」- 瓊崖海棠哨子　　　　　**308**

< 創意手作應用 >

大葉桃花心木果實全應用 - 彩繪・飾品・倒流香　　　　　**310**

來自季節的歡慶 - 果實種子花環大集合　　　　　**313**

令人愛不釋手的椰殼阿伯勒沙鈴　　　　　**318**

收納天然的寶寶 - 蓮蓬珠寶盒　　　　　**322**

好事蓮蓮 - 蓮蓬手搖鈴樂器　　　　　**324**

武林大會 - 鳳凰木寶刀　　　　　**325**

一簾幽夢 - 阿勃勒的華麗變身　　　　　**327**

相看兩不厭 - 二葉松聖誕樹　　　　　**329**

水噹噹的九重吹 - 水黃皮彩繪項鍊與動物生態畫　　　　　**331**

從刺刺果變成洞洞果 - 楓香吊飾　　　　　**334**

就要圈住你 - 藍花楹領巾圈　　　　　**339**

渾然天成的仙桃企鵝　　　　　**342**

喜慶香氛球 - 丁香橘子　　　　　**344**

香氛撲鼻又暖心 - 橘燈的祝福　　　　　**346**

歡喜過新年 - 五穀豐收的豆子春聯　　　　　**348**

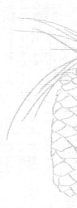

3-4 根莖皮之韌・樹皮防護罩 / 根的秘密網絡

< 創意手作應用 >

多情的乞丐王子 - 白千層信紙與撕畫	354
天馬行空再創神奇 - 枯枝星形花環	356
讓我用森林寫信給你 - 樹枝筆	358
暖暖的火、暖暖的心 - 樹皮燈座	359
神奇的隱身術 - 樹枝擬態昆蟲	360
山林守護神 - 妙趣橫生的貓頭鷹	362
打造繪本場景 - 童話感的森林小屋	365
潔白璞玉照明來 - 蘿蔔提燈	367
蘊含大地脈動 - 能量金字塔	370
神之眼眷顧 - 祈福天眼編	372
療癒小樹織 - Y 字捕夢網	375
神聖能量空間 - 生命樹捕夢網	379

本書動態示範影片

Part 3 中有 9 個動態遊戲單元，已錄製成一部影片來呈現，
請掃描右方 QRcode 觀看：

1. 「鳥語花香」的野薑花鳥笛
2. 驚奇風火輪 - 江某耍特技
3. 花開瞬間 - 紫薇花開煙火秀
4. 我們是麻吉 - 共撐一把牛筋草小花傘
5. 飄呀飄～牽牛花手拋降落傘
6. 向上爬的毛毛蟲 - 狗尾草
7. 飛行競技場 - 翅果的乘風遠颺
8. 懷舊童玩 DIY - 轉呀轉的青剛櫟陀螺
9. 我是神箭手 - 芒草射飛箭

PART 1

開啟自然觀察

曾經，自然荒野就只是自然荒野，多數人只是走過卻不曾佇足。當我們懂得慢下來、停下來觀察，才看見自然萬物的美與獨特。在逐漸領略每個生命獨特性的同時，我們開啟了與花草樹木、蟲魚鳥獸的溫柔對話，並與自然連結，感受到大自然療癒的能量。

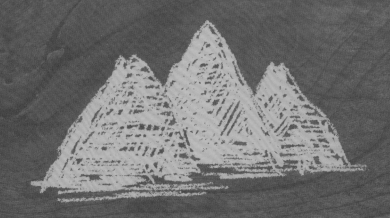

① 做一個自然觀察家
– 發現自然萬物如此相似、又如此不同

所謂「自然觀察」並不只是「知道」一朵花、一棵樹或一隻鳥的名字,而是用「發現」的眼光去欣賞它(牠)的獨特與引人之處。當您採用一種新的觀點與視角,那些過去被您「視而不見」的事物,頓時散發出神奇光彩攫住你的目光,像是來自於自然山林的邀請,為您的生活帶來禮物與祝福。

為什麼要做自然觀察

透過自然觀察我們可以發現許多生命的獨特與有趣之處,發現每一個生命都不是獨立存在,有的彼此競爭、有的相互依存,卻在這錯綜複雜間構築出各種自然環境與生態系統;有許多物種看似相同,但越細看、越琢磨就越能分辨細微的異同之處;即使是同一種植物,四季的展現也可能全然不同:嫩芽、展葉、花開、變葉或落葉休眠,需要透過長期觀察與記錄,才能夠感受到植物順應季節變化的生命智慧。

跟著我們一起開啟自然觀察之眼吧!張開雙耳傾聽自然吧!和每一個獨一無二的生命對話,傾聽它在這片土地上曾經發生或正在發生的故事。

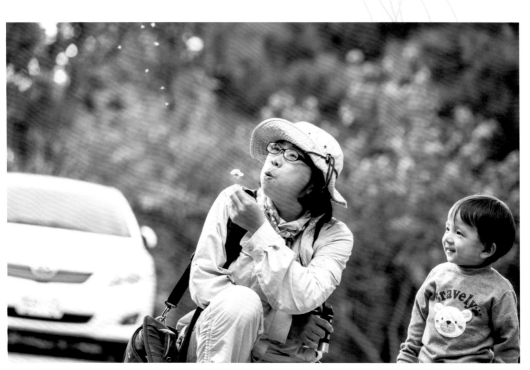

不再只是追求「知道」，而是嘗試「發現」自然之美。

融入五感體驗的自然觀察

> 我聽了就忘了　我看了就記得
> 我做了就明白　親身體驗是上策
> - 體驗教育 -

我們經常不自覺地眼見為憑，但過度相信眼睛所看到的世界，停留在認知的層面，有時候反而忽略了許多生命也是有感受的、心靈的層面。許多人習慣以相機、手機來拍攝留影，以為「拍到」就是「看到」了，卻很容易淪為「視而不見、聽而不聞、嚐而無鮮、嗅而無感、觸而不覺」的無感之境。真正的自然觀察，不是只用眼睛觀察，還要開啟我們身體各種感官去體會，感官甦醒了，就會發現許多的驚喜就在生活週遭！

現在，邀請您來一場「開啟五官六感」的練習，用我們的眼、耳、鼻、口、皮膚，以及好奇、學習、喜悅的心境來感受大自然，喚醒更深刻的體會。

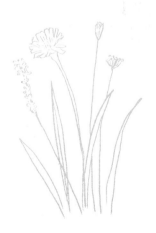

請暫且放下相機，單純地用眼欣賞，除了看見了植物的花、果、葉、樹形以外，我們也可以用不同的角度來欣賞它們的姿態，有幾種做法：

- 躺在地上「仰望」大樹的樹冠層、欣賞樹葉透光色澤上的變化。
- 蹲下「側看」大樹根系如何漫延開展，發現它們常常比樹冠層還要寬廣。
- 透過放大鏡等工具，想像自己是一個拇指人，用「微觀」的方式，發現小宇宙的大不同：葉子上的氣孔、葉脈、紋理、絨毛、或是附生在植物表面的苔蘚或小昆蟲、及蟲卵等，相信會讓你發現清晰又立體的全新視界。
- 站在地形的高處或靜處自然角落，用一種「宏觀」的視野，去欣賞自然的全貌、感受生命之網的連結。

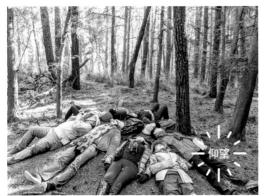

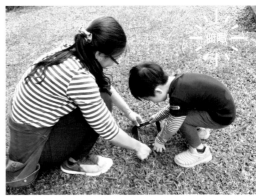

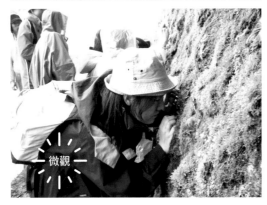

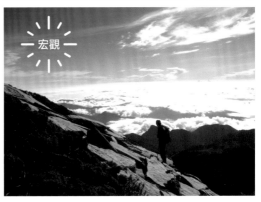

仰望、俯瞰，不同的視角，不同的風景；不同的心境，不同的發現。

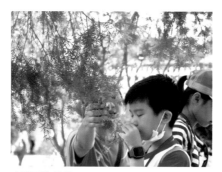

嗅聞野地芬芳。

嗅覺
smell

嗅聞植物的花朵、搓揉植物的葉子，好多好多的氣味啊！像常見的薄荷、樟樹、到手香和各種香草植物，都會為我們的鼻腔帶來清新或是刺激的感受。

有一些日常食用的植物，如蔥、韭、蒜、芹菜和九層塔，為料理增添豐富的風味；許多民俗植物，像玉蘭花、梔子花、魚腥草或鼠麴草等，這些熟悉的氣味也會喚醒我們一些情感與記憶。

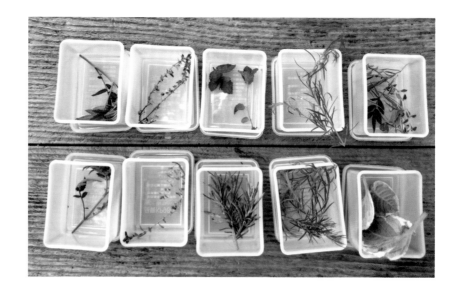

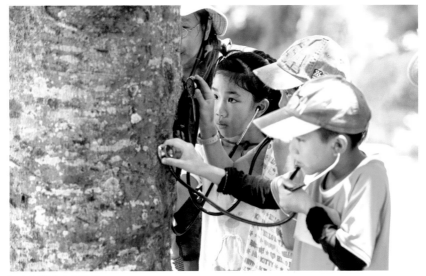

傾聽大樹樹液的流動。

聽覺
hearing

生活環境中充塞著喧囂之聲。街道上川流不息的車輛、各種移動式宣傳廣告吆喝聲，迫使人不自覺地關起耳朵，對外界充耳不聞。走進自然野地，鳥啼、蛙鳴或蟲聲唧唧，還有山羌、松鼠等動物的叫聲，將開啟聽覺甦醒契機，讓你有意識地循聲探查那些隱身荒野、只聞其聲未見其影的動物們。請仔細聆聽這些聲音在傳遞著什麼訊息，是求偶、覓食、呼朋引伴或是宣示領域的警戒聲呢？熟悉並辨認牠們的聲音，除了可以猜出本尊是誰，也能瞭解牠們當時的狀態。

其實，大自然天籟處處。溪流輕唱或瀑布喧嘩；大浪拍岸滔天或在海灘沙沙作響；微風吹拂或狂風呼嘯；小雨淅瀝或雷雨轟隆。不論溫柔如輕聲細語，或暴烈如萬馬奔騰，側耳傾聽，總能從中擷取能量，調節壓力與放鬆心情。

味覺
taste

野地裡四季都有大自然的饗宴。如人們熟悉的構樹、桑椹或懸鉤子，更有許多不知名的植物果實，會用它誘人的色澤或香氣邀你一親芳澤。但請別忘了，許多動物已等候多時，請少量採集、淺嘗則止。植物以果實邀請小鳥、松鼠和獼猴等各種動物來吃流水席，並藉由牠們把種子傳播開來。守在結實纍纍的大樹旁，就有機會一睹許多動物的風采。

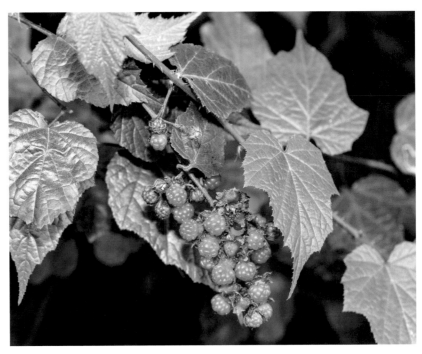

大自然饗宴，餵養著許多動物，同時也肩負傳播的重要任務。

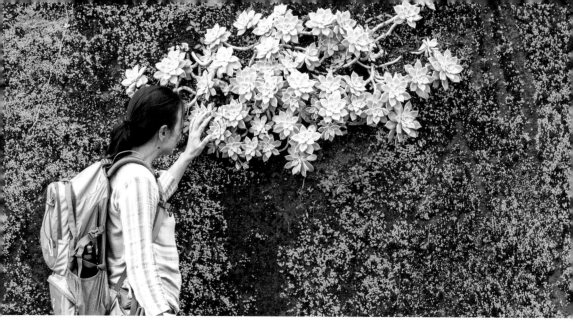

撫摸多肉質感的石蓮花。

觸覺
touch

你曾經撫觸各種植物的葉子嗎？它們多樣的質感，可能會讓你大感驚奇。一般榕樹的葉子很光滑，洋落葵（藤川七）摸起來有肉肉的質感；構樹葉子有細絨毛，桑樹的葉子摸起來像紙張；二葉松是細長針葉，仙人掌的葉子則是針刺狀；山野小徑常見澀葉榕或菲律賓榕，葉子就像磨砂紙一般粗糙，先民會利用它來磨光器物呢！

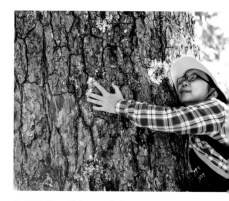

抱樹體驗，或許可以感受到一種寧靜、被接納的喜悅，這就是一種大自然照護的力量。

- 有機會走入林間或社區公園時，請選擇一棵讓你感到放心與安全的大樹，摸摸它的樹幹或擁抱它，與它獨處一會兒。想像你正與地球上一個發展了千百萬年、獨一無二的生命對話，聆聽它在這片土地上曾經發生或正在發生的精彩故事。或許，我們可以感受到內心寧靜和被接納的喜悅，這就是來自大自然的照護力量喔！

自然就在你身邊

在我們生活周遭的公園、校園、郊山或是道路兩旁，幾乎隨處都可以看見豐富的自然生命。選擇一個離家近或方便經常探訪的自然環境，做為你親近自然的秘密花園。經由持續探訪與記錄，可以觀察生命的豐富樣貌與變化，增進你對自然的認識與連結感。這裡將是你通往自然奧秘的通道，同時引領你走向豐盛的心靈花園。

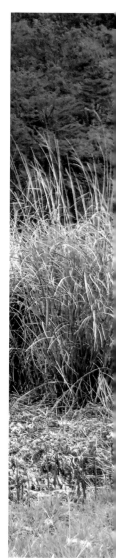

自然觀察的提醒

我們做自然觀察的同時，也向大自然學習。抓一隻蟲子、摘一朵小花，看似無關緊要，每一個當下請自問：「有必要嗎？」

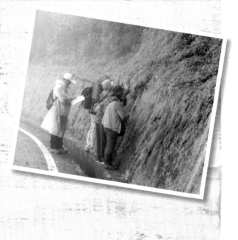

請記住！我們面對的是「生命」，我們介入愈多、干擾也愈多。自然觀察，除了物種的觀察與記錄，也試著將心比心，對每一個生命的處境感同身受。

找一個安靜的荒野角落，靜心等待，
讓迷失的靈魂找到自己，再一起生活。

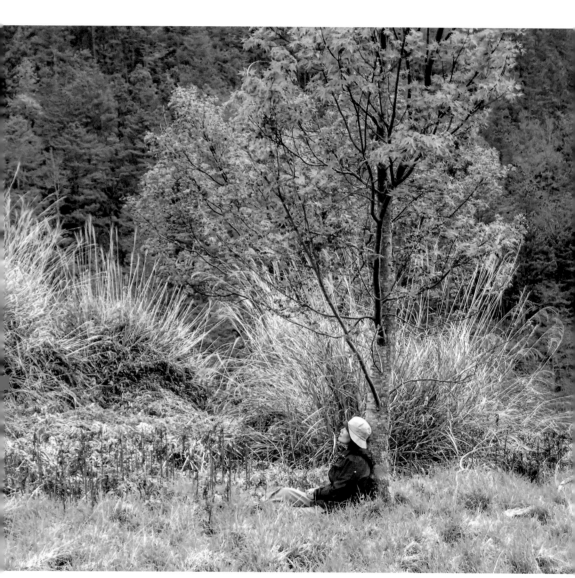

在自己的秘密花園裡找回人與自然的連結。

2 在四季時序中享受大自然

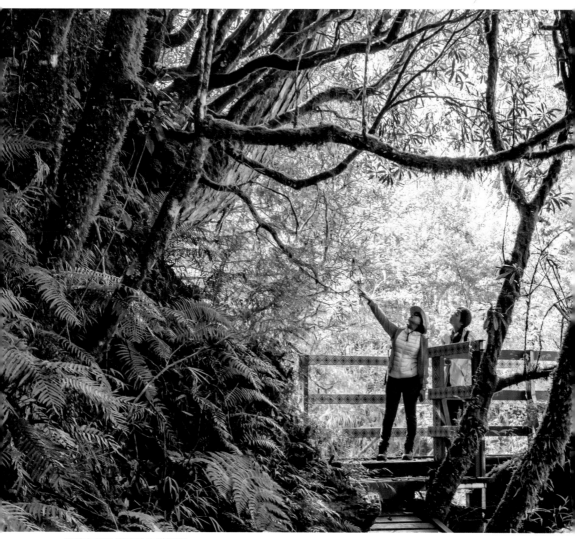

悠遊在四季豐盛的自然荒野。

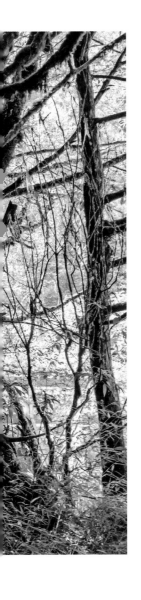

在自然的節奏中
似乎無法預期
卻又有跡可循

從小我們就聽過「位於亞熱帶的台灣氣候『四季如春』。」
但真是如此嗎？台灣是全世界高山密度最高的島嶼之一，
不同的海拔高度，溫度、濕度及物候皆迥然不同。我們不
但可以感受到台灣島從南到北隨緯度改變的氣候，也可以
在這座高山島上，感受到自然樣貌依海拔高度呈現的垂直
變化。屬於台灣的四季「特別色」，你感受到了嗎？

台灣四季特別色

賞花觀葉，今日誰最美？四季更迭中，不同的植物輪番綻
放花顏或以葉片色彩取勝，成為不同季節的主角。在大地
寬廣無垠的主舞台上，植物花朵盡情揮灑以招蜂引蝶，完
成傳花授粉、繁衍後代的終身大事。在花開花謝之間，我
們可以感受到節氣流轉，也欣賞了屬於物候限定版的「台
灣四季特別色」。

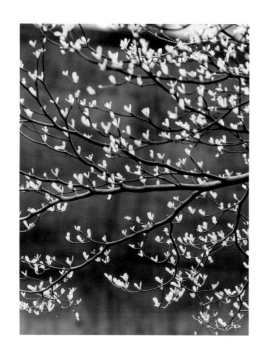

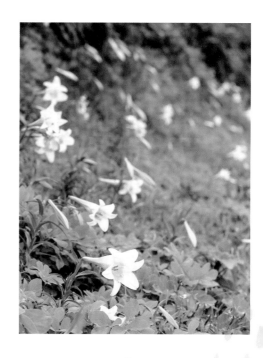

春雨
spring

低溫多雨，豔紅的山櫻花和綴滿紫色小花的苦楝，已迫不及待地喚醒大地。三月，木棉樹光禿的枝椏間吐出了橘紅色的花朵，鳥雀在其中跳躍覓食、鳴唱求偶，讓人感受到春天的喜悅；四月，油桐花在一場春雨過後，猶如雪花飄落，鋪綴成一條條白色的桐花步道；五月，相思樹黃色小粉撲般的花朵，一陣風拂過，便引來一場場金黃的花雨。

暑夏
summer

高溫炎熱，在冷涼的中高海拔，高山杜鵑、玉山杜鵑花海點燃台灣的山脊，燦爛宣告盛夏將臨。六月，驪歌聲起，鳳凰木準備就緒，接棒染紅夏季的天空；七八月間，白日有池畔朵朵蓮花盛開，夜間則見穗花棋盤腳綻放猶如夏夜煙火；高山此際野花盛放，猶如眾神的花園。

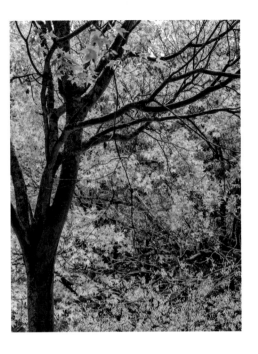

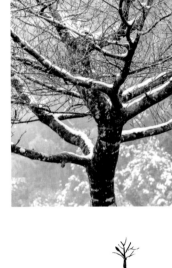

秋色
autumn

寒冬
winter

溫差漸大，中海拔山林的變葉家族上演盛大慶典。在盛夏一身濃綠的大樹，蛻變為艷麗的彩葉，酡紅、猩紅、酒紅、鮮紅、粉紅、朱紅、橙黃、金黃或檸檬黃，將山林妝點得多采多姿；平地裡，台灣欒樹的金黃色小花與橘紅燈籠蒴果，為秋日憑添熱鬧且繽紛的街景。

萬物沉潛，受東北季風影響，本應蕭瑟冷清的大地，因常綠樹木和松柏等裸子植物而得以長青。台灣有兩百多座三千公尺以上的高山，這些高山到了冬季只要碰到冷氣團來襲、水氣足夠，就有很大的機率會下雪，常為冰雪或霧淞所粉妝玉琢，成為銀白國度。
台灣的四季呈現迥然不同的驚喜。

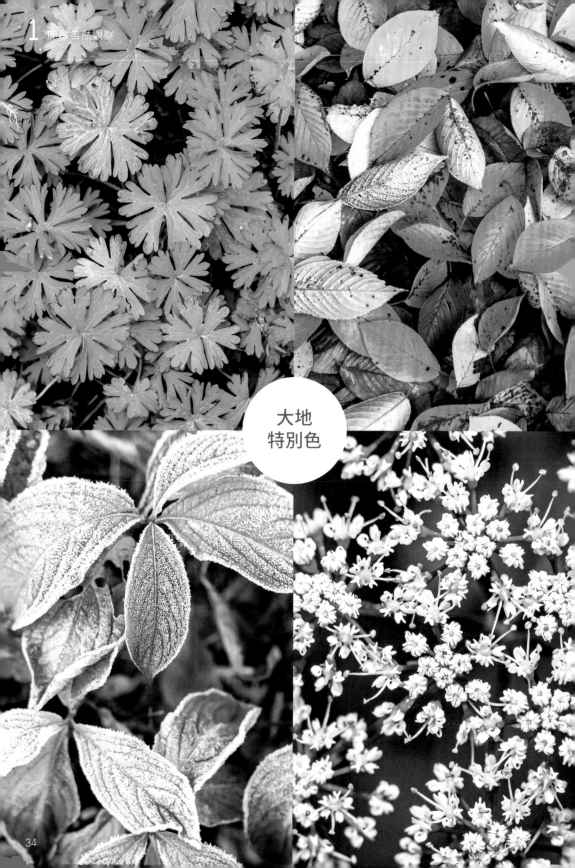

大地
特別色

🍃 建立自己的四季花曆

台灣有豐富的生態地形，一年四季之中，植物有各自時序的變化與繁衍故事。物候指的是季節氣候與自然生命之間的關聯，試著建立屬於自己的四季花曆或台灣生物曆，若能加註當時的溫度、雨量或天候狀況等條件，可以更加深刻地感受植物與季節氣候之間的關聯。

花時花曆，有時候很難確定月分，因為台灣南北氣候不同，很多南部花期將盡，北部才正含苞待放。有些花季長達數月，有些花開花落稍縱即逝。因著對大自然的運轉有深刻瞭然與信任，讓我們對每一個季節寄予深情與期待。

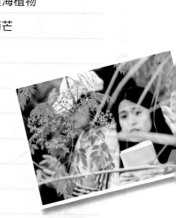

1-12 月花季情報

1 月	梅花、桃花、山茶花
2 月	山櫻花、油菜花田
3 月	杜鵑花、木棉、苦楝、流蘇、加羅林魚木、霧社櫻
4 月	阿里山櫻、羊蹄甲、野百合、油桐花、藍花楹、濱海植物
5 月	高山杜鵑、相思樹、台灣澤蘭、月桃、酸藤、五節芒
6 月	阿勃勒、鳳凰木、大花紫薇、荷花、高山野花
7 月	高山野花、穗花棋盤腳、猢猻木、荷花
8 月	高山野花、睡蓮、金針花、使君子、紫薇
9 月	台灣欒樹、白千層、水黃皮、金花石蒜、美人樹
10 月	甜根子草、臺灣山菊
11 月	王爺葵、山芙蓉、白背芒、菊花
12 月	仙草花、聖誕紅、炮仗花

療癒
小語　祈願：福爾摩沙的孩子，永遠擁有這片值得驕傲和愛戀的土地。

The
Healing
Power
of
Nature

PART 2

教案的
承接、準備與設計

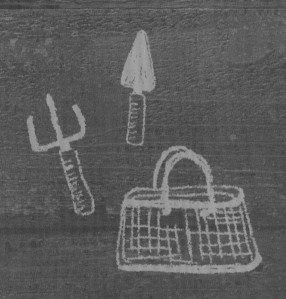

準備活動教案的幾個面向：了解學員的屬性與動機、可運用的
環境資源、選擇運用的技法並分解成容易操作的過程，讓每一
回的引領分享成為愉悅的互動經驗。在創作的過程與完成作品
時，常常讓人感受到滿滿的療癒感，進而與自然建立一種愉悅
的關係，找到願意守護大自然美好的動力。

教案設計的要領

花草植物是園藝治療、生態導覽、綠色手作最常使用的媒介。身為一名自然療癒課程的引導者，該如何因應不同的對象、場合，設計出合宜的實作教案，以期達到預設的活動目標，是最基本也最關鍵的第一步。

與機構溝通合作條件

在承接下活動的初期，應先和主辦單位的經辦人員溝通了解其服務對象的特質，想要透過課程達到什麼效果，並確認課程場地設備、施行時間與耗材預算，然後再提出你的教案構想（千萬不要固著在自己想做的教案內容，多聆聽主辦單位的需求），確認好合作細節之後再開始備課。

承接教案的步驟

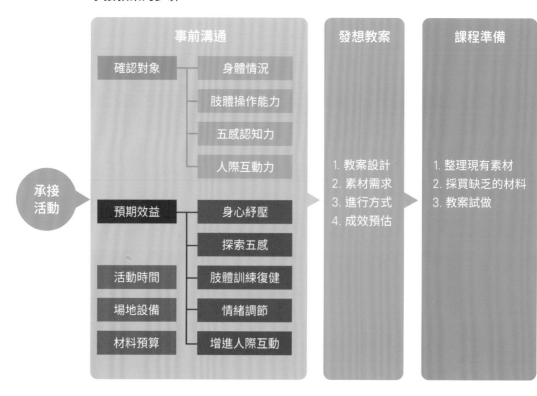

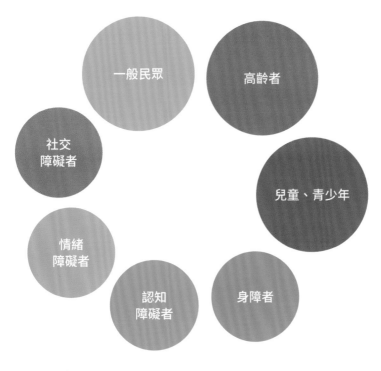

常見的服務對象類型

服務對象的族群類型

在設計教案時，需要優先考慮到服務對象是屬於哪一類族群，並了解其族群學員的特質，因為同一個教案，即便在各種不同的族群及年齡層，其執行的方式、課程目標成效設定、教學導引語也都不同。

在面對一般族群，講師要提醒自己平常心以待，而面對特殊族群時，更應認同學員的本身價值所在，而非同情，因為如同在大自然裡一樣，一個完整的生態和成熟的社會，是保有最多元的生命樣貌同時的並榮存在。

紓壓、自我探索、大自然缺失症者重新連結

人類的祖先來自大自然，隨著時代進步，人類建造了更舒適方便的城市，為了追求高文明、高經濟的生活條件，大部分人常常處在室內、高壓力環境中生活，再加上沉浸於3C電子產品，致使我們神經緊蹦、疏離與大自然的接觸。所以在自然體驗活動中，就是將帶大家重新帶回到大自然的懷抱，打開五感去接受大自然的美好。

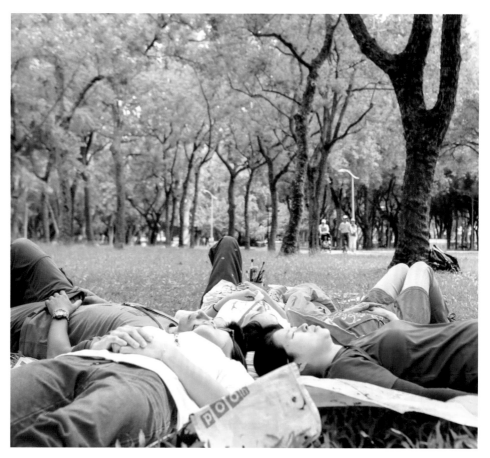

即使什麼都不做，也是一種接納大自然的途徑。

高齡者

帶出過往生命經驗、也為生命創造經驗。

預防及延緩失能族群是目前自然療癒課程最容易接洽與上手的服務對象。高齡者有豐富的生命經驗，許多八、九十歲老人家的手部操作能力也都還正常，所以此亞健康老人族群的帶課重點為在安全環境下，透過課程營造出一段正向且快樂的體驗；也因學員操作能力正常，是新手講師演練自然手作教案時非常好的服務對象。

但如果是失智、失能的老人，重點可以擺在透過課程的設計，刺激失智者的認知與回憶、帶出過往生命經驗，同時訓練失能者的肢體耐力，協助找回自信、重建生活樂趣並重新與生命連結。活動過程中也可以為老人身邊的照護者示範如何引導操作，讓照顧者也同時獲得療癒喘息（但課程設計仍需以失智失能長者為主），紓解長期照顧的壓力，優化老人與照護者的關係。

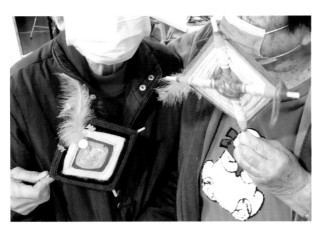

長者多半偏好紅色代表吉祥喜氣，忌用麻繩、菊花，設計課程時要慎選合宜的材料。

透過祈福天眼編的課程，失智長者即使語言能力退化，也能藉由手作來傳達祝福的情感、增進與人互動機會與情誼。

兒童、青少年

美國資深記者兼作家理查‧洛夫(Richard Louv)曾在暢銷書《失去山林的孩子》一書中提到「大自然缺失症」的兒童,因疏離自然而產生過胖、感覺遲鈍、注意力不集中的身心發展現象,也對大自然缺乏尊重,不理解食物來源,對動、植物陌生。而且由於缺少了與大自然的連結,也失去師法大自然的發現,更少了在大自然裡照見自己、與他人關係互動的機會。

兒童與青少年正處於大量累積人生經驗的過程,如能透過自然體驗的情境與環境營造的參與過程,創造機會和鼓勵主動探索,可以累積生理、認知、情感、語言、社交以及生活自理的經驗與成就感,運用大自然療癒元素達到多元感官的應用,以期能促進多層面能力的整合學習與發展。

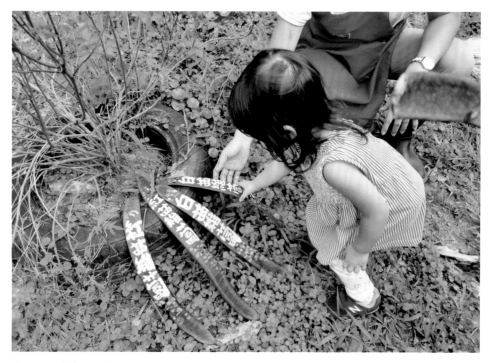

讓學員與動植物、土地、風、水、火等大自然元素多接觸,請大自然來照護我們的身心靈。

除了上述的族群，其他還有可能像是身體器官受損的身障者、發展遲緩的學習障礙者、智能障礙者、自閉言語障礙者、藥物或毒品成癮患者、犯罪受刑者、安寧病房病友、心理創傷者以及特殊族群的家屬與照顧者，均需依其個別狀況來量身打造教案的執行流程與目標，使服務對象能在活動過程中覺察自我本身的存在價值。

確認活動教案目的

一般園藝治療、自然療癒的體驗或創作課程，目的不外乎有以下幾點，在設計教案內容時，可審視如何達到這些目標：

1. 刺激五官六感，嘗試探索能力：利用園藝活動或自然體驗來刺激五官六感（視覺、聽覺、味覺、嗅覺、觸覺、心的感受），打破以往眼見為憑的慣性。

2. 整合感官豐富生活經驗：運用大自然療癒元素，進行感官全方位的整合，豐富生活上的感受經驗。

3. 打開自身與環境的連結：透過園藝或自然體驗活動，除了可以讓一般族群增進對自我身體的覺知與感受，更可在自然而然的情境中讓輕至重度、極重度的身心智障礙者體驗多感官的刺激。

4. 提升各項生活技能：透過活動的各種技法操作，可以訓練大動作、小動作、精細動作的重覆練習、幫助服務對象對自我身體體適能的認識及運用，增強身體移動、肌力、平衡、伸展體能，使身體具勝任日常生活、享受休閒娛樂及應付突發狀況能力，更有尊嚴的能獨立自主生活。

5. 團體中學習情緒管理與溝通：無論是哪類族群，在園藝活動、自然體驗的團體參與方式中，可以使學員覺察了解自己在人際關係裡的特質，探索更多與他人在人際互動過程的情緒管理及溝通模式。而透過課程有目標的設計規劃，可以引導個人情緒的調整與轉換，協助調整一套適合自己的人際關係，同時增進對環境的參與度和有品質的互動頻率，具有園藝治療之效益。

6. **在大自然裡釋放情感**：透過自然體驗活動，觀察不同時節的生態與景觀、聆聽大自然裡的聲音。運用自然療法，協助處理內在經驗，學會如何與自己、他人和自然的深刻互動、傳達情感，讓生命更自在豁達。

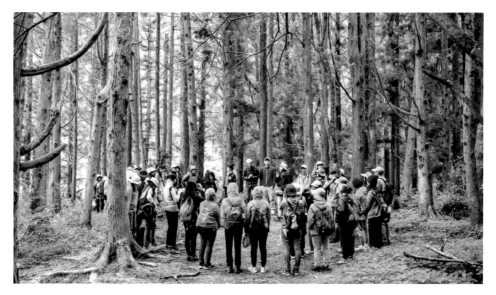
在活動中透過引導觀察、遊戲與實作，達到預想的課程目標。

教案的施行方式

活動性質主要可以分為一次性單堂課或連續性多堂課，在規劃和施作上，各有不同的引導方式：

1. 單堂教案的施作流程

美國知名的自然教育家柯內爾（Joseph Cornell），將戶外學習透過不同層次的體驗，設計為「順流學習法」（Flow Learning），是許多自然引導員的活動典範，讓活動成為一種經過設計的放任，強化深層學習的方式，達到活動設計預期的目標。

柯內爾的「順流學習法」於教案活動中起、承、轉、合之運用可分為 4 個階段：

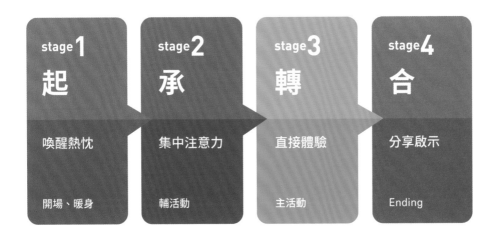

stage**1**
起

喚醒熱忱

開場、暖身

stage**2**
承

集中注意力

輔活動

stage**3**
轉

直接體驗

主活動

stage**4**
合

分享啟示

Ending

(1) 第一階段：喚醒熱忱（開場、暖身）

激發想玩的興致和動能。活動成功一定要有好的開始，通常一個人是否對活動產生興趣，幾乎一開始就決定了。趣味盎然的遊戲是最好的開場白，可考慮如：暖身活動（高齡者課程適合加入運動、穴位按摩等健康活動）、破冰或分組等遊戲，藉由團隊默契的形成，讓組員之間醞釀一種支持與信任的氛圍，為後續的活動做鋪陳準備。

(2) 第二階段：集中注意力（輔活動）

透過開啟感官，重新學習看待我們原本以為熟悉的事物，引發求知的慾望，也透過培養專注力來深化覺察的能力。在熱鬧有趣的活動中可以全然融入，在需要專注時也可以精神集中地安靜投入。在隱含生命教育或生態關懷活動之間，擔負起橋樑的任務。設計的訣竅是喚醒五官覺受，即：視覺、聽覺、嗅覺、味覺、及觸覺。

Example
1

以接觸一棵植物來開啟感官體驗為例，
可以進行以下幾種練習：

視覺 透過不同的角度與光線，欣賞一朵花、
一片葉、一棵樹……。

聽覺 聆聽大自然不同的聲響，如：傾聽風吹
過樹梢不同的聲音。

觸覺 摸觸的質感，如：不同質地的樹葉、樹
幹等。

味覺 品嚐果實的滋味，如：構樹、桑樹的果
實等。

嗅覺 細聞搓揉後的味道，如：樟樹、魚腥草
有獨特的味道等。

(3) 第三階段：直接體驗（主活動）

透過前面活動的鋪陳準備：第一階段的喚醒熱誠、引發興趣，第二階段的開
啟感官、培養專注，再進入主活動時，不論是自然體驗、探索冒險或闖關遊
戲等，都將更容易吸收與內化，成為鮮明活躍且印象深刻的經驗。

(4) 第四階段：分享啟示（Ending）

打破以往「活動結束就是結束了」的迷思，回顧所經歷的活動，藉由彼此討
論、交流心得，可以重新回味活動中的感受，整理或釐清困惑與盲點，在回
饋個人經驗之時重新沉澱與內化，也增強了團體的連結感。

Example
2

自然體驗活動的「順流學習法」設計範例：

起 暖身活動

如：環境介紹、分組遊戲、傳球認人、入山祝禱。可以創造熱情有趣的學習氣氛，協助引發參與者的注意力並做好準備。

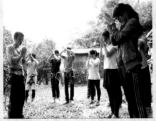
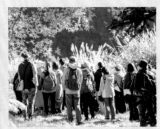

承 集中注意力 開啟感官

如：矇眼行走，可集中注意力、開啟感官。聲音地圖是使心靈沉靜，將在大自然聽到的各種聲音，以符號、圖案或文字繪製於圖畫中鍛鍊觀察力。

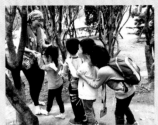
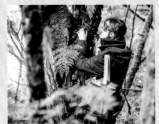

轉 主活動

如抱樹、獨處，進入更敏銳及深刻的體驗，跟自然節奏與律動有深刻的結合。

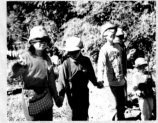
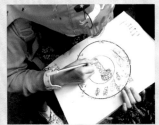

合 ending

分享、感恩。分享可以釐清及加深體驗，讓更多的概念及信念想法更內化。

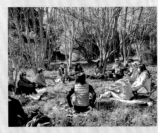
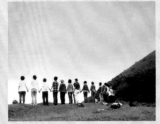

 協助參與者做好準備，創造熱情、有趣的學習氣氛；培養感官知覺的靈敏度，並且引發注意力。

Example 3   **手作活動的「順流學習法」設計範例：**

起 暖身活動

葉子分組
運用同一片葉子裁剪分割後，玩分組拼圖遊戲，促進人際互動。

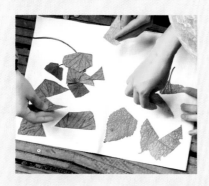

承 輔活動

遊園採集
遊園認識環境、採集植物、同時開啟五感體驗、沈浸在大自然療癒中。

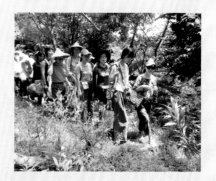

轉 主活動

創作作品
運用果殼製作祝福之船，然後以葉片乘載學員們的作品，更增添幾分自然物的生命力。

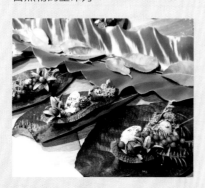

合 Ending

分享、感恩
請學員書寫祝福卡片並展示作品，分享創作發想、過程與心情，表達對欲饋贈對象的祝福話語。

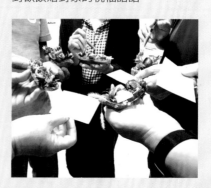

2. 連續性的課程規劃

柯內爾所設計的「順流學習法」，提供了簡單卻清晰的學習過程，可以應用在每一單堂的課程內容，也適用於長時間的課程規劃。由喚起熱誠、由淺入深、逐步引導、強化主題，最後藉由回饋分享而讓參與者可以重新整理與內化，而達成活動設定的目標。

(1) 重要節慶主題與相關節慶焦點植物

先將一整年每月分的重要節慶主題與相關節慶焦點植物條列下來，再以此二項為創作主題或在教案中做課程延伸。舉例如下：

月分	重要節慶	焦點植物
1 月	春節	松、竹、柏、梅、蘭、菊
2 月	西洋情人節	玫瑰、洋桔梗
4 月	復活節	蛋與可食染色植物搭配 (洋蔥皮、蝶豆花、薑黃粉)
5 月	母親節	康乃馨、石竹、萱草 (金針花)
6 月	端午節	艾草、菖蒲、榕葉、茉草、香茅
7 月	中元節	隨身平安：艾草、香茅、樟樹葉、茉草、芙蓉、七葉埔姜、榕樹葉 居家平安：桃樹、柳樹、樟樹
8 月	父親節	香椿
9 月	中秋節	柚子
11 月	萬聖節	南瓜
12 月	聖誕節	松果、聖誕紅、冬青、聖誕樹、各式植物花圈

(2) 24節氣與植物生長時序考量

依植物在24節氣中，不同的生長結構情況，依時序、季節、月分來編列、收集主題植物，避免取材不合生長時節的困擾。舉例如下：

清明

● 艾草、鼠麴草
葉、全株可用，青藥草保健植物的應用。

● 桑椹
製成果醬、果汁。

立夏

● 金針花
花新鮮可食，花苞橫切片可做壓拓畫筆，乾燥後也可食用或用於拼貼畫創作。

● 梅子
果可做梅醋、梅酒、脆梅、紫蘇梅。

夏至

● 紫蘇（3-5月為大量生長期）
全株可用，製成紫蘇梅、紫蘇醋、紫蘇飯糰、紫蘇茶飲、紫蘇TAPAS，葉可拓印。

● 千日紅（5-12月）
花適合乾燥不易褪色，可廣泛應用在創作，也是七夕習俗的供品之一。

芒種

● 稻子
稻殼可拌入栽培土中，種植作物時可使用稻草舖被，依季節不同，有防曬、保溼、保暖效果。稻穗可做種子創作。

小暑

● 荷
葉可做荷葉飯，花、藕、籽可當食物或中藥材，蓮蓬乾燥可用於自然創作。荷葉、蓮蓬、蓮子殼可當染材。

立秋

● 菊花、杭菊、桂花
賞花、曬乾做沖泡茶飲。

白露

● 柚子

果肉可食，可加工為茶、果醬或釀酒，花可泡茶，皮可食或製作清潔劑、刻印創作，葉可沐浴。

秋分

● **野薑花**

全株可用，花可泡茶做果凍，苞片可吹出鳥鳴聲，地下塊莖是天然好味素。

寒露

● 柑橘

果可做丁香橘、鹽烤，果肉可食，皮可食或製作清潔劑、刻印創作。

霜降

● 洛神

葉可食，花萼可做果醬、蜜餞及乾燥材，籽可當小球做自然遊戲。

立冬

● 菱角

果可食，殼可當植物染材或玩指套遊戲。

大雪

● 芒花

芒草心可食，花穗做掃把。

冬至

● 五行五色湯圓

添加以下食材，將湯圓染上顏色，製成五色湯圓：

染藍色－蝶豆花

染黑色－芝麻

染黃色－薑黃、南瓜

染紅色－洛神、火龍果、甜菜根

染綠色－艾草、抹茶、菠菜

大寒

● 茼蒿、油菜花

花、葉可食，可瓶插花。

● 白蘿蔔

白蘿蔔可刻畫製成元宵節燈。

● 洋蔥（12-1 月）

洋蔥可種植，洋蔥皮汁液可染蛋，單顆洋蔥可當頭部，黏上眼珠等五官，創作出擬人化洋蔥頭娃娃。

Example
4

「春夏園療治療」課程規劃設計範例：

課程介紹 因應節氣時序與大自然連結，利用園藝活動來刺激及統合學童的五感，藉由五官進行認知及手部操作能力，最後達到學習及發展之目的，並與節慶結合，彼此互助合作以達到團體間的人際互動。

月分	當月課程重點	第一週	第二週
一月	當令植物：**橘子** 1/5　小寒 1/20　大寒	1/6　主題或手作系列 · 葉拓點名卡 · 印度奶茶	1/13　菜圃蔬果系列 · 採收香菜 · 香菜運用
二月	當令植物：**蘿蔔** 2/3　立春　　2/18　雨水 2/12　春節	2/3　**節慶節令系列** · 生肖豆子拼貼掛飾 · 水果防疫茶	2/10　春節年假
三月	當令植物：**薄荷** 3/5　驚蟄 3/20　春分	3/3　**保健植物系列** · 大採收並複習植物 · 煮檸檬香茅蔬菜鍋	3/10　菜圃蔬果系列 · 菜圃整理 · 整土覆土
四月	當令植物：**艾草、香椿** 4/4　清明 4/20　穀雨	4/7　**節慶節令系列** · 草仔粿 · 花草茶	4/14　主題或手作系列 · 自製香塔 · 防疫青草茶
五月	當令植物：**紫蘇** 5/5　立夏 5/9　母親節 5/21　小滿	5/5　**節慶節令系列** · 母親節小花束 · 玫瑰花茶	5/12　保健植物系列 · 天然魔術師 - 紫蘇茶 · 紫蘇 TAPAS
六月	當令植物：**左手香** 6/5　芒種 6/14　端午節 6/21　夏至	6/2　保健植物系列 · 青草按摩搥 · 七葉埔姜茶飲	6/9　**節慶節令系列** · 端午平安浴 · 平安束　平安茶

活動時間　1～6月　每週一堂，課程時間：每週三 9:30-11:30 AM
活動對象　共約 11 人，分二組。健走組（多重障礙）：7 人、飛輪組（輪椅）：4 人
課程系列　分為「菜圃蔬果」系列、「節令節慶」系列、「保健植物」系列、「主題或手作」系列等。

第三週	第四週	第五週
1/20 **節慶節令系列** · 蘿蔔糕 · 刈菜湯	1/27 **節慶節令系列** · 大吉大利丁香橘 · 橘瓣巧克力	
2/17 春節年假	2/24 **節慶節令系列** · 元宵蘿蔔燈籠 · 香草保健茶	
3/17 **菜圃蔬果系列** · 春播 種植 · 薄荷花草茶	3/24 **菜圃蔬果系列** · 環保酵素 · 焦糖鳳梨片	3/31 主題或手作系列 · 樹枝編織 · 潤肺茶
4/21 **菜圃蔬果系列** · 採收香椿 · 香椿醬加麵線	4/28 **保健植物系列** · 心心相映 - 魚腥草面膜 · 魚腥草茶	
5/19 主題或手作系列 · 洋蔥植物染方巾 / 染蛋 · 香草茶	5/26 主題或手作系列 · 製作洋蔥植物染束口袋 · 香草茶	
6/16 端午假期	6/23 **保健植物系列** · 左手香膏 · 左手香柳橙果汁	6/30 主題或手作系列 · 結業相框 · 薄荷搖搖冰沙

(3) 連續性的課程規劃

課程單元各自發展，但仍應與主題連結、前後串聯，課程的初始與結束也可前後呼應，讓單元課程雖各有特色，但學員仍能由課程中感受整體印象與軸心目標。

Example 5

「綠照觀心～大自然療癒綠生活」課程規劃設計範例：

課程介紹 大疫擾人，把人帶進療癒農場裡，在綠意環繞的環境之中，藉由大自然的力量，打開五感、品嚐五味來保健五臟。透過植物帶來的五感刺激，並結合節令節慶、手作、種植、保健等活動來認識台灣常見的在地青草與花卉植物，讓病友及家屬培養和植物做朋友的興趣，藉此豐富生活經驗，連結人與植物的世界。

9/1	9/8	9/15
自然手作 · 相見歡	**節慶節令 · 中秋節**	**保健植物 · 醫草艾草**
* 環境認識 / 葉子分組 * 遊園採集 / 認識植物 * 花容貌 / 與花草相遇	* 遊園採集 / 認識植物 * 柚子的葉花果籽世界 * 品嚐柚子 / 柚子娃娃	* 遊園採集 / 抱樹 * 認識醫草 - 艾草 * 艾草巧克力 / 艾草條
課程內容	課程內容	課程內容
• 遊園認識環境、採集植物、自泡香茶。 • 繽紛的色彩可以帶出快樂能量，透過花草臉譜、幫自己取一個自然名及自我介紹，自我表達與人互動連結。	• 認識植物結構 - 根莖花葉果籽，與植物連結。 • 認識中秋節，並品嚐柚子刺激味覺。運用柚子透過繪畫、雕刻或趣味創作的技巧，完成蔬果變裝秀 - 柚子娃娃。	• 認識保健植物艾草的特性與用途，透過艾草開啟五感刺激與舊經驗連結。 • 與植物連結，拓印艾葉、製做艾條增進手部功能操作，使用艾草製作天然巧克力點心。
課程目標	課程目標	課程目標
與環境、自己、植物連結，感官知覺體驗、五感刺激、生活美學、分享。	與大自然、植物、節慶連結，增進認知、五感刺激、趣味、手部功能操作。	與大自然、自己、植物連結，增進認知、五感刺激、健康促進。

療癒小語　靜下心來，大自然有各種美妙的音符、色彩與真心，
用心去聽、去看、去愛，
每個不期的相遇，會豐富著彼此的生命故事、彼此療癒。

活動對象　設籍本縣市的病友及家屬
活動時間　9 月 1 日－ 10 月 6 日，(每週四上午 9:30-12:30)
活動地點　象山農場

9/22

種植手作・**苔球**

* 遊園採集 / 認識植物
* 香草植物、捏苔球
* 烤香草奶油土司

課程內容

* 動手玩創意，認識土壤、並運用香草植物，製作好照料的苔球，體驗種植的樂趣。
* 認識香草植物，手搖自製香草奶油、香烤塗抹土司。

課程目標

與大自然、植物連結，健康促進、五感刺激、手部功能操作、人際互動。

9/29

自然手作・**花現能量**

* 遊園採集 / 洛神花茶
* 花葉曼陀羅 / 綠照觀心 /
  大地曼陀羅

課程內容

* 認識昇陽補氣的洛神花，喝洛神花茶，提升健康、帶來幸福感！
* 運用花葉在圓盤內排出圖案，發現自己內在、觀照內心感受，最後將花葉回歸大地與土地連結，打開五感讓身心舒緩。

課程目標

與大自然、自己、植物連結，五感刺激、人際互動、語言表達、分享。

10/6

保健植物・**歡喜結業**

* 遊園採集 / 認識植物
* 五行五色湯圓
* 歸納 / 分享 / 祝福

課程內容

* 運用各種天然植物染色劑，在期末一起搓揉象徵圓滿結束的五行五色湯圓，歸納總結一系列課程內容，引導學員分享課程心得，鼓勵未來也要持續讓生活充滿探索的樂趣。

課程目標

與大自然、植物連結，五感刺激、人際互動、語言表達、分享。

② 蒐集自然素材

回顧自然創作的最初，是在撿拾到自然中的花、葉、果實時，常會用一種好奇的眼光來看這些大自然奧妙的創作，去想像它原本在自然中的姿態，在陽光、風中、雨中的狀態⋯⋯撫摸、欣賞、讚嘆，感受到造物主的神奇。藉由欣賞自然物，也連結了我們與自然的關係。

撿拾的自然物加入了創作者的想法、還有其他的工具與材料，讓這些原本要在自然中腐壞的自然物重新有了新的生命樣貌，與創作者連結、一起合作，像是在自我吐露：「原來生命的終點有另一種轉化的可能。」

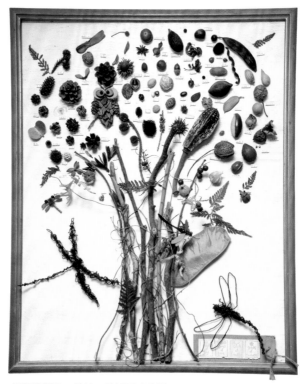

掉落的種子、枯枝，重新長成大樹。

◗ 自然素材的類型：根、莖、花、葉、果實與種子

台灣得天獨厚的地理環境，滋養出豐饒的多樣性植物，在野外掇拾收集各式葉形、花果自然物，散落野地公園的枯枝，或可食用蔬果的種子、堅果的外殼，中藥材及南北雜貨行所販售的乾燥辛香料，都是可以善用的天然創作底材。

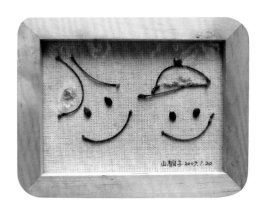

吃完的櫻桃種子與果蒂，拼成可愛的笑臉。

◗ 採集守則

在您躍躍欲試、想要開始採集之前，請先明瞭：

● 自然中沒有無用之物：所有的殘葉、落花、腐果、種子……都扮演著自然循環更替中不可或缺的一環。自然物藉由回歸土地而成為土壤的養分；果實種子蘊藏生命的繁衍機制，也是其他動物維生的果糧。

● 經過思考再採集：以地上落葉、落花、落果為優先考量，盡量不採摘樹上、不過分採集、取之必有用、不做商業販售行為。若是同一枝條生長著新舊年分的果實，就不要殺雞取卵，連同明年的果實也採摘下來。

● 目標的選擇：挑選適宜保存的自然物，例如大小適中、果皮較厚，或造型奇特、結構完整的。至於那些無法保存、難以保存（比如水分較高的榕果、漿果等）、或是會發出臭味（比如福木等），或引起皮膚過敏（比如姑婆芋等）就不要自找麻煩。

自然物取得的可能——掌握天時、地利、人和

● 天時：每一種植物都有自己的生長節奏，在特定的季節開花、結果。了解植物的生長節奏，掌握最適合的採集時機，有時候還需要耐心等候。

● 地利：預先收集資料，掌握其生長環境，除了 "近水樓台先得月" 之外，也要留意採集地點的安全性，避免跑到大馬路上、懸崖、險坡， 或有毒蛇、毒蜂出沒的地方。

● 人和：如果想摘取別人家種植的，當然要經過主人同意，廣結善緣並且要記得投桃報李。另外，亦可透過管道或認識的人獲得收藏。國家公園或植物園等公共場所，對於果實的採集多有限制，甚至是完全禁止，收集自然物一定要留意相關規定。

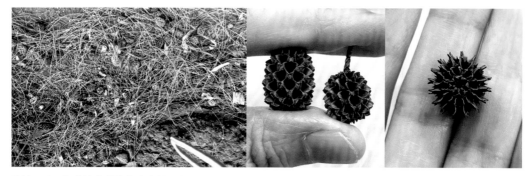

學校、公園經常掉落滿地的木麻黃果實，猶如塵土。細看顆顆精緻如小鳳梨，可以做成小玩偶，也是古早的粿印（在毬果底部沾紅麴或紅花米汁印在粿上便有紅花的圖案）。

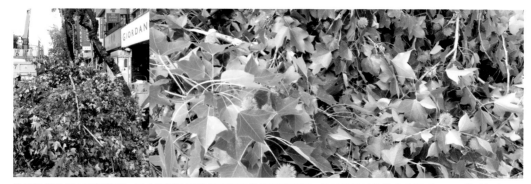

颱風前後的樹木疏剪整理，原本高掛枝頭的果實種子變得唾手可得。撿拾修剪枝條堆中的楓香，可以做成領巾圈、大鑽戒、吊飾等多種創作（參考 Part3 果之豐）。

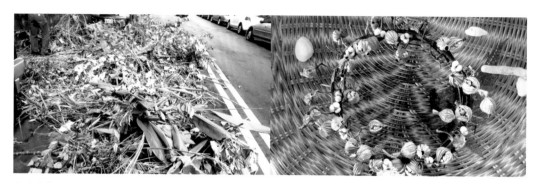

待清除的落葉堆中，如果停駐細看，常常會有意外的驚喜！撿拾落葉堆中的月桃圈成花環，成為美麗的擺飾。

❗ 有些較高大的植物，若旁邊有高壓電線經過，使用到
高枝剪或其他工具要格外小心，避免觸電。

對大自然所有的賞賜
心存感謝

自然物的創作與保存，是人對自
然經歷的感動與珍藏。但最美的
收藏往往停駐在與自然相遇當下
的心靈悸動。誠如風景區的標語
提醒遊客：「除了腳印，什麼也
別留下；除了記憶，什麼也別帶
走。」讓自然山林，成為我們留
給後代子孫最美麗的襲產。

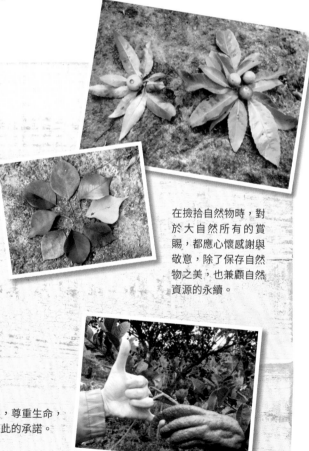

在撿拾自然物時，對
於大自然所有的賞
賜，都應心懷感謝與
敬意，除了保存自然
物之美，也兼顧自然
資源的永續。

守護自然，尊重生命，
是我們彼此的承諾。

自然物的清潔與乾燥

自然物採集後，如果沒有經過適當的清潔、除菌、乾燥的處理，很容易腐壞生菌，不易保存，最後淪為資源的浪費、或是縮短欣賞使用的期限。以下介紹幾種簡單的處理方法，讓您的自然物歷久彌新：

1. 清潔：除非汙泥過多才用水清洗，一般使用牙刷乾刷，再用紙或布輕輕擦拭即可。

2. 殺菌除蟲：很多果實種子內都有可能藏匿昆蟲或蟲卵，可用以下方法來消滅：

   (1) 低溫冷凍，放置冰箱冷凍庫，零度以下低溫冰存一週左右，很多蟲與細菌都會死亡。 或是放入冰箱冷藏乾燥，冷藏可幫助脫水，未熟果較不易腐壞。

   (2) 高溫烘烤，用微波爐、烤箱、電鍋（不放水）高溫殺菌。為避免果實種子烤焦而變黑或變形，可以依照物種的體積與濕度來多次進行，每回只烘烤1-2分鐘，連續烘烤2-5天。

3. 乾燥：果實內通常仍有大量的水分，要做長期保存，就必須要有妥善的乾燥處理，才不會發霉、變質。乾燥處理的三個目的：去除水分、儘量保持原形、維持自然光澤。

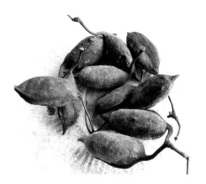 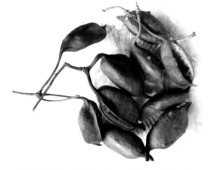

發霉的果實，用牙刷或棉花棒沾水清除黴菌後，再以微波爐以小火加熱 2-3 次，每次不超過 2 分鐘以免焦黑，即可除溼除菌，易於保存。

讓自然物水分蒸散，主要是透過日曬、陰乾兩種方法。可放在通風處或是室內陽光明亮處（間接光照），避免陽光直射而造成褪色。台灣春季多雨，自然物容易發霉，保存的空間可以有除濕機當然最為理想，不然，也可以趁晴天整理一下，日曬風乾一兩天。如果最終仍然腐壞，也可以做成堆肥、或是回歸山林，成為大地的肥料。

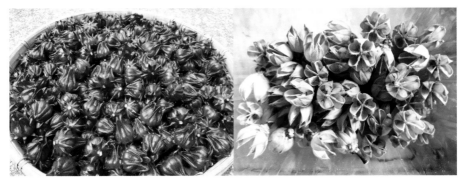

日曬 洛神花紅色花萼包覆球形蒴果，用鐵筷將蒴果擠出，蒴果日曬約 1-2 週，即成為美麗的自然創作素材。

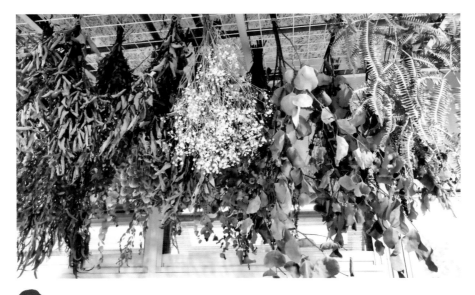

陰乾 吊晾、立體倒掛陰乾，若是花束也是將花朵朝下的倒掛，花形較能維持。照片提供／葉芳瑜

🖤 自然物的整理、分類與收納

果實乾燥完成後，宜放置在大小合宜的盒子或瓶罐內保存。為便於日後觀賞或做成教材，容器的材質以透明的玻璃罐、壓克力盒為最佳，原本準備回收的各種瓶罐、包裝袋、盒子也可運用，像是：蛋盒、寶特瓶、喜餅盒、鐵盒、夾鏈袋、玻璃罐頭、咖啡麻布袋、各式包裝材料等。

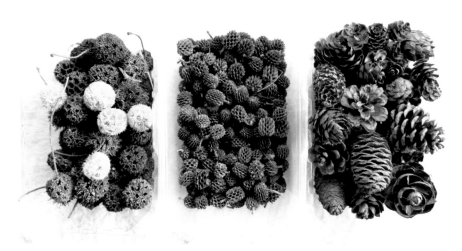

許多裸子植物，如：二葉松、黃杉、鐵杉等，或是其它蒴果，如：楓香、木麻黃、紫薇等的種子有翅，待種子隨風高飛之後，這些果實也完成了階段性任務。收藏在包裝塑膠盒中，是創作的好素材。

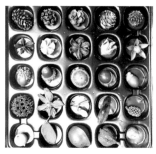

運用巧克力塑膠盒收集各式棕色系列的果實種子，就像是一份甜蜜蜜的巧克力禮盒。

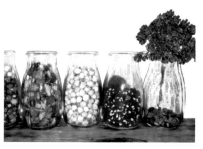

喝完的雞精瓶罐也是收藏、展示種子的好材料。

❗ 食品用完後，食品盒中的乾燥劑不要丟掉，一起放在自然物的收集盒中，也可以除濕乾燥。

果實的教案活動運用

果實的保存時間比新鮮花草葉片還久，不受季節的限制，可以事先蒐集整理，是設計活動時，非常好發揮的素材，像是：

1. 選取幾種類型，比較果實的外觀、形狀、顏色、質感、結構。
2. 製作成教材，如：標本盒、解說牌，方便攜帶解說。
3. 將果實做歸類和比較，例如同一科（或屬），以及類似植物之異同。
4. 探索植物的傳播機制：如利用風力、水流、彈射、動物或人來傳播種子。
5. 自然創作：例如楓香、黃花夾竹桃可做成吊飾；胡桐可吹出聲音；紅棕櫚、黃棕櫚、水黃皮可做成小禮物，或發揮巧思創意的各種手作。

以多格收納盒來存放，並分別標示內容物名稱，是很棒的自然學習教材，也是充滿自然風的擺設。

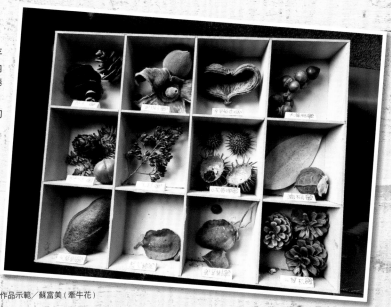

作品示範／蘇富美（牽牛花）

 療癒小語　所有自然經驗的累積，不知不覺中改變了我們內在的價值觀，成為一生中美的存糧。

3 搭配的創作底材

俯首撿拾的天然植物元素，很適合成為自然創作的素材，但也經常需要能表現它們的底材，像是從生活中就很容易取得的紙張、布料、木板、瓶罐……，再經由設計者的發想巧思，演變出各式自然創作活動，呈現令人驚艷的作品風貌。

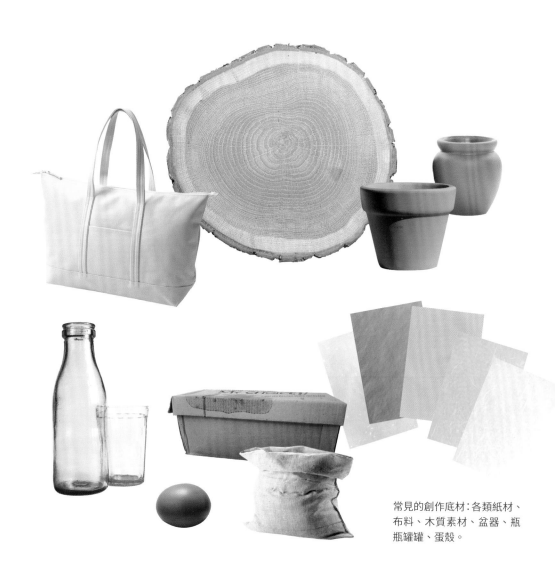

常見的創作底材：各類紙材、布料、木質素材、盆器、瓶瓶罐罐、蛋殼。

紙材

1. 圖畫紙：有大小尺寸可以選擇而且價格實惠，用於拼貼、彩繪都很適合。色筆與顏料使用上，彩色筆如果重覆塗一定點，紙張容易出現毛球或破洞；蠟筆沒有水分，比較沒有破紙問題；水彩如果要重覆疊色，必須用吹風機吹乾才能疊色。

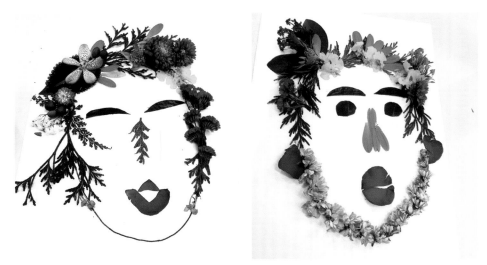

以圖畫紙為底材，讓學員自由黏貼撿拾來的花、葉、果實、樹枝，創作自己幸福的花容貌。是自然創作，也是「花」現自己的有趣過程。

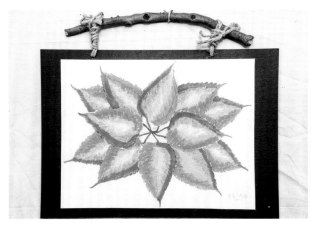

在圖畫紙上，以一片桑葉，用鉛筆描繪外框形狀，排列成曼陀羅圖形，再使用蠟筆、色鉛筆上色，完成後黏貼在黑色硬卡紙上，打單孔洞後使用麻繩穿洞、綑綁在樹枝上，成為掛畫。

2. 粉彩紙：顏色豐富飽滿不易褪色，且紙質柔軟堅韌，單價不高，是園藝治療師最喜歡運用的紙張。常應用於折疊、裁剪、黏貼及卡片製作，質感精緻；鉛筆、粉彩、粉蠟筆等畫筆顏料皆適用。

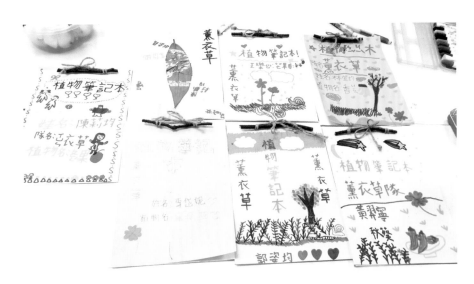

挑選各色粉彩紙，搭配色澤飽滿的彩色筆，或是簡單製作花草拼貼，是園療師常用來填滿課堂時間的備用材料。

3. 水彩紙：兩面皆可使用，重覆塗刷也不會破紙。水彩紙有磅數之分，紙張越厚，遇水較不易捲曲、耐操不破，但紙越厚價格越高，宜斟酌課程材料預算來挑選。畫水彩時因水分大量渲染，紙張會有點皺，乾燥後可使用書本壓平。

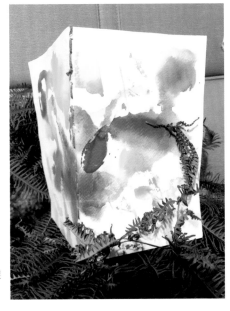

在水彩紙上使用葉子暈拓創作後，再於次堂課程中裝訂為筆記封面，成為個性手札。

4. 片卡紙：坊間有名片大小的盒裝卡
紙，有多種顏色紙質可供選擇，也有
一些已經印好圖案花紋，除了可設計
成個人風格的名牌，在活動中也常做
成祝福小卡或是植物插牌。

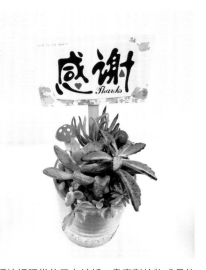

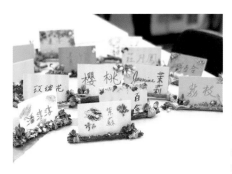

使用名片卡紙，搭配樹枝綑綁技巧以及乾燥
花草，設計出個人化名牌。照片提供／葉雅蓮

種植課程常使用卡片紙，書寫對植物成長的
祝福，如遇不方便書寫的族群，可於事前列
印祝福語或主題感謝語。（圖為母親節的感
恩多肉植物小盆栽）

5. 瓦楞紙：瓦楞紙是包裝箱常見的用料，質地輕而又有硬度、容易剪裁，但防
水性差，泡水會濕爛。一般常見為泥黃色，而手工藝專用的瓦楞紙則還有多
種顏色可選擇。

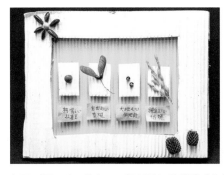
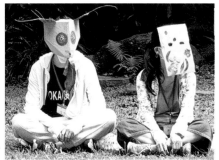

左圖：運用手工藝專用瓦楞紙裁切後黏貼成為裱框，將各種不同意涵的種子黏貼其上（紅色孔
雀豆為熱情之心、可飛翔的青楓翅果為希望之心、種皮上有小愛心的倒地鈴則為大地之心、飽
滿黃澄的稻穗是謙卑之心），成為一幅新畫作。
右圖：瓦楞紙比一般紙材硬挺，裁切做成立體感十足的花草面具，具環保意識且創意十足。

木質底材

運用木板、木頭切片、漂流木、小樹枝，甚至是免洗筷，搭配彩繪、纏繞、黏貼、綑綁等各種技法來創作，可將大自然的廢材充分應用極致。

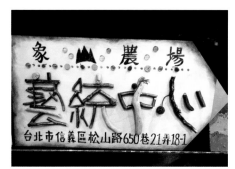

在木板上排列各種撿拾而來的樹幹、小枝條、漂流木，使用白膠黏貼固定，就成為一幅獨具特色的指示牌。照片提供／姜春年

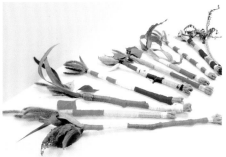

將隨地俯拾的樹枝，以毛線分段纏繞增加色彩變化，筆頭使用 QQ 線綑綁等長麻繩，尾端再以果實、落葉綴飾，成為樹枝畫筆。

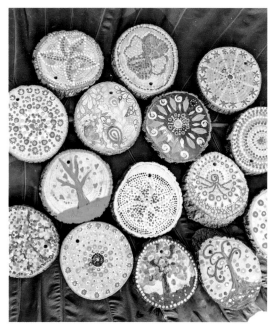

樟木片很適合繪畫後拿來當杯墊或隔熱墊。

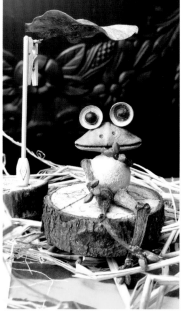

底座是樹木橫剖面切片，種子青蛙的四肢是使用大葉桉的總梗或以小枝幹黏貼製作、嘴巴則使用了黃花夾竹桃的種子。作品示範／鄭世儼（五色鳥）

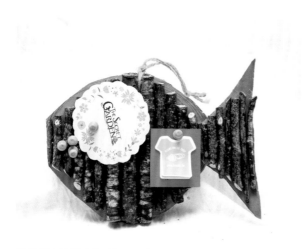

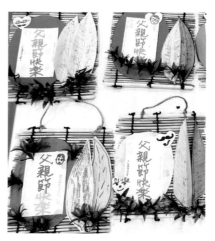

櫻花樹小枝幹上的「氣孔」橫紋非常美麗；將收集來的小枝幹依構圖、排列黏貼在瓦楞紙板上，成為便利貼掛板。

免洗竹筷經過綑綁成竹簾片狀，加上葉拓及自然物裝飾，便是一幅很棒的自然創作。

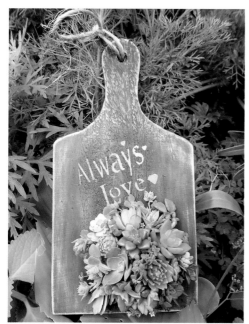

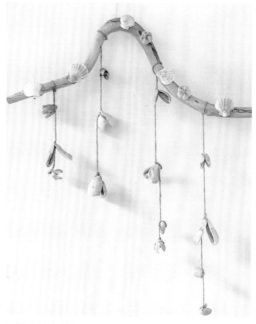

在刷漆彩繪的木板上鑽孔後，取水苔包覆多肉植物，運用魚線纏繞固定上板的立體化組盆方式，綠意盎然也讓觀賞價值大大提升。作品示範／葉芳瑜

漂流木被大自然腐朽成富有韻味的形狀，串綁各式果實及扇形貝殼，做成自然風門簾，飄逸著山海交織的氣息。

布料

布料可分為人造纖維及天然纖維二大類，而適合草木染的染布以棉、麻、絲、毛四大類的天然纖維為主，取用的因素以成本為最大的考量；而使用壓克力顏料葉拓，則人造纖維及天然纖維二類材質皆可用。天然纖維的T恤、方巾、糖果襪、袋子、回收衣褲、麻布袋等再製品，都可以透過葉拓、敲拓或植物染等技法，創作成為有手作溫度的日常生活用品。

天然纖維布料

如：棉、麻、絲、毛等材質
適合做植物草木染、壓克力顏料拓印

人造纖維布料

如：尼龍、壓克力等材質
適合做壓克力顏料拓印

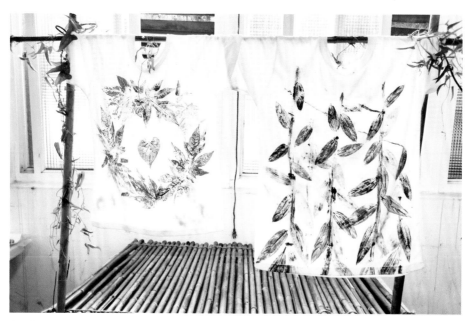

在T恤上面透過壓克力顏料，創作一幅葉拓圖騰，穿入立架成為藝術展示品。
作品示範／葉芳瑜

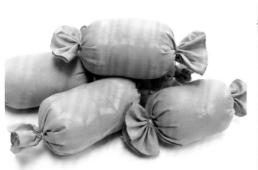

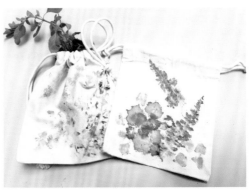

蒐集洋蔥皮水煮熱染方巾，顏色溫暖柔和，晾乾後再縫製成糖果午安枕，很受大人、小孩喜歡。

將新鮮花草預先構圖排列後，於方巾上進行敲拓，顯現出葉片造形與色彩層次，再以手工縫製成束口袋。

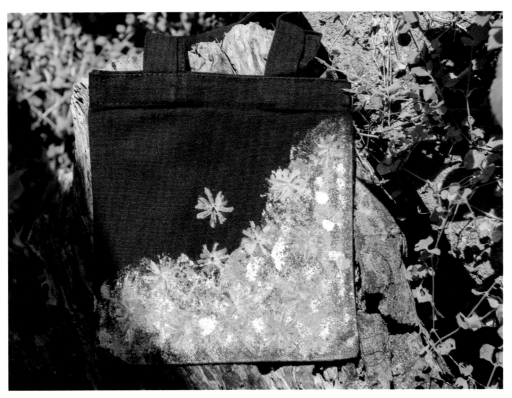

運用竹子莖部或木瓜柄中空部位剪數刀成放射狀，沾滿壓克力顏料按壓在環保袋上，猶如一朵朵綻放的向日葵花朵。

瓶罐器皿

各種杯盤、玻璃瓶、罐頭，還有花器、素燒陶盆也是很好拿來發揮的底材，表面可以創作，也具有承裝或收納的功能。陶盆創作還可以搭配種植，教導認識土壤與植物等專業知識，增加課程設計的寬度。

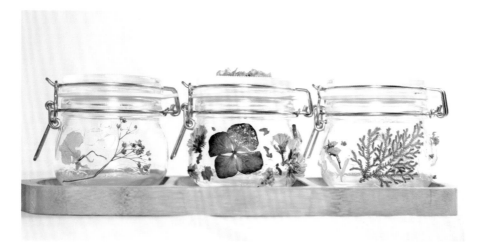

密封罐上黏貼乾燥花草，讓玻璃晶瑩剔透的美感與花草自然呼應。作品示範／蔡惠君（小溪）

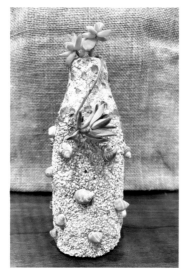

在回收的玻璃瓶上用砂石、自然物裝飾瓶身，讓回收物的價值大提升。作品示範／黃鳳鑾（宜蘭豆娘）

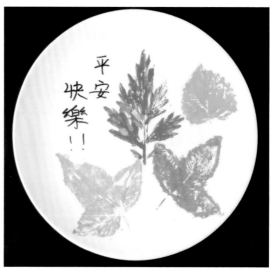

平
安
快
樂
！！

素色瓷盤可以使用壓克力顏料製作葉片拓印。有些模糊的拓印畫作仍然讓失智長者在自然創作裡享受快樂喜悅。

🥚 蛋殼

雞蛋很適合做為復活節的主題活動底材，蛋可食用、殼能做染色，甚至運用蛋殼來種植小植物，設計成一連串豐富的節慶活動。

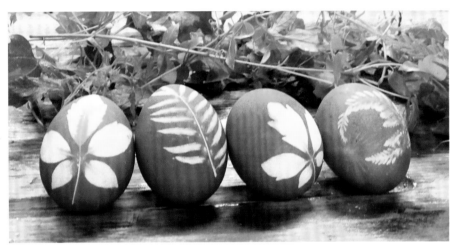

蛋殼上浮貼新鮮軟質的葉片，浸漬在洋蔥汁液中染色，完成後染色蛋還可以食用。照片提供 / 葉雅蓮

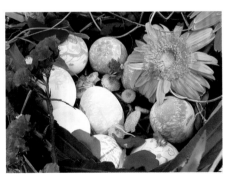

以重生為主題的工作坊，將蛋以粉彩筆進行彩繪，並於課程後段與花草排列在大地曼陀羅中，增加工作坊的主題性與豐富度。

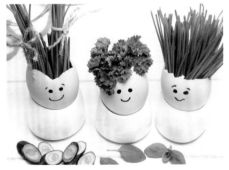

將蛋殼拿來種植小植物，蛋殼也可以畫上五官或做彩繪，讓課程設計具變化多元性。

療癒小語　創作的同時，一切就交託、放下，交予自然。
引領星辰的力量，每分秒也都在引領著我們！

④ 常用的創作技法

撿拾的自然物可以進行花草遊戲，如：大地曼陀羅、大自然裝扮秀等活動，加入一些創作的技法，例如：彩繪上色、拓印、編織、染色等，將更具有變化性。許多技法混和搭配，讓教案設計充滿無限可能。

彩繪上色

在果實、葉片或莖幹上面彩繪著色，賦予自然物繽紛的色彩或圖樣，再製成生活用品或裝飾物件。建議可根據服務對象的操作能力來調整上色方式，具象實物繪畫的難度較高，如果是認知能力較弱的族群，改成以幾何圖型的點、線、面、塊重複排置，比較簡單上手。

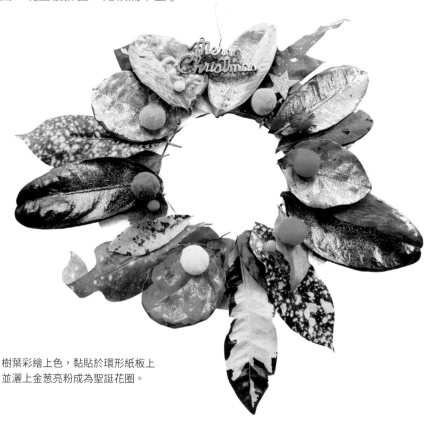

樹葉彩繪上色，黏貼於環形紙板上
並灑上金蔥亮粉成為聖誕花圈。

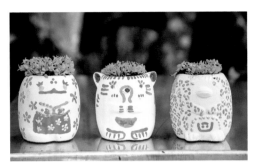

小盆器上彩繪，盆土上鋪滿火龍果種子，萌芽後宛如頂上綠髮。

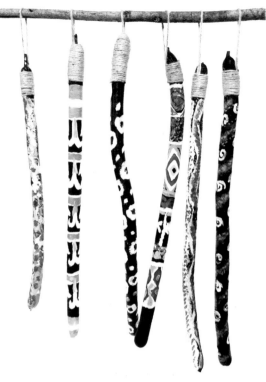

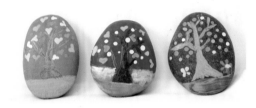

石頭上「由深到淺」漸層彩繪樹幹，以幾何色點、愛心代表樹葉。作品示範／蔡惠君（小溪）

阿勃勒果實的原住民圖紋彩繪，是門簾也是拍打按摩棒。

⬤ 拓印

葉子的背面紋路較為明顯、凸出，將葉背塗上顏料，像是「蓋印章」一般，把葉上的顏料壓印在底材上，留下了植物美麗的形態與脈絡。

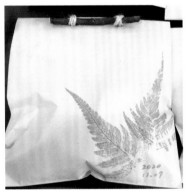

彩色筆拓印：彩色筆顏色飽滿，輕輕塗佈葉片背面，即可清晰完整的拓印葉脈到紙材上，是最容易操作的方式。

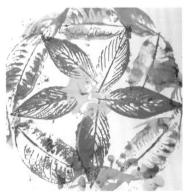

水彩拓印：顏料易沾、易印、容易操作，很適合應用在手部功能不佳的族群。請學員先摸摸看葉脈紋路的變化、感受葉子不同的樣貌；拓印前，先設定主題與構圖（如：花葉曼陀羅），再逐一拓印每片樹葉。

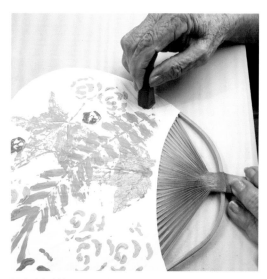

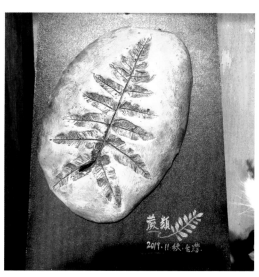

壓克力顏料拓印：壓克力顏料顏色鮮明飽和。93 歲有失智症的陳阿姨，運用蔬果及葉片，在引導下，自己獨立操作完成層疊圖案的葉拓涼扇。

石膏、紙黏土拓印：石膏粉與水以 3:1 比例攪拌調勻，或以紙黏土壓扁為底座。將葉背輕壓在底座，使葉脈紋路拓印在石膏或紙黏土上，待乾燥後刷上顏色，貼於紙板做成掛飾。照片提供／李玉芬

🖤 暈印

用油漆刷或大水彩筆沾水刷塗，使整張水彩紙飽含水分；分次取各種不同形狀的葉子（如圓形的銅錢草、線形的吊蘭葉、造型特殊的羊蹄甲等）塗上水彩，拓印在畫紙上。

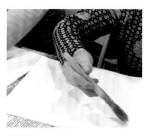

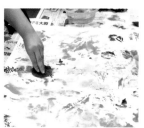

1. 油漆刷沾水，刷塗整面水彩紙。

2. 各種不同形狀的葉子塗上水彩，輕壓在畫紙上。

水彩顏料有流動變化的特性，讓顏料在畫紙上恣意流動擴散、交融、暈染，色澤的變化令人驚喜，即使不會畫圖的族群，也能感受到創作的喜悅。

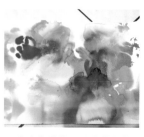

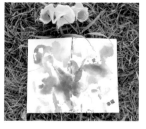

3. 水彩有渲染、流動變化的特性，產生暈染色彩效果。

4. 暈印後的畫紙可做為賀卡、自然創作背景、筆記本封面。

敲印（槌染）

新鮮的花、葉富含汁液，透過棒槌敲打或石頭敲打滾壓，讓植物的葉綠素、花青素等色素，慢慢沾染在布料上，不但將植物的天然色彩與形態保存起來，槌打的過程也有紓壓效果。

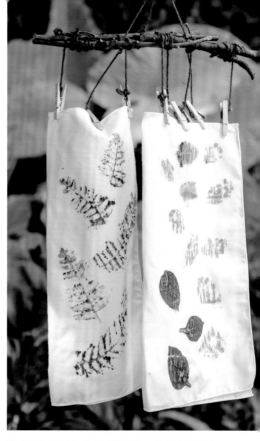

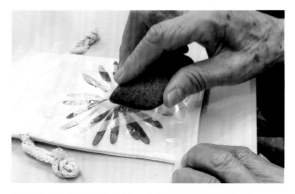

92 歲的簡媽媽是生命中第一次做石頭滾壓植物敲印，她很開心擁有一個自己親手做的手機袋子。

棉麻自然素材的方巾或袋子上，敲印出葉子的紋路之美，流露著清爽的氣息。

適合敲印的植物素材

1. **葉片敲印**：葉片太厚通常汁液偏多、不好表現乾淨的葉色及線條；偏乾過薄的葉子又無法完整呈現葉形與色澤。
   天竺葵、山苦瓜的掌狀裂葉，敲打時有獨特香氣；咸豐草、小花蔓澤蘭的葉子，野地隨手可採；馬藍、木藍、蓼藍、茴香、魯冰花、楓葉、烏桕等都是效果很好的敲印植物；蕨類葉型獨特美麗，鴨跖草、彩葉草有美麗色澤，都是很適合敲印的葉材；大部分菊科的葉子也是色牢度不錯的敲印植物；地瓜葉、絲瓜葉、木瓜葉等蔬果的葉子容易取得、敲印效果佳。

2. **花朵敲印**：儘量選擇色彩濃郁的花朵，紫、紅、藍、橘色花朵敲印顏色較明顯；白、黃、粉色較難顯色；紅色秋海棠花汁液飽滿，敲印下呈現鮮紅色澤；蝶豆花、牽牛花、日日春、翠蘆莉花瓣，可敲出藍紫色澤；蟛蜞菊花瓣呈現亮黃色彩；紅色松葉牡丹花瓣，敲印出來的是令人意想不到的咖啡色。

🍃 牙刷噴畫

牙刷沾上水彩顏料，
在冰棒棍上刮刷噴出
色彩，產生噴濺小點
效果。水彩刷畫前，
將各式葉片排列組合
於紙上，以水彩顏料
噴刷在紙張上，移除
葉片時，留下空白的
葉形輪廓，感受留白
的美學。

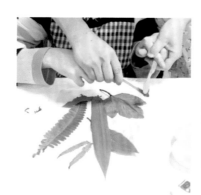

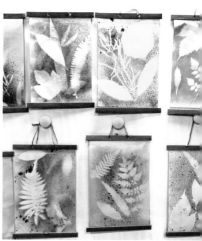

創作過程中，學員雙手和大腦相互
運作，是手眼協調的鍛鍊。

噴畫後留下的葉形空白，有一種夢幻
效果。照片提供／劉惠美 (小草)

🍃 黏合

在自然創作時，常嘗試將不同的
素材組合成為新的作品，依材質
的不同，應選用不同的黏著劑或
膠帶來做黏合，列舉如下：

1.透明膠水、口紅膠：常用的文
具，適用在紙張的黏著。

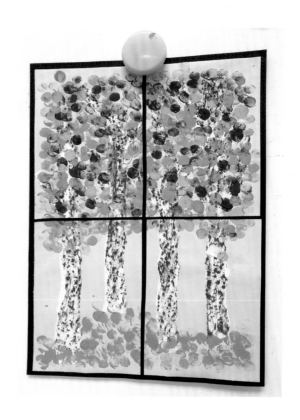

以蠟筆將樹幹的紋路拓印在紙張上，撕開成條狀
做為樹幹。用透明膠水將樹幹拓印重新組合，黏
貼成為樹林。手指沾上水彩按壓圓點成為葉子和
果實，呈現多種質感畫風。
拼貼畫完成後，將作品分割成四小格，以透明膠
水組合黏貼在黑色硬紙板上，有如一幅窗景。
作品示範／劉美惠 (小草)

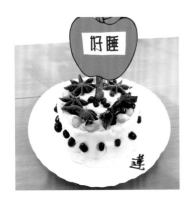

2.白膠：又稱樹脂，乾後透明、膠痕不明顯，適於木材、皮革的黏著，尤其木質自然物的黏著，白膠能滲透其中較不易脫落。唯乾燥速度慢需要時間等候，若是大面積黏合等候時間較長。

白膠讓自然物緊密黏合在紙黏土上不容易脫落。

3.保麗龍膠：快乾且黏性強，適合小素材黏貼，較熱熔膠安全；但容易牽絲，留下膠痕。

4.熱熔膠：與熱熔膠槍搭配使用，加熱即熔、固化速度快；使用上要避免燙傷，認知功能較弱族群須代為操作，或選擇其他黏合方式。

小素材使用保麗龍膠黏貼比較安全。

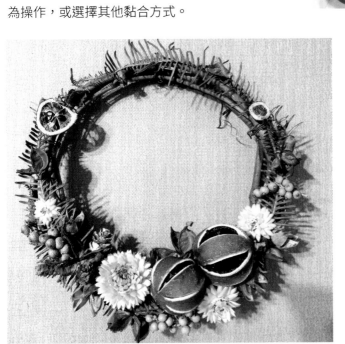

較大的素材使用熱熔膠易黏著固定，要小心安全避免燙傷。

5.萬用黏土： 是一種人工合成的塑膠化合物，可以重覆使用，取出適量、反覆搓揉增加延展性，置於物體表面用力壓平，即可與其他物品黏合。

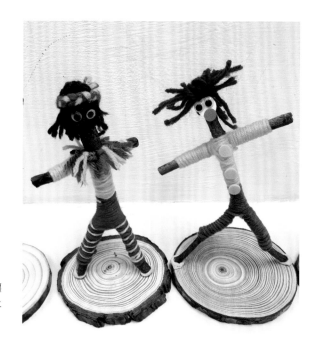

Y形樹枝做身體，另一短樹枝做雙手，用毛線纏繞配色，做出髮形與服裝造型，使用萬用黏土來黏貼，固定在木頭切片上，呈現活潑的組合。
照片提供／劉惠美（小草）

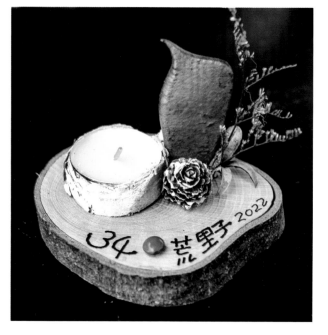

6.雙面膠帶： 黏性強、快速貼合。使用時先將膠帶貼於物體表面，以手指來回輕壓，使其緊密黏貼，再將膠帶上的離型紙撕除即可黏貼於目標物上，非常容易操作。

小蠟燭外環鋁殼貼上白千層樹皮美化，可用雙面膠黏貼。
作品示範／謝佩娟（山椒魚）

7.花紋膠帶：印有各式圖案的花紋膠帶，在製作卡片時可以貼成外框美化，也適合在創作時成為圖案裝飾，不必繪畫即有細緻的花紋，可提升美觀性。

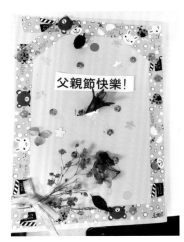

使用花紋膠帶美化卡片邊框。

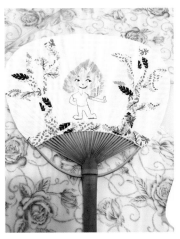

混合技法：葉拓加上五官、使用花紋膠帶貼成樹林。

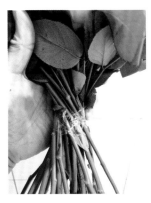

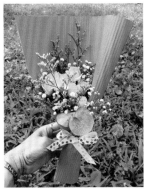

8.透明膠帶：具有高透明度，配合膠台較好撕拉操作，用於平面黏貼或綑紮都很便利。

小花束綑綁常使用透明膠帶固定枝條，方便定型包裝。

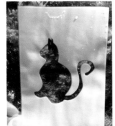

將各式圖案鏤刻出形狀後護貝，便是可隨時捕捉大自然景致的相框教具，且不易損壞。

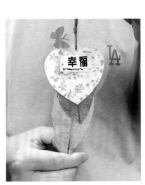

9.護貝膠膜：繪圖、自然物排放在色卡或紙張上完成構圖，以膠水簡單固定，套上膠膜以護貝機壓裱，即可將作品長久保存。

花草葉脈書籤完成後，經過護貝貼合可長久保存不受損。

拼貼

拼貼技法前，先透過自然觀察，掌握主題的結構與特徵，利用相似顏色的自然物、回收廣告紙、書報或皺紋紙等，撕開後進行拼貼組合，重新呈現不同的樣貌。

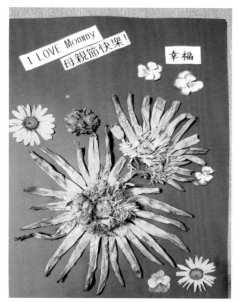

母親節賀卡：金盞花為蕊、金針花做花瓣，拼貼成向日葵。

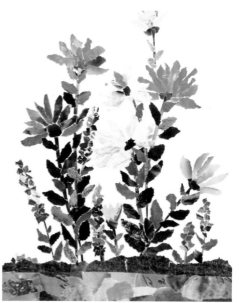

撕下各種色彩的廣告紙拼貼成野地花園。
作品示範／謝文琦（天堂鳥）

塑型

利用氣球做為塑型的載體，是創作中空結構的特殊技法。將白膠加水稀釋塗抹於氣球上，取葉脈、麻繩或樹枝等不同的自然素材黏貼於氣球上，待白膠略乾成型後，戳破氣球，即完成創作。

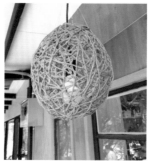
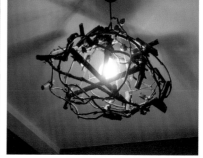

利用氣球塑型的樹枝、藤蔓吊燈，具有手作的質樸與沈穩。
攝於：牡丹農場

摺疊

將葉片反覆摺捲，可以摺出厚度、曲線、改變造型、或是遮掩花腳美化花藝作品等多種用途。葉片也可以摺疊出令人愛不釋手的手作：簡單的撕剪與摺疊落葉，就是輕巧可愛的葉子皮包；剝去的玉米葉曬乾，摺疊出精緻又富有童趣的玉米娃娃。

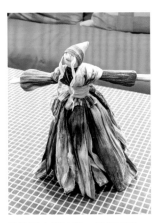

依娃娃身體比例，裁切玉米葉的長度，摺疊排列出身體、雙手、蓬蓬裙，以白膠黏貼、綑綁、組合固定。
作品示範／黃鳳鑾（宜蘭豆娘）

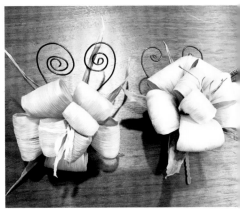

取 7 或 8 片玉米葉彎摺成水滴型，下方用 QQ 線綑綁成束，再以花藝用綠膠帶包覆綑綁處與胸針收緊纏繞，成為永生胸花。
作品示範／黃鳳鑾（宜蘭豆娘）

雕刻

運用美工刀、雕刻刀，將果實或葉片雕琢圖案、改頭換面。例如中秋時節的柚子，很適合做趣味柚子娃娃；南瓜、白蘿蔔、青江菜等蔬菜在產季時價格親民，可以配合節氣主題做果雕、菜雕創作。

革質、造形獨特、乾燥後不會變形的海葡萄及菩提樹葉，很適合做平面的葉子雕刻。

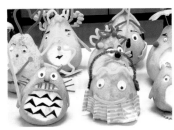

配合中秋節慶，以柚子創作各種娃娃造型，頗受各類族群的喜愛！

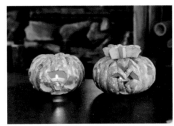

萬聖節的南瓜立體雕刻或彩繪，充滿節慶味道。

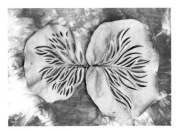

海葡萄的葉子乾燥後硬挺不變形，很適合做葉子雕刻。

🍂 裁剪

透過裁剪可以改變自然物的形狀、大小，或挖成鏤空狀，成為新的圖案樣式，再經過排列組合或串連成作品，為自然物注入新生命。而各種多彩、可乾燥的葉片皆適用，像是楓香、青楓、樟樹、烏桕、福木、海葡萄、菩提葉片等等都是很適合的素材。

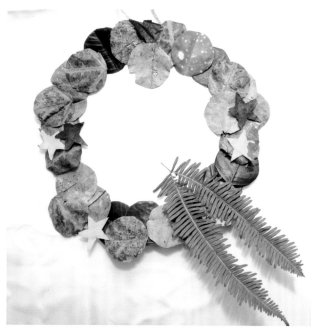

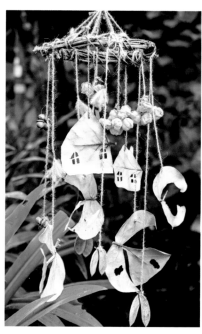

先製作圓型、星型紙板，裁剪葉片黏貼於紙板上，完成獨特的樹葉花環。作品示範／蔡惠君（小溪）

使用海葡萄葉片，剪出各式圖案形狀，搭配乾果或乾燥花，綑綁串連成葉片風鈴。作品示範／林慧敏

🍂 編織

編織是將線型材料做經緯交錯、重複交疊後所產生平面或立體的作品。林投、藺草、月桃、竹片、芒草、苧麻、稻草等都是經常用來編織的素材。編織除了可以完成美麗的作品，也可以培養專注力、放鬆心情，為身心帶來許多好處。

林投編織的手環及藺草隔熱墊。作品示範／葉芳瑜

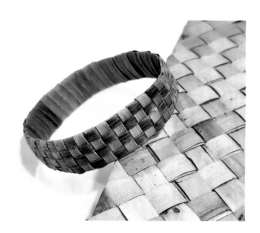

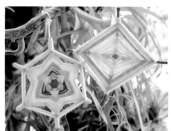

運用樹枝或咖啡攪拌棒編織上毛線，呈現繽紛色彩。

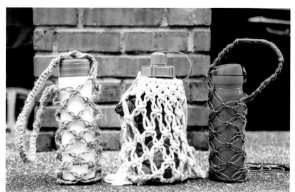

麻繩及稻草編織樹枝花器。

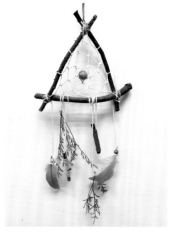

棉線編織捕夢網。

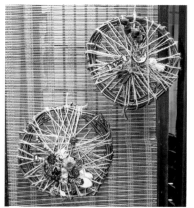

麻繩編織的水壺提袋。作品示範／江世芬（木樨）

◗ 纏繞

運用毛線、麻繩、藤蔓植物等材料，不規則地纏繞在藤圈、籐球、畫框或樹枝上，最後黏上花草果實、羽毛或彩色毛球，成為多層次的立體作品。

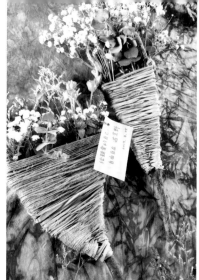

以麻繩纏繞藤圈，黏貼自然物成創意花圈。

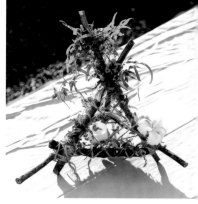

使用麻繩在樹枝上隨意纏繞，做成能量金字塔。

綁-綑綁、繫綁

運用麻繩等線材,將類似素材聚集組合,於接合點綑綁纏繞,使連接點不會鬆動。藉由綑綁讓原本散亂的素材集結成為一個創作品,例如將自然物繫綁垂吊串連成門簾。未來想重新組合,只要鬆開繩結即可,不會破壞自然素材。

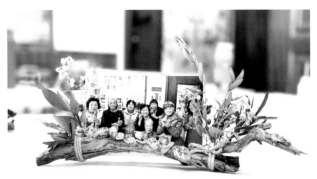

取兩支樹枝夾著護貝的結業照,麻繩綑綁固定兩端,再以乾燥花草裝飾綑綁處,成為另類相框。照片提供／葉雅蓮

將花藝補水用途的塑膠小試管,以麻繩黏繞裝飾,搭配上玻璃試管,不規則排列繫綁或串綁於獨特造型的樹枝上,簡單放入小花便有飄浮的美感。

插刺

將香料插入橘皮排列圖案,增加風味,也具防腐作用,營造節慶的氛圍。插花也是利用插刺技法,將植物的莖幹斜剪後,再插入花藝用海棉或劍山內。

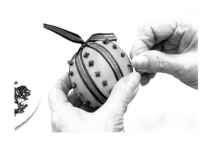

鑽孔

自然物要連結可以用黏膠、繩結綑綁,也可以利用電鑽、鑽子等工具,將自然物鑽出一個孔洞,再以鋁線、鐵線串聯,在連結自然物時,線材的造型也成為作品的一部分。

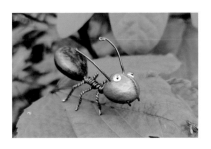

銀葉果鑽孔,將鋁線穿入孔洞中,將二顆果實連接,扭轉鋁線成為身體與六隻腳,化身為一隻小螞蟻。

作品示範／葉芳瑜

◗ 穿串、串連

利用鑽子、鐵絲、鋁線等工具，將自然物穿洞並進行串連，在穿串、纏繞、旋轉時，依自然物的形狀大小、色澤，做出立體有變化性的線條圖案。

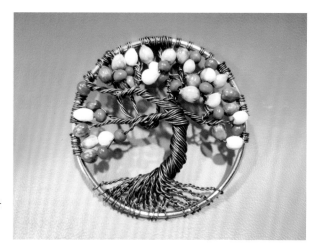

用小電鑽將薏苡、多彩木珠鑽孔，取鋁線將各式各樣的珠子穿串成一棵生命之樹。
作品示範／葉芳瑜

◗ 植物染

在沒有化學染劑之前，大部分的布料是透過萃取植物裡的色素，經由熱染著色或冷染浸泡等手法染出布匹的顏色和圖樣。現今崇尚環保自然風，很多人重新嘗試從植物的根、莖、葉、花、果實中萃取天然色素作為染劑，除了有一份自然、純真的感覺，也減少化學染劑對環境的污染，感受大自然賜予的文化色澤美學。

植物染劑的提取方式

浸泡在大菁染劑中冷染、反覆搓揉上色、漂洗，完成文青風格的藍染作品。

1. 冷染浸泡染液： 大菁（又稱山藍、馬藍）、小菁（又稱木藍）採收後製成「藍靛」，藍靛屬還原性染料，須透過溶於鹼性液「建藍」中發酵還原成染液，浸泡冷染後，布料纖維才能吸收著色。

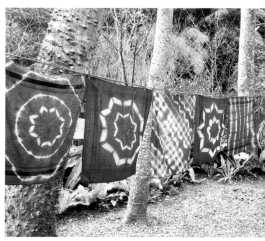

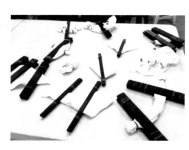

利用木片、竹棍、橡皮筋的綁、紮，或平針縫、蠟畫的防染方式，形成留白，創造不同圖案。

2. 熱染煮沸20-30分鐘萃取植物色素：

透過熱水煮沸萃取植物色素，再與布料結合染色，比如：洋蔥皮可得咖啡色澤；茶葉、咖啡可得棕色色澤；茜草根可得紅色色澤；薑黃、梔子花可得黃色色澤。七里香、艾草、咸豐草可得綠色色澤；菱角殼可得鐵灰色色澤。

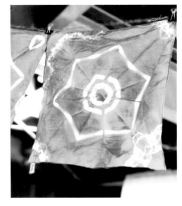
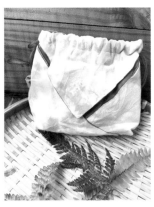

天然染料很多都是取自於食物或是藥草。使用薑黃粉或洋蔥皮植物染，染出明亮的黃色或咖啡色。晾乾後可以縫製成束口袋。

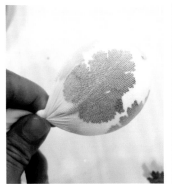

蛋殼染色做法：選用質地柔軟、葉形美麗、造形特殊的小葉子，如香菜葉、鐵線蕨、山葡萄葉，將葉子緊貼蛋殼上，用白色糖果襪包覆住，再浸入植物汁液中熱煮染色。

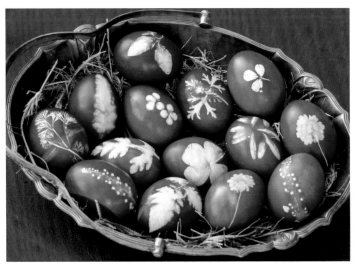

療癒
小語

不要讓技巧成為創作的框架，每一個創作都是個人生命的回顧與省思，重新學習接納自己。

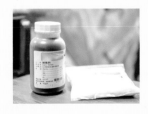

❗ 使用媒染劑可以幫助布料纖維與色素產生親和性而相互結合，達到「發色」效果，同時兼顧「固色」作用（左為醋酸銅、右為明礬）

❧ 押花

將採集的花朵、葉片夾在書本中自然乾燥，或排放在餐巾紙上夾於瓦楞厚紙中間，放入幾包乾燥劑，以保鮮膜密封數週後，即成簡易平面押花，在自然創作時，增加不同元素與色彩。

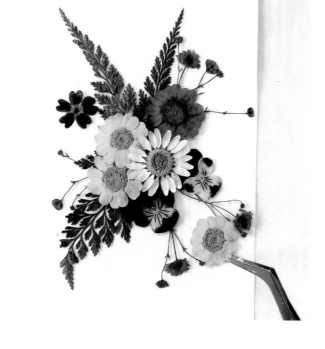

將乾燥且壓成薄片的花草，重新構圖排列，或是填上詩句，成為自用贈人皆宜的卡片或書籤。

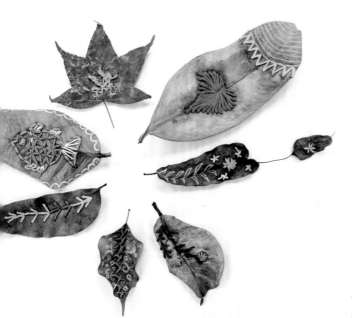

❧ 繡縫

使用縫針及多彩的繡花線，在各式厚實的葉子上進行繡縫，運用各式繡花針法，猶如在葉子上浮雕細膩與娟秀的圖案。繡好花的葉子，以平面重物壓上一週，可使葉面保持平整，不至於在乾燥失水的過程中捲曲變皺。

使用各種刺繡針法在葉子上繡花，成為華麗的落葉書籤。

5 教案設計中的配色技巧

色彩，豐富我們的視覺、滋潤我們的心靈，甚至可以影響我們的情緒，改變我們對創作的感受。作品設計是否具有美感、讓人心動，色彩配比佔有重要的因素。教具與教材中運用合宜的配色，不僅提昇自然創作品的質感，使人愛不釋手，更可引發學員的好奇心開始觀察自然、接納自然。

◗ 6大配色運用手法

設計自然創作教案時運用以下簡易的配色手法，使服務對象快速地上手，製作出賞心悅目、用色得宜且值得收藏的作品，而非下課即丟的美勞作業。

1. 單色配色

作品中取用單一顏色，但在色彩上有深淺及明暗不同的變化，表現濃淡層次的調和之美，如粉紅、紅、深紅、暗紅、紫紅……。使用多種顏色容易讓人眼花撩亂，而單一色系配色有助於簡化設計卻不單調、增加趣味及多樣性；是最簡單、安全、不容易失敗的配色方法，不必擔心因配色錯誤而搭出奇怪色澤而產生挫折感。

粉色系配色：

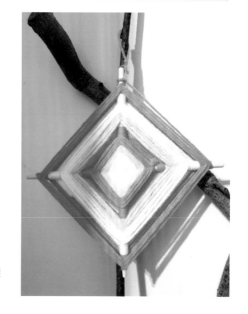

粉紅色系配色的二支棍祈福天眼編，色彩上有深淺及明暗不同變化，表現濃淡層次的調和之美。

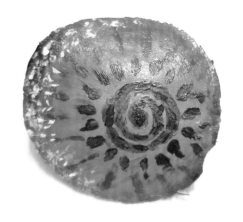

綠色系配色：

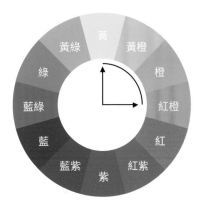

同色系由深到淺的搭配，展現壓克力畫的漸層效果，邊緣部分佐以白色小點，讓作品與圓心螺旋形成對比，更具顯色。

2. 類似色配色

色環上任一原色與左右90°角內的鄰近色搭配稱之，如黃、黃橙、橙、紅橙或藍、藍綠、綠、黃綠，為最普遍的色彩組合之一。以一種主色再搭配類似色襯托，有著類似於單色配色的和諧美感，構圖選擇類似色組合時，建議以一種色調為主（冷色調或暖色調）。

色環上 90°角內的類似色。

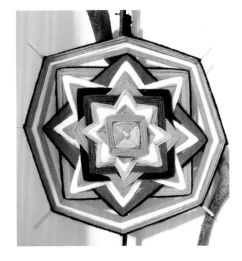

四支木棍祈福天眼編以冷色調為主色，運用毛線編織技法呈現，並以白色做為顏色切隔線，同時具有視覺放大效果，最後以深色系做外框收邊具有收斂效果，整體對稱且和諧。

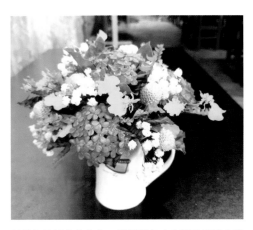

以橙色仙丹花為主色，搭配黃色文心蘭及黃綠色葉材，最後加上白色滿天星放大暖色系的溫暖色調。

3. 互補色配色

色環上180°相對位置的兩個顏色組合，如黃←→紫，橙←→藍。在構圖中搭配互補色，可以增加對比度和視覺強度，例如橙色柑橘類水果，在藍色背景的襯托下顯得更鮮明。

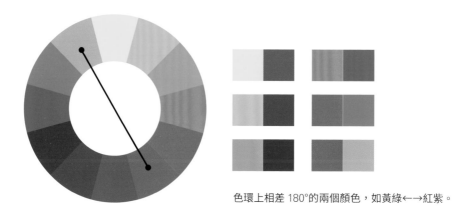

色環上相差 180°的兩個顏色，如黃綠←→紅紫。

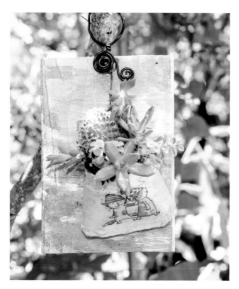

漆刷黃色的回收壓扁鋁罐，在紫色系的底板襯托下，使對比色的黃色繪圖更加出色。

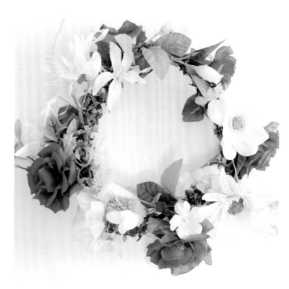

「綠葉襯紅花」佐以白花來讓所有的色彩更鮮明跳色，增加視覺強度。

4. 分離互補色配色

色環上任一顏色與其互補色之相鄰兩邊的顏色組合稱為分離互補色。這種配色有類似互補色的視覺魅力，但降低了強度；使用互補色的類似顏色，除了可以讓顏色保持鮮明對比，但整體的視覺較不突兀。

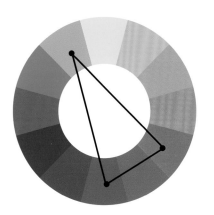 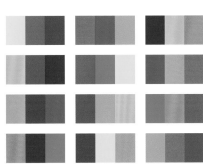

任一色，加上互補色相鄰的左右兩色。

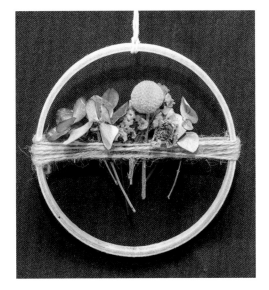

圓型繡框上的綠色麻繩與黃、紫色系的花草，形成和諧配色。

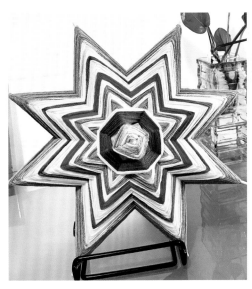

圓心焦點處以灰藍及土耳其藍建置同一單色系配色，中間部分以暗紅及淺粉類似色配色緩緩連接四周放射線圖騰，最後以鵝黃及藍紫互補色系，柔和且對比收邊的四支竹棍祈福天眼編。照片提供／葉芳瑜

5. 三角形配色

色環上等距離120°相隔(即三角形)的三個顏色，如紅、黃、藍或橙、綠、紫。亦可採用三角形的三個顏色，如黃綠、紅、紫。基本原則是要將三個顏色以不等量來搭配，建立層次感。在設計作品時選擇一種顏色為主色，其他二色則為點綴襯托色，就可以讓顏色不會互相爭艷。

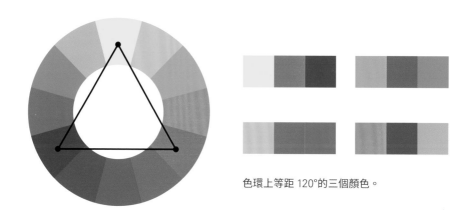

色環上等距 120°的三個顏色。

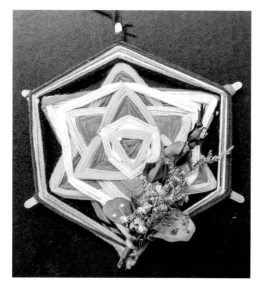

使用黃橙、藍綠、紅紫三角形配法編織三支冰棒棍為主架構的祈福天眼編，最後紮上一小花束，創造立體層次變化感。

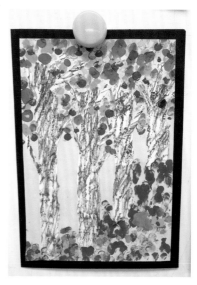

使用藍色蠟筆為主色，拓印樹幹紋路後，再撕裁成 3-5 條小樹幹黏貼在 A4 紙上，帶領特殊生應用手指沾滿紅咖及黃綠色水彩，點畫地面花草及樹上葉果，成為另一幅樹的創作。

6. 矩形配色

色環上正方形或長方形的色彩雙重互補色組合。正方形如：黃、紅橙、紫、藍綠。長方形如：黃綠、黃橙、紅紫、藍紫。互補色的視覺效果已屬強烈，若是矩形配色則會使用兩組互補色來搭配，整體視覺會效果加倍；所以建議指定一個顏色為主色，同時降低其他顏色的飽和度和強度，才能讓作品的顏色配比，在整體構圖上保持平衡。

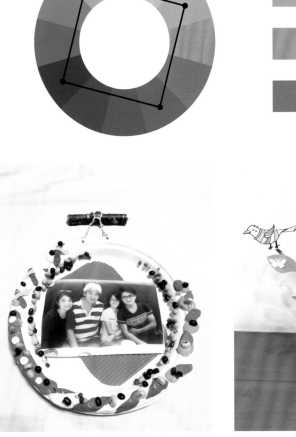

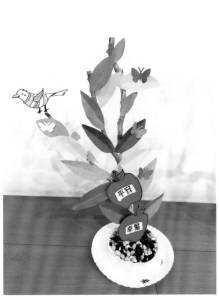

使用多彩超輕黏土的紅、綠、藍、橙雙重互補矩形組合配色，整體視覺效果強度加倍，讓創作品更顯色。

運用藍、綠、黃、紅二組互補色配色，黏貼許多各色粉彩紙摺裁的樹葉，讓枯枝也有春天，重新有了新色彩。

彩色與無彩色(中性色)的組合

任一基礎色與白或黑或灰的組合。如紅白、綠黑、紅黑、綠白。為強烈的對比，視覺上頗討好，這也是不容易失敗的百搭配色，亮色系顏色與黑色搭配，可以讓亮色突顯出來。

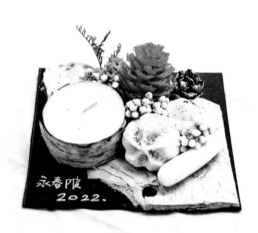

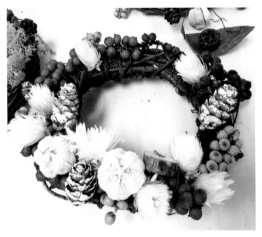

(紅白) 黑色底板、白千層等白色自然物為主色，加入紅花果實搭配，讓作品色感更具張力。

(紅黑白) 褐黑色的藤編為底色，讓紅白花果更沈穩顯色。

◗ 注意色彩的配比

找出想要的配色之後，再來可以思考每一種顏色的使用配比。多數的情況不會等量使用，通常建議主色約佔65%，中等亮度約25%，最深或最淺顏色約10%，在視覺上是具有和諧感的配比。

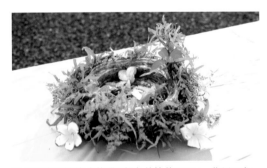

綠色海金沙纏繞成花環(顏色佔比約65%)，佐以二色雞蛋花(約略粉紅25%，黃10%)，整體畫面和諧出色。

❗ 提供顏料、各色素材的注意事項

當服務對象為認知功能不高或退化的特殊族群，在備材時必須慎選配色，不要一次太多、在下顏料時可以少量、分次給予，並留意學員創作過程，適當引導他們依上述和諧配色法來選色用色，讓最終的作品能呈現和諧配色。但若遇學員堅持自己想用的顏色，仍需尊重，因為最好的作品，是學員自己專配、獨一無二的創作。

用彩度、明度、色溫傳達情感

找出想要的配色之後,再來可以思考每一種顏色的使用配比。多數的情況不會等量使用,通常建議最亮的約佔65%,中等亮度約25%,最深的顏色約10%,在視覺上是具有和諧感的配比。

彩度:又叫飽和度或濃度,是色彩的鮮豔程度。任何色彩不加白、黑、水,則彩度高,若加白、水,則顏色變淡,彩度變低,加黑則變濁。

● 低彩度(浪漫夢幻粉彩色)

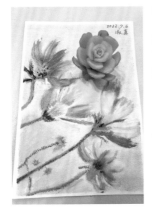
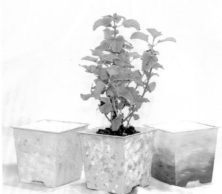

圖左:青江菜的立體雕花與粉彩色系花朵的搭配很柔美淡雅,給人浪漫夢幻的氛圍。

圖右:漸層粉紅及漸層藍的花器,馬卡龍的粉嫩色調營造出甜美柔和感。

● 高彩度(霓虹色調的飽和色系)

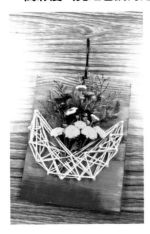
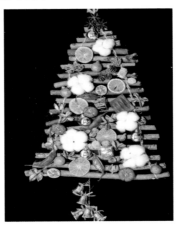

圖左:藍紫色的木板底色與正黃色花卉都是顏色純度高、霓虹色調的飽和色系。

圖右:以自然原木襯托高彩度、顏色飽和、具霓虹色調的自然素材。

明度：明度是指一個顏色的深淺、色彩的明亮程度，對色彩亮與暗的直覺主觀感受，也是距離黑與白的位置。在各色彩中加入白、灰、黑後，會產生不同的明暗之別。色彩的明度變化通常會牽扯到彩度的變化。

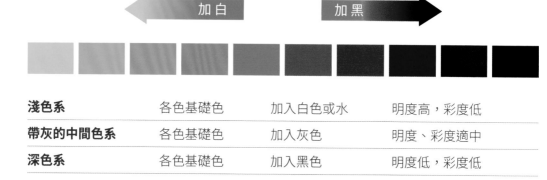

淺色系	各色基礎色	加入白色或水	明度高，彩度低
帶灰的中間色系	各色基礎色	加入灰色	明度、彩度適中
深色系	各色基礎色	加入黑色	明度低，彩度低

淺色系

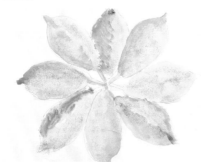

帶灰的中間色系

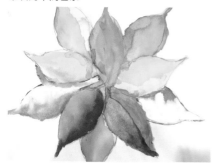

單片榕樹葉排列而成的曼陀羅圖騰 。

加黑的濁色系

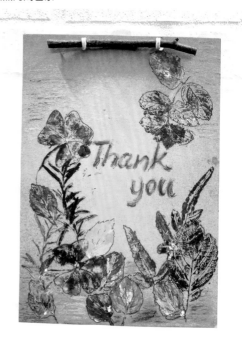

利用壓克力顏料，重覆拓疊顏色做成的謝卡。
作品示範／蘇怡萱 (萱花)

冷暖色系：色彩有溫暖、寒冷的感覺，讓人感受整體氛圍，簡單分為暖色系及冷色系。

1. 暖色系：如黃、黃橙、橙、紅、紅橙、紅紫等，讓人感覺到活潑、溫馨、溫暖、舒適、熱情、華麗，以紅橙為最溫暖，並與橙色、黃色最能刺激視覺感官，其色彩的鮮明度能讓人引發愉悅感，使人聯想到秋天豐碩的果實。

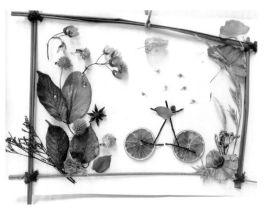

秋天紅、黃色的變色落葉與橙片腳踏車，組合成一幅充滿秋意的立體自然拼貼畫。

楓紅、銀杏搭上各式花果，與橘燈的溫暖互相輝映。

2. 冷色系：較清涼、涼爽、冷靜、樸素，讓人有明亮的感覺，如藍綠、藍、藍紫、紫等，以藍綠為最寒冷之感。冷色系給人一種平靜和值得信賴的感受。

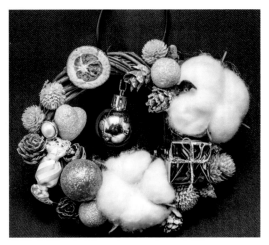

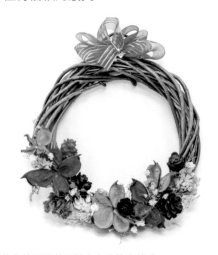

藍綠金的裝飾物搭上自然果實，整體色調偏寒冷現代感。

藍紫色的聖誕花圈給人高雅的奢華感。

◗ 運用色彩營造律動感

節奏，就是有規律
地重複某種圖形或
色彩，使作品產生
律動感。運用幾何
圖形裡的點、線、
塊等圖案，搭配顏
色，在規律的延續
中仍可變化與流
動，才不至單調。

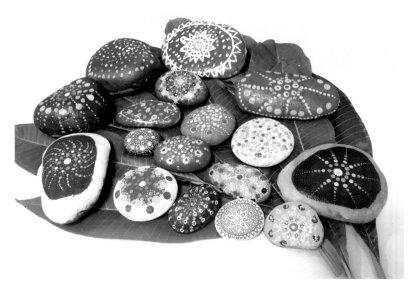

幾何圖形的點、線、塊
在石頭曼陀羅裡有韻律
感的流動。

◗ 結合中醫五行五色的應用

民以食為天，在園療教案設計上常以食物料理開啟味覺感官，也配合節氣來關照身體。中
醫理論中，五行「金、木、水、火、土」代表著不同經脈臟腑「肺、肝、腎、心、脾」，
而五行各有不同顏色對應：金是白色、木是綠色、水是黑色、火是紅色，而土則是黃色。
將視覺多彩藉用中醫理論的智慧結晶，與大自然元素的彩虹、白雲、暗夜相連結，讓五行
顏色運用變得簡單好記憶、更可運用設計在創作品上。

五行	木	火	土	金	水
臟腑	肝	心	脾	肺	腎
顏色	綠	紅	黃	白	藍、靛、紫／黑
大自然元素	彩虹			白雲	彩虹及暗夜

1. **多彩顏色：** 藉由三種大自然元素彩虹、暗夜、白雲顏色產生聯想，如彩虹七色中可簡單區分為四個主色，包含(火)紅、(土)橙黃、(木)綠、(水)藍、靛、紫三色，若加上暗夜的黑及白雲的(白)即構成五行中的五色。因此創作品設計時的顏色配比如果想要有多彩呈現可同時選用五行顏色(參考左表)，避免顏色單一化（在療癒課程中單一也無妨，但掌握多彩原則可使全員整體作品有多元豐富的呈現）。

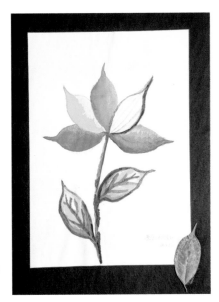

運用單一片雀榕葉片，排列成曼陀羅或花卉形狀的自然創作，展現五行五色多彩的色澤。

2. **大地色系：** 凡是大自然中能夠見到的顏色，都可歸類為所謂的大地色。例如：天空的湛藍、秋天的楓紅、草原的鮮綠，諸如此類均是大地色系。但狹義面的大地色，是指彩度較低的中間色調，大多會有與自然物連結的稱呼，如：土黃色、米色、駝色、鵝黃、橄欖綠⋯⋯不會過度鮮豔明亮，讓人感受到沉穩與平靜的大地色彩。

大地色系

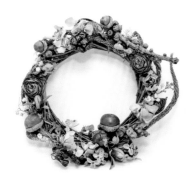

棕、米、卡其、駝色組合而成的大地色系花圈，是喜愛荒野原色學員的喜好配色。

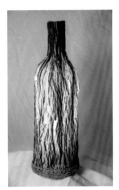

構樹做成的瓶燈，在點燈後充滿了質樸的溫暖感。

冬 - 藍銀白色系

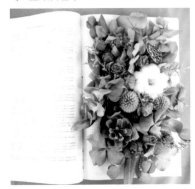

藍銀白色系的乾燥花，嵌入回收的英文舊書中，具有冬日復古的大地景緻。

搭配節慶的配色

教案設計時通常會以節慶的時間軸為第一優先安排，
以下提供常用節慶的配色參考，讓教案作品更富有節慶氣息。

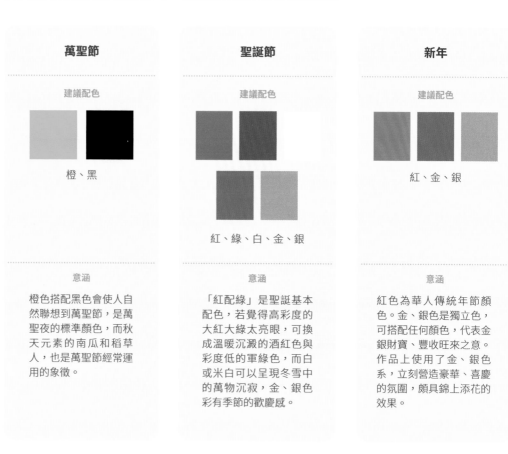

萬聖節	聖誕節	新年
建議配色	建議配色	建議配色
橙、黑	紅、綠、白、金、銀	紅、金、銀
意涵	意涵	意涵
橙色搭配黑色會使人自然聯想到萬聖節，是萬聖夜的標準顏色，而秋天元素的南瓜和稻草人，也是萬聖節經常運用的象徵。	「紅配綠」是聖誕基本配色，若覺得高彩度的大紅大綠太亮眼，可換成溫暖沉澱的酒紅色與彩度低的軍綠色，而白或米白可以呈現冬雪中的萬物沉寂，金、銀色彩有季節的歡慶感。	紅色為華人傳統年節顏色。金、銀色是獨立色，可搭配任何顏色，代表金銀財寶、豐收旺來之意。作品上使用了金、銀色系，立刻營造豪華、喜慶的氛圍，頗具錦上添花的效果。

萬聖節

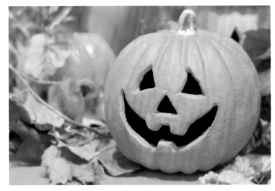

橙與黑是萬聖節經常運用的象徵。

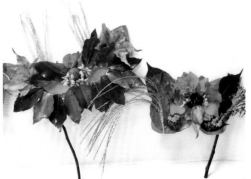

秋天各式變色植物的花葉果是萬聖節面具絕佳素材。

聖誕節

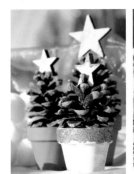

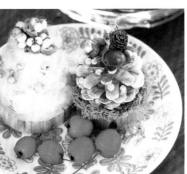

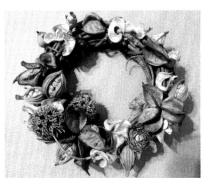

紅、綠、白、金、銀是聖誕節慶配色指定款。

農曆年節

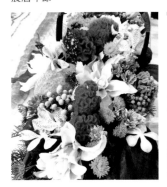

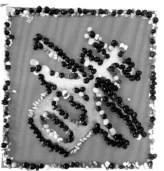

紅色為華人傳統年節顏色，有絲絨質感材質更加分。

療癒
小語

我們聽，我們看，往往卻只
是聽到或看到，並未真實的
感受；直到見聞變成膚觸，
變成生命的憾動。

6 色筆與顏料的運用

園藝治療或自然手作的活動中，常會搭配彩繪塗鴉技法來增添作品色彩，即使是畫在同一材質物品上，只要搭配不同的色筆與顏料媒材，便能呈現不同的風格。因此掌握各種顏料特性，更有助於在設計彩繪類型的教案時，對於與自然物搭配起來的效果、適合應用的場合與對象，更加得心應手。

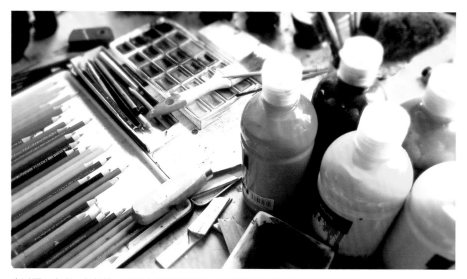

廣泛運用水彩、色鉛筆、壓克力顏料等媒材，可以讓自然創作品更加多彩出色。

彩色筆

為兒童用水性彩色繪圖筆，因筆身較粗方便兒童握畫，對於老人或手部操作功能不佳的特殊族群也很適合訓練手部肌肉力量；因筆頭較粗，很適合較大面積塗色，且顏色多元、取得方便又平價，為園療師常備畫筆。但彩色筆的水分容易蒸發，課程中記得提醒學員使用完一定要把筆蓋蓋好，以免下次無法使用。

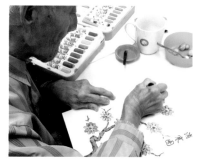

近九十歲的爺爺自己坐公車來據點上課，很有耐心的抓握彩色筆仔細上色。

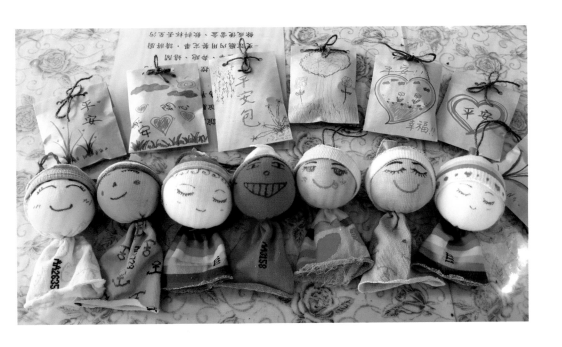

🖊 色鉛筆

色鉛筆又名「彩色鉛筆」，與鉛筆差異在於色鉛筆的筆芯不含石墨，而是以顏料粉末加上蠟作為接著劑，可以直繪或重疊上色。平價的色鉛筆色粉含量低，顏色表現較淡，建議搭配粉彩紙做彩繪；而高品質的色鉛筆色粉含量高，疊加多層數之後顏色會變鮮艷，飽和度提高，且因筆芯堅硬可以畫出更細膩的線條。

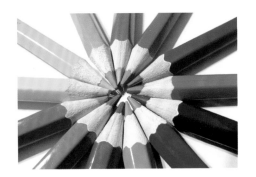

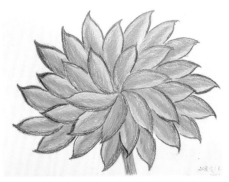

以色鉛筆彩繪水黃皮果實造型，排列成同心圓曼陀羅創作，最後黏貼在黑色硬卡紙上，四周以自然物裝飾成為掛畫。

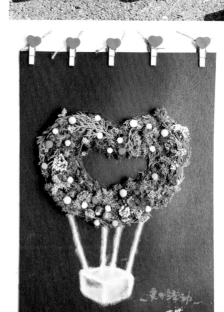

粉彩筆

以粉狀顏料與膠質材料製成條狀色筆。上色方法可以直接用手拿著塗繪,也可以磨成粉狀後塗抹於畫紙或以手指揉擦、混色、顯出輕柔感,或是層層相疊做出厚重的肌理。

粉彩筆適合搭配有凹凸紋路的紙張,不建議畫在光滑的表面或自然物上面。完成的作品建議噴上固定膠,將粉彩封存以免脫落。

熱氣球底座使用粉彩筆磨成粉狀後塗抹於畫紙。球體使用乾燥松葉搭配彩色棉球與乾燥花材黏貼。

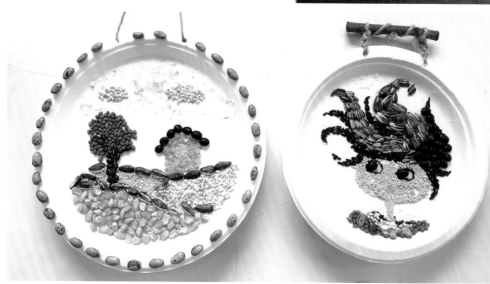

野地風景讓人如沐春風,個性孩童的頭髮有多層次的不同變化。
作品示範/陳瑞菁

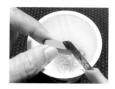

❗ 「野地風景」作品的天空是使用刀片輕刮粉彩筆末,加入鹽巴調和再撒黏於盤中。此技巧可增加創作細膩質感,呈現五穀雜糧末有的顏色。

蠟筆

以顏料與蠟融合製作出來的蠟筆沒有滲透性，是靠磨擦附著在表面上，不適合用在過於光滑的紙張或玻璃。蠟筆很適合老人小孩訓練色感、塗鴉之用，做完畫後不易掉色。蠟筆畫出來的線條粗獷，輕畫即可出色，特別適合大面積塗色，或者拓印粗糙有紋路的自然物，如樹皮、葉脈。唯蠟筆較容易折斷，建議幼童使用安全無毒蠟筆，以免有誤食的風險。

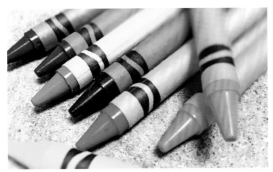 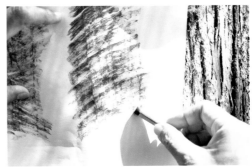

蠟筆線條粗獷、塗色方便、適合拓印。

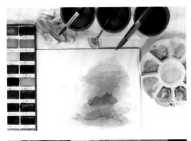

水彩

水彩顏料色彩豐富又鮮豔，在課程設計上可讓功能不佳的特殊族群，透過體驗式操作來認識顏色，也可以讓手指沾附顏料，讓學員有大量的觸覺刺激。

水彩與水調和後，具有淋漓盡致及亮麗的特質，以植物沾附顏料拓印在飽含水分的水彩紙上，因水有流動的特性，會讓顏料產生無法預期的變化性，效果常令學員十分驚喜。而水彩也可以混合調出更多色彩變化，淡雅色系有清透感、濃郁色系則明豔亮麗，依個人喜好調色使用。

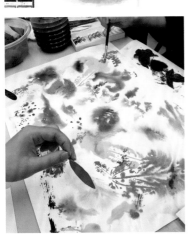

顏料遇水恣意流動，常讓不擅畫畫的族群
獲得意想不到的色彩效果而驚喜連連。

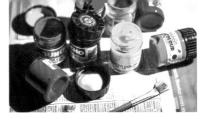

廣告顏料

效果接近不透明水彩，可加水調色使用，其特點是顏色鮮明飽和、覆蓋性佳，可使用水彩筆、刷子或蔬果橫切剖面當繪畫工具，也是最容易刷葉脈做拓印的媒材之一。唯缺點是開封使用之後，即使用完蓋上瓶蓋，久放仍會漸漸黏稠乾涸。

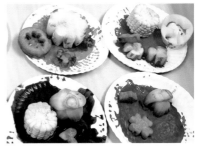

廣告顏料色澤鮮豔明亮，不帶粉質，很適合以蔬果剖面沾染蓋印。

壓克力顏料

一般不加水直接使用，效果與油畫相似，可塗繪於玻璃、紙卡、布料、石頭、陶瓷、木板、塑膠類等多樣化材質，且能展現光影效果，畫好之後乾燥快速，不再溶於水，作品可持久保色。因快乾特性，建議使用回收的瓦楞紙板當調色盤，以棉花棒當畫筆，用完即可拋棄不必清洗。如使用水彩筆，必須提醒學員換色時立即泡水，以免刷毛上的顏料乾燥而使水彩筆報廢。

壓克力顏料不適合混色使用，顏色容易混濁，如想調整色彩濃淡，加水的比例建議少於30％較能保持鮮豔度與黏著性，可搭配塗抹、重疊等表現手法。要特別注意的是，等待第一個顏色完全乾燥才能再覆蓋第二層顏色（可使用吹風機加速乾燥），以免顏色髒污暗沉。

壓克力顏料不必加水調色，直接在石頭、樹葉、果實上作畫都非常顯色。

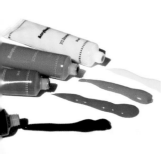
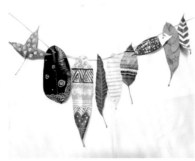
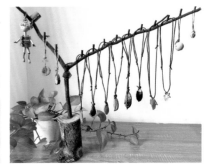

顏料媒材容易讓人眼花撩亂，所以針對常用的三種顏料，將它們的特性、效果，整理如下，方便在設計教案時搭配合適的彩繪素材。

★號表示效果強弱

	壓克力顏料	水彩顏料（不透明）	水彩顏料（透明）	廣告顏料
特性	不加太多水，乾掉防水，幾乎洗不掉	易暈開，乾掉不防水	易暈開，乾掉不防水	較濃稠水彩顏料，乾掉不防水，覆蓋力比水彩好
溶水性	★	★★★★	★★★★★	★★★
乾燥速度	★★★★★	★	★	★★★
顏色透明度	★	★★★★	★★★★★	★
顏色飽和度	★★★	★★★	★	★★★★★
適合紙張	冷、熱壓插畫紙	水彩紙、熱壓插畫紙	厚磅水彩紙、熱壓插畫紙	熱壓插畫紙、貂皮紙
附著效果	任何材質均佳	紙張為佳	紙張為佳	紙張為佳

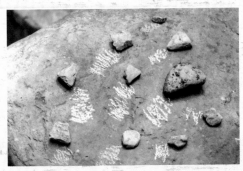

運用磚、礦也可以在野地作畫。

療癒小語

當我們放下世俗的評價，走進了大自然的眼界，療癒就會發生。

The
Healing
Power
of
Nature

PART 3

花草遊戲與
手作教案

教案規劃時，配合四季更迭選擇合適的花草素材與教案，感受不同物種的特性與應用，重現自然物的豐盛與美好。

自然創作的過程，有時獨自完成、有時協力合作，像是一種經過設計的放任，讓人在活動中有機會向自然學習、和自己內在對話、也和人互動交流，領悟後面潛涵的生命教育、生態教育、農食藥教育等。藉由自然生命的照護能量，感受到了自然療癒的發生，對於自然有了新的體會。

所有被撿拾的自然物，因為手作的溫度，也有了重生的靈魂。

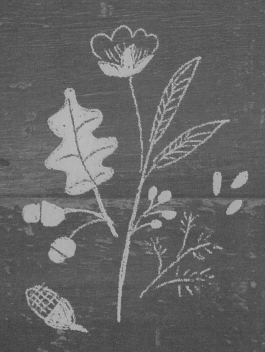

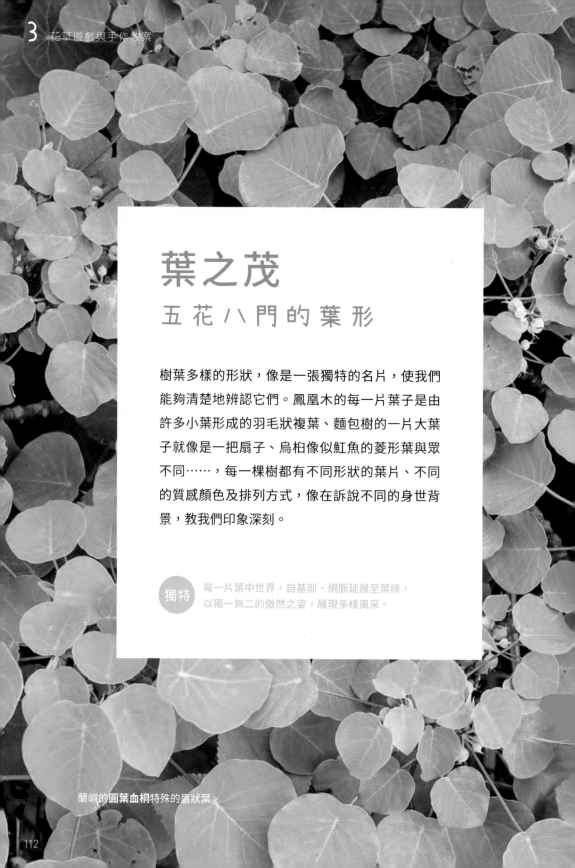

葉之茂
五花八門的葉形

樹葉多樣的形狀，像是一張獨特的名片，使我們能夠清楚地辨認它們。鳳凰木的每一片葉子是由許多小葉形成的羽毛狀複葉、麵包樹的一片大葉子就像是一把扇子、烏桕像似魟魚的菱形葉與眾不同……，每一棵樹都有不同形狀的葉片、不同的質感顏色及排列方式，像在訴說不同的身世背景，教我們印象深刻。

獨特 每一片葉中世界，自基部、網脈延展至葉緣，
以獨一無二的傲然之姿，展現多樣風采。

蘭嶼的**圓葉血桐**特殊的盾狀葉。

三白草開花時葉片變白，吸引昆蟲的青睞，增加授粉的機會。

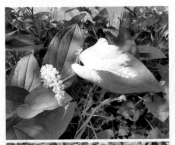

金毛杜鵑嫩葉披有金色毛茸，像在春寒中的毛衣。

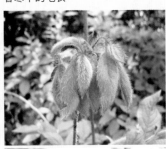

油桐葉基有一對杯狀腺體，邀請昆蟲當衛兵。

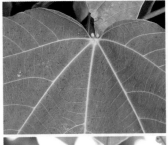

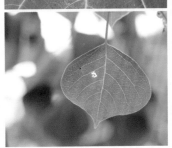

蕨艾的葉密被灰白色絨毛來適應高溫、乾燥和陽光充足的環境。

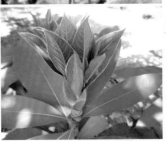

大葉楠春天發芽時具有多枚淡紅色苞片。

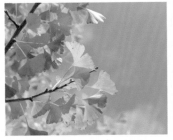

烏桕像似魟魚的菱形葉與眾不同，秋冬時節由綠轉黃、紅、紫，繽紛多彩。

鳳凰木一片葉子上有許多的小葉。

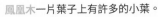

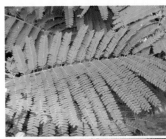

蒲葵扇形深裂的葉子。

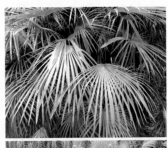

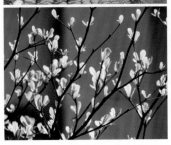

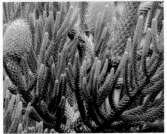

扇形或倒三角形的銀杏，秋季轉金黃色，猶如發光的樹。

小葉欖仁的春芽像是充滿希望的小火炬。

南洋杉的葉子鱗片狀的緊密排列。

113

準備赴宴嗎

配個月桃領帶結

看慣了西裝筆挺、打領帶的正式
服飾,雖然隆重卻又有些拘謹;
如果在戶外自然場域中,用狹長
的月桃葉做成領結,做成裝飾,
戴上它參加野宴,不分男女老幼
皆適宜,增添野趣。

嗅聞月桃花、葉清香

葉片、葉鞘的綁製、編織

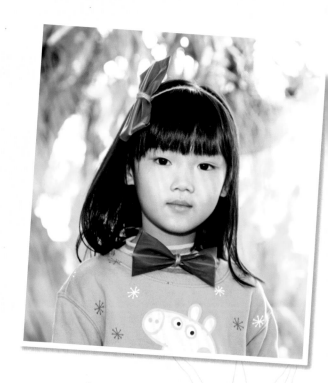

材料

● 月桃葉　　● 葉鞘或莖部

活動玩法

1 取一段葉鞘或莖部的表皮,可用石頭捶打或用手搓揉使其軟化,成為一條繩子,
或可直接用麻繩取代。

2 取一片月桃葉,將月桃葉分成大約 3 等分,將左右兩端往中間摺,摺成所需領帶
結的長度,確定葉尖與葉柄兩端未超出葉子而外露。

3 取步驟 1 的繩子綑綁在領結中間即完成。

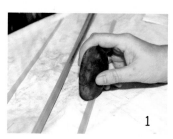

1

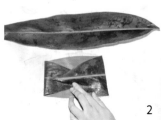

2

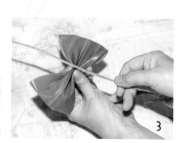

3

月桃全株有一種薑科植物的清香，狹長的葉子可用來包裹食材、包米食蒸煮，會有特殊香氣；連結莖與葉的葉鞘曬乾可編織成草蓆、草帽等日用品；莖的纖維可以搓揉製作繩索，花可作為插花素材，種子含有日本醒腦產品「仁丹」一樣的成分與香氣，堪稱全身是寶，是先民運用很廣泛的植物。

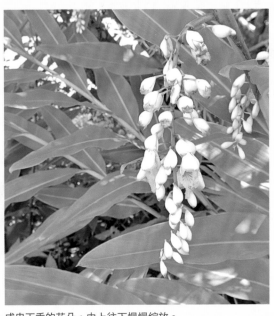

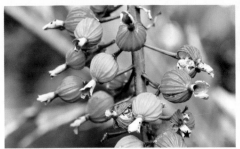

月桃的種子有一種特殊的香氣。

成串下垂的花朵，由上往下慢慢綻放。

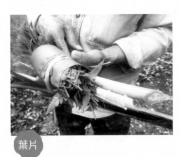

葉片

阿美族人擅長採集野菜。這位族人採集後，信手捻來用月桃葉捆束路邊採摘的野菜及藤心。

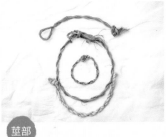

莖部

莖多纖維，曬乾後可搓揉製成繩索。其它還有香蕉、麻、棕櫚等亦可如法炮製。

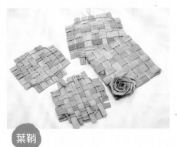

葉鞘

取月桃莖曝曬數日，再將葉鞘以手工撥開、翻平，曬乾後可用來編織茶墊、草蓆。

替代植物

● **野薑花**

葉片同樣狹長的野薑花葉，也可以比照辦理。

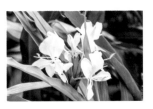

療癒小語

愛漂亮、愛裝扮，是植物繁衍的記憶，也是人要保持青春不老的秘訣。

太帥了吧！

相思葉的八字眉及八字鬍

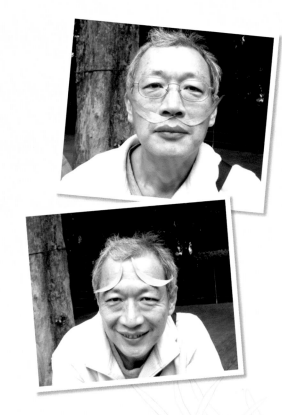

許多植物為了適應環境與氣候，常常會有「花非花、葉非葉」的轉化。相思樹是豆科的植物，真正的葉子為二回羽狀複葉，但長大以後真正的葉便消失退化，由原本的葉柄演化而成假葉，以蠟質包覆來避免水分散失。

相思樹的假葉因為有蠟質保護，不易腐壞，長長的鐮刀狀，是很適合作為裝扮秀的好素材。耳莢相思葉的葉形較大且彎曲，裝扮效果更佳。

 欣賞五月相思樹的黃金雨

 相思樹的假葉的質感、手做裝扮秀

材料

- 相思樹假葉　　● 耳莢相思樹假葉

活動玩法

1 剛萌芽的相思樹呈現豆科羽狀複葉的特徵，第二片葉已轉為蠟質的假葉。葉是平行脈，順著葉脈割一小刀，裂縫就可以拿來夾眉毛。

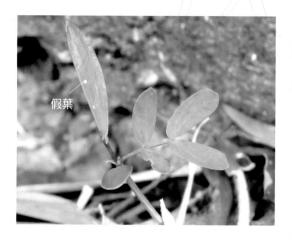

假葉

2 將相思葉的背面貼上雙面膠，就可以貼在臉上裝扮秀，成為八字鬍或八字眉。

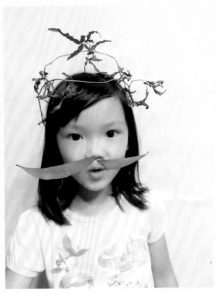

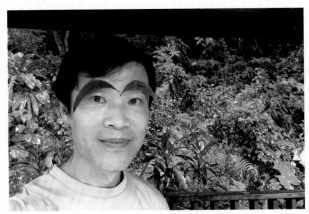

相思葉脈割一小刀，葉子縫隙拿來夾眉毛。

療癒 小語 找回你的創作力之前，先找回你的童心童趣，也尋回你和土地的連結。

植物小百科

相思樹是台灣山林常見的向陽植物，也是森林演替的先驅；根系有根瘤菌，可以固氮，恢復地力，是綠化荒山、保護水土的良好樹種。先民常將相思樹窯燒成為木炭作為燃料，或是用作鐵軌枕木、礦坑坑木等，和以往民生緊緊關聯。

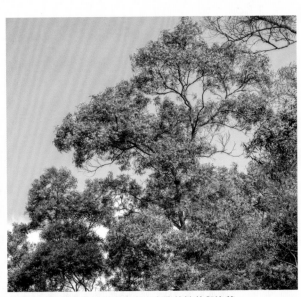

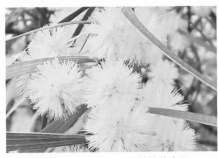

相思樹粉撲狀的黃花是五月山林的黃金雨。

相思樹見證著森林的演替、木炭產業的繁華與沒落。

117

野地的加冕
海金沙頭冠

古代希臘用月桂的小枝條編織成桂冠，授予傑出的詩人或競技的勝利者，桂冠遂成為光榮的象徵。在台灣的野地上就地取材，取一段長長的海金沙葉軸，信手拈來環成一個圓圈，往頭上一戴，就完成了一個充滿野性與生命力的裝扮。

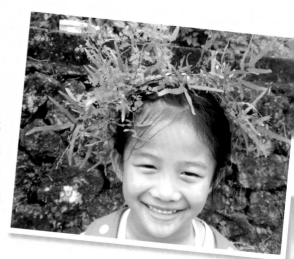

👁 觀察海金沙的營養葉與孢子葉

✋ 手編纏繞花環

材料

- 海金沙葉軸

活動玩法

1 取一葉海金沙的長長葉軸，先環成一個所需大小的圓形。

2 再將其餘的葉軸以同一方向纏繞，若要加入其他藤蔓或長葉，也可以順著用一方向繼續纏繞增加，使花環更豐厚。最後將尾端藏入花環空隙中。

3 可就地增添材料，如：搭配有骨消等野花，成為美麗的自然頭飾。

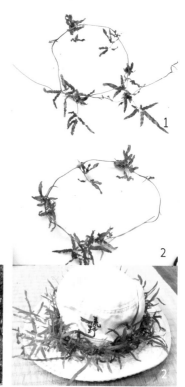

1

2

❗ 海金沙長長的葉軸上，會保留部分已脫落小葉的葉柄，摸到有點尖銳，可先用剪刀修除。

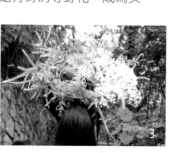

3

2

海金沙長長像藤蔓狀，是來自於同一片葉子的葉軸無限延伸，可以長達好幾公尺，被稱作「最長的葉子」，往往一生長就是縱橫交錯一大片。仔細觀察海金沙，會發現有兩種葉形：一種是進行光合作用的營養葉，另一種葉緣捲曲深裂、葉背附著孢子的孢子葉。

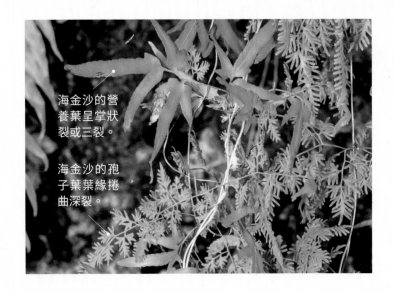

海金沙的營養葉呈掌狀裂或三裂。

海金沙的孢子葉葉緣捲曲深裂。

更多玩法

花環可以放在頭上當花冠，也可以掛在牆上當作門環、環繞燭台裝飾等。運用自然素材所做的花環匠心獨具，也可以因為四季不同的自然素材，配合節氣的慶典，更顯特色。

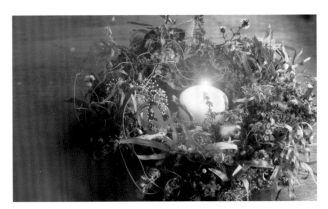

樹葉花環做成的燭台，營造一種屬於自然的光暈。

作品示範／花藝師 林玉如 照片提供／張茵嘉（森林）

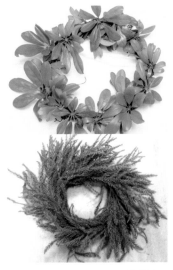

可將四季不同的葉子放入藤蔓花環之中，或用鐵絲、縫衣線、熱熔膠固定，成為樹葉花環。

葉之茂。大自然的裝扮秀

替代植物

符合以下特徵的植物，都可以信手拈來，做成頭冠、花環：
1. 藤蔓或蕨類的羽葉，長度足夠環繞頭部而有餘。
2. 有著雅致可愛的羽葉。
3. 莖蔓或葉脈要耐折有彈性。

以下都是十分常見，適合就地取材運用的植物：

● 爬牆虎（地錦）

葉有心形與三裂葉，晚秋或冬季會轉呈紅色，在牆上恣意攀牆，像是大自然的塗鴉。

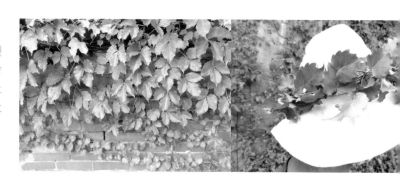

● 串鼻龍

鐵線蓮屬植物，莖蔓堅韌，早期農業社會，農民會以木質化的莖蔓，編成環狀物套牢牛鼻，串鼻龍因而得名。

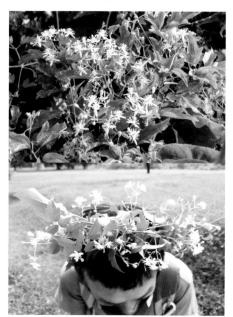

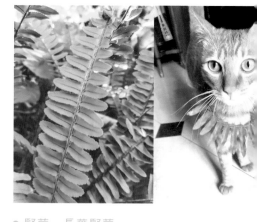

● 腎蕨、長葉腎蕨

長長的腎蕨，簡單環繞一圈，作為貓兒的綠項鍊也很別緻。

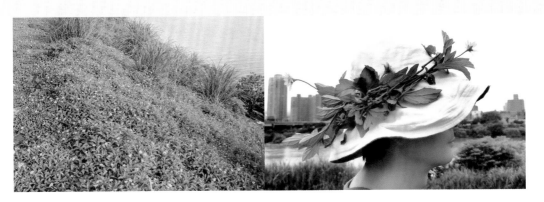

● 南美蟛蜞菊

常用來固砂地被，金黃色的花朵散發陽光氣
息，卻是植物界的殺手，強勢走莖覆蓋了其它
植物，被列為「世界 100 種危害最大的外來入
侵物種」之一。

● 大葉桉

像是大葉桉這類水分較少、質地堅韌的革質葉
子，以一片銜接一片的方式圍成頭環，葉子交
接處可以用葉柄、牙籤或釘書機來固定，環成
一個圓圈，就是美麗的樹葉頭冠。

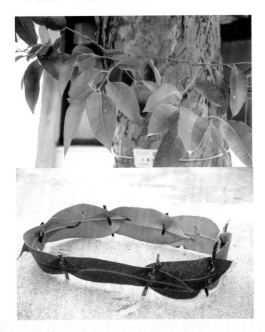

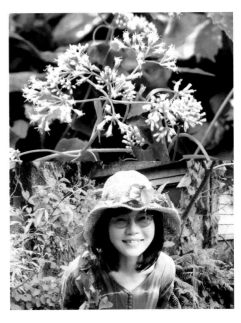

● 小花蔓澤蘭

它是世界各國認定危害嚴重、侵佔性強的惡
性雜草，農業局每年都會編列預算清除。在
清除小花蔓澤蘭時，它長長的藤蔓環繞白色
小花也成為製作花冠的好材料。

 療癒小語　感受天地的庇護，不只有我們，
還有其他生命的同在。

121

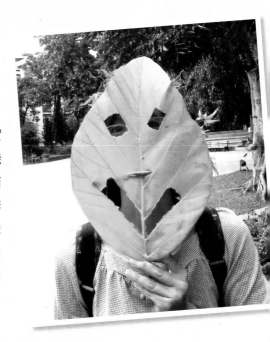

猜猜我是誰？
樹葉面具

就許多大人而言，戴上面具象徵著隱藏真實自我，而對小朋友而言，戴上了面具卻有機會去嘗試更多有趣的角色扮演，同樣的面具，不同學習的課題。麵包樹、橡膠樹、琴葉榕、欖仁樹、姑婆芋……這些植物的大葉子，挖兩個洞做眼睛，就是一個渾然天成的面具。透過兩個洞，重新去看待原本熟悉的人事物，或許也有新的發現。

利用容易取得的葉片，設計成團康活動的暖身破冰，手持葉柄掩面，簡單玩個「猜猜我是誰？」，然後揮動葉片互打招呼，輕鬆展現笑顏。

 觀察葉片質地

 將樹葉挖洞製作面具

材料

• 大型葉片

活動玩法

1　構樹的葉子深裂，不用挖洞，就已經是個齜牙咧嘴的面具。

2　取一片大葉在眼睛處挖兩個洞，方便向外看；也可以剪出三角形的鼻子、半月形上揚微笑的嘴巴，塑造自己的表情。

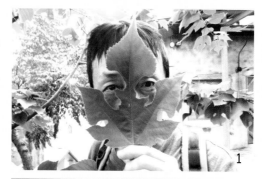

1

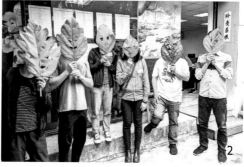

2

3 可進一步再挖些小洞，填塞其他自然
物裝飾，如：樹枝當眉毛、松針當鬍
鬚、小葉當耳朵、或者花瓣做腮紅，
讓面具更有識別度。

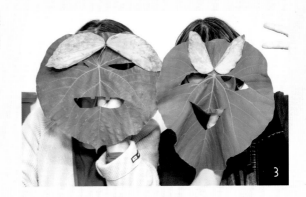

其他玩法

將厚實的印度橡膠樹葉對摺，由葉柄沿著
兩側剪下 1-2 公分寬度的帶狀，剪到大約
葉長的三分之一的長度，再將葉柄插入葉
子的中間，就像是一雙夾腳拖鞋。

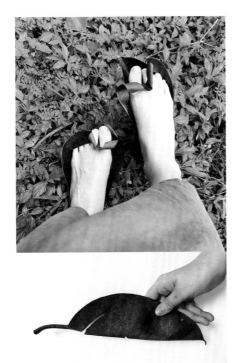

植物小百科

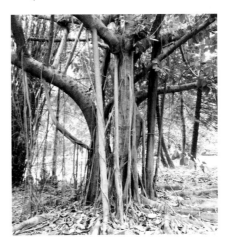

印度橡膠樹的支柱根，讓它八風吹不動。

印度橡膠樹原本是生於熱帶的經濟植
物，人們取它的白稠乳汁加工製成橡膠。
它和榕樹一樣會長出氣生根以助於呼
吸，氣生根伸長到土中就形成支柱根，
這是印度橡膠樹在原本潮濕多雨的環境
中所發展出來鞏固樹身的生存方式，可
以抵抗暴雨，站得穩穩當當。它的大型
葉，厚而有光澤，遮陽效果奇佳以外，
也是孩子用來家家酒碗盤、裝扮秀面具
的好素材。

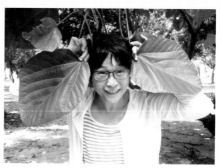

象耳榕的大葉片，像極了大象耳朵。

更多玩法

大片葉子也可以戴在頭上當遮陽帽、夏天搧風的大涼扇，或是拿著葉柄當作雨傘，是個趣味百變的自然之寶。

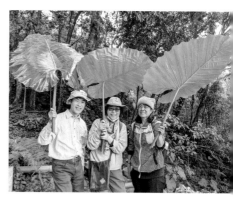

姑婆芋的大葉子是把渾然天成的大雨傘。

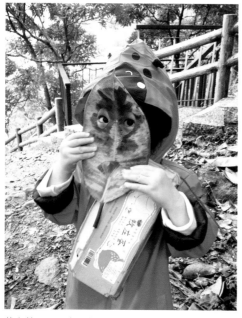

戴上葉面具，來玩角色扮演遊戲。
照片提供／蔡麗紅（七里香）

香蕉花的苞片外表為暗紫色，內部深紅色，當香蕉花授粉之後，苞片會慢慢捲曲脫落，看起來就像是紅豔的大嘴唇，絕對是裝扮秀上選。

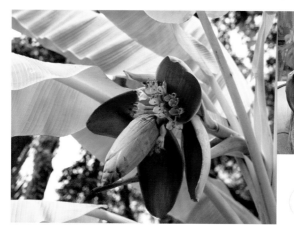

療癒小語　這世界像是一面鏡子，我們所看見的各種面相，常常是內在的投射。

看我橫眉豎目
木賊夾眉毛

木賊的葉子早凋退化成一圈白色小齒葉，輪生於莖節上，可以重新插放回去卻不容易發現，像是接骨一樣，所以又稱為「節節草、接骨木」。藉由這個特性，成為小朋友夾眉毛或接縫猜謎的玩具。

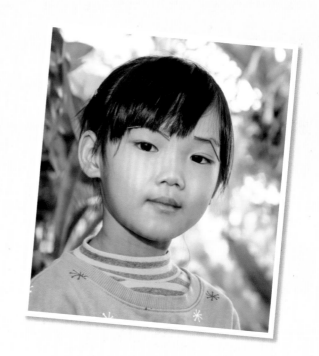

👁 明察秋毫，觀察木賊的退化齒葉

✋ 裝扮秀、嘗試木賊魔力清潔刷

材料

● 木賊莖節

活動玩法

1　選取較粗的木賊莖，約10 公分左右長度，在莖的有節處分離成兩段。

2　在眉毛較濃郁處將兩段木賊接合，把眉毛夾在兩段木賊之中。左右眉各夾一段木賊，看起來橫眉豎目，趣味橫生。

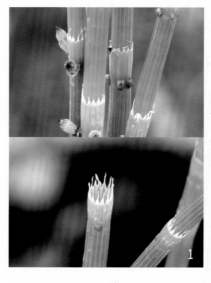

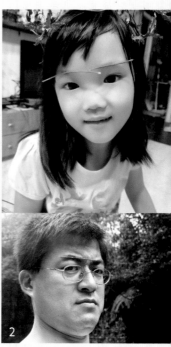

3　木賊莖中空有節，選擇其中一段分離，再原
封不動的接回去，藉著節的部分環繞一圈的
齒葉，讓接合處看起來天衣無縫。再請小朋
友自然觀察、明察秋毫，猜猜看：莖分離之
後的接合處在哪裡呢？

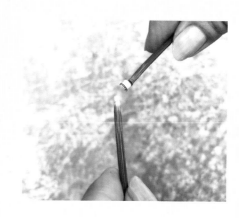

植物小百科

木賊生長在溪流旁、石頭間的貧脊土地上，是生命
力很強的野地植物。因為莖摸起來有粗澀割手的感
覺，以前常被婦女捆成一束，拿來當刷子利用，是
清洗鍋碗瓢盆的魔力刷，連炒菜鍋底部的頑垢都可
以刷洗乾淨。

木賊是一種古老的蕨類，不會開花，夏天時長出黃
色長橢圓形的孢子囊穗來繁衍後代，看起來很像是
一枝筆，所以也被稱為「筆頭草」。

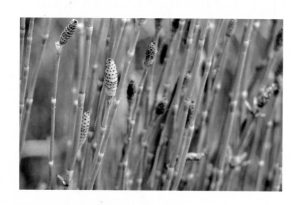

替代植物

● 木麻黃

木麻黃的葉子也和木賊一樣，都
退化成小小的鞘齒葉，環繞在一
節節有如小枝條的莖上。從中分
開後再放回原點，由小齒葉來穩
固，分離的部分也很難分辨，可
以考一下眼力喔！

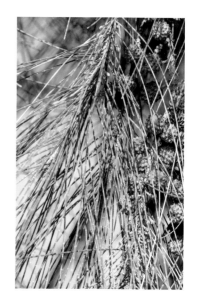

療癒
小語　　即使沒有人欣賞，也一樣可以擠眉弄眼，
自得其樂，開懷大笑。
即使沒有人鼓掌，也要迎著陽光，盡情綻放。

葎草徽章

葎草有很多讓人敬而遠之的別名:「割人藤、穿腸草、鐵五爪龍……」一聽就知道它是個狠角色。葎草的莖枝和葉柄上密生倒鉤刺,如果哪一天要穿越草叢,看到葎草,建議你最好繞路而行,否則腿上將多好幾道割痕,就深會刻體悟到它的別號,絕非浪得虛名。葎草是十分常見的雜草,如在野外遇見,可就地取材拿來玩遊戲。

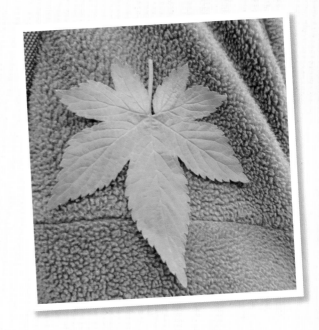

👁 觀察葉柄密生倒鉤刺與葉上的纖毛

✋ 撫摸葉面扎手的觸感、黏貼衣物

材料

• 葎草葉片

活動玩法

1 葎草的葉背也佈滿了密麻的纖毛,在進行活動時,採摘葉子貼在衣服上,可以當星形徽章,作為獎勵。

2 用於團隊比賽遊戲,摘下葎草的葉子貼在衣服上,讓大家一起跳躍,或是跳扭扭舞,看誰先把葎草從衣服上抖落下來就獲勝。

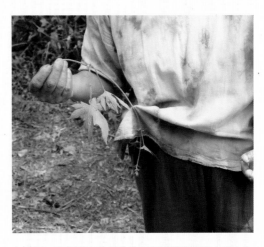

小時候,常有頑皮的男生會採摘葎草的藤蔓去鉤小女生的衣裙,小女生的衣裙被頑童撩起時會氣得一路追打,怒稱葎草是討人厭的「鉤鉤纏」,現在想起來覺得非常有趣,這應該是最早的一種「撩妹」吧?

葉之茂。大自然的裝扮秀

植物小百科

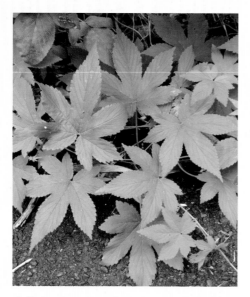

葎草有一個別名是「山苦瓜」，主要是它的葉形與山苦瓜相似，且嫩葉可採來食用，是一種救荒草。葎草的葉子也是黃蛺蝶幼蟲的食草，有葎草的地方就有機會欣賞到黃蛺蝶美麗的身影。

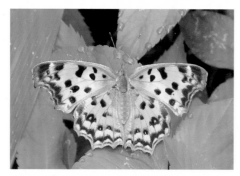

黃蛺蝶的唯一食草為大麻科的葎草，在台灣為一屬一種。照片提供／諶家強（小強）

療癒小語

那長長的藤蔓編成了桂冠，葎草是我胸前的徽章，輕巧的身軀擺盪在樹叢之間，在水花四濺的瀑布下沖洗滿身泥漿，我是森林之子。

替代植物

● 構樹

在台灣隨處可見的構樹，全葉佈滿細毛，把它摘下來往衣服上貼也會牢牢黏住，成為帥氣的勳章。

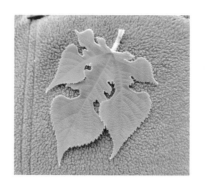

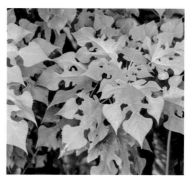

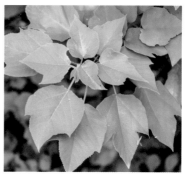

構樹因成長階段與環境差異，葉子有三至五個深裂，或是心狀全緣的掌狀葉。

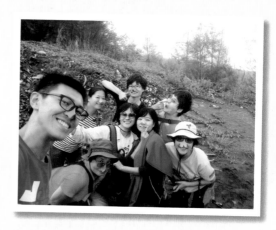

不怕太陽曬
馬鞍藤妙鼻貼

許多人到海濱都會擦防曬乳液和戴遮陽帽來避免強烈的紫外線傷害，但烈日照射下，五官最突出的鼻頭經常還是被曬得紅通通的、甚至脫皮。在台灣幾乎全島沿岸都很容易看到一種定沙植物 - 馬鞍藤，為了適應強烈日曬而發展出厚厚的革質葉子，我們可以用來做環保妙鼻貼，防止紫外線的照射，避免曬傷，效果真的很不錯喔！離開海灘時，將葉子重新回歸沙土，重新成為土壤的腐植質。

 觀察光亮的厚葉、有如牽牛花的花朵
 採摘葉片裝扮秀

材料

• 馬鞍藤葉片

活動玩法

1 摘下一葉馬鞍藤，葉背向上，用水沾濕鼻樑，即可將葉貼放在鼻上。
2 若是戴上眼鏡壓住固定，將更牢靠。
3 也可以同樣葉形的羊蹄甲替代。在戶外休息時，放在鼻子上是妙鼻貼，放在眼上就成了遮眼罩。

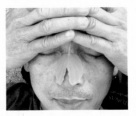

療癒
小語　請記起：我們也是地球的一部分！
在自然荒野中，與最真的自己相遇。

植物小百科

馬鞍藤的葉子前端很明顯內凹、接近兩裂，形如馬鞍。它的生命力非常旺盛，藉著根莖匍匐四處蔓延，是海濱的抗鹽植物，也是固沙定土的開路先驅。像似漏斗狀的紫色花朵，讓人常誤以為是牽牛花，是沙岸最亮眼的「海濱花后」。

在蘭嶼東清村的野銀部落，常見馬鞍藤到處生長，當地人稱野銀部落為「i-valino」就是馬鞍藤之意。曾有紀錄達悟族的婦女以馬鞍藤的莖蔓綁住芒草，在晚上捉螃蟹時點燃當作火把來照明。

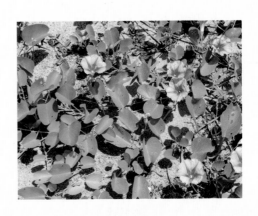

葉之茂。趣味遊戲玩耍

雙人「鬥草」

酢醬草拔河遊戲

很多人應該都有在兒時玩過紫花酢醬草的拔河遊戲「鬥草」：將葉子長長的莖外皮撕開，會看見一條細長柔軟的絲狀構造，兩兩葉片鉤在一起，即可進行拔河遊戲，看誰的葉子先被拉斷就算輸，是非常有趣的自然童玩。

👁 尋找突變的四葉幸運草

✋ 撕開外皮玩拔河遊戲

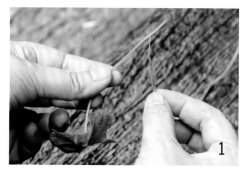

1

材料

● 紫花酢醬草

活動玩法

1　抽絲剝皮：將酢醬草莖的外表皮剝除，只留嫩內莖。

2　鬥草：兩人各執一酢醬草嫩內莖，勾纏後拔河。被拉掉葉子的一方就是輸家。

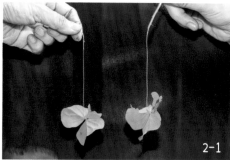

2-1

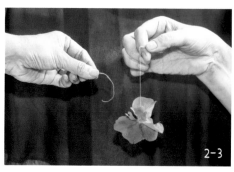

2-3

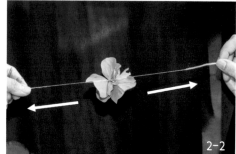

2-2

酢醬草的葉柄端有葉枕，受到光的刺激會膨脹或收縮，而影響葉子的挺立或下垂。傍晚的時候花朵和葉子都會閉合起來，像是早睡早起的好寶寶。如果刻意遮住光線一陣子，觀察它的葉子慢慢靠攏閉合，和在陽光下完全開展，是兩種不同的樣貌。

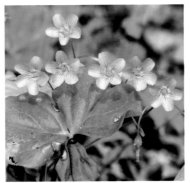
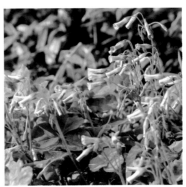

其他玩法

1. 尋找幸運草

酢醬草一般都是三葉組成，可以在酢醬草叢中尋找，如果發現偶爾突變的四葉幸運草，那就是 lucky 的幸運兒 (尋找四葉幸運草的習俗源自歐洲，所使用的植物是白花苜蓿，台灣改用酢醬草)。

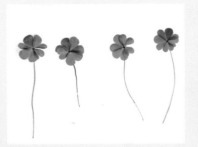

2. 踢毽子

採集一把酢醬草去表皮莖之後，將內莖連結一起像是一團小球，就可以單手丟接球、或單腳踢毽子。

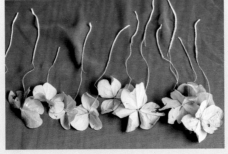
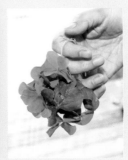

療癒
小語

鬥草遊戲中，被扯斷的一端是輸家；
但面對現實生活中的對立與拉扯，願意成全保守對方、願意尋找彼此共好之道的人，才是真正的贏家。

多人「鬥草」
二葉松團體拔河遊戲

除了紫花酢醬草以外，在公園、庭園或郊山常可看見的二葉松落葉，也可以依樣畫葫蘆地玩拔河遊戲，除了兩人 PK 以外，還可以團體一起拔河賽，更增趣味。

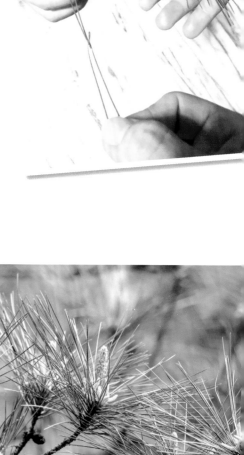

👁 辨識松科有兩針、三針、五針一束的針葉

✋ 將針葉相疊拉扯較勁

材料

- 二葉松落葉

活動玩法

1 **個人晉級賽：**每一葉二葉松都是二針一束，將二葉松 V 字形打開，兩人各持一葉的二葉松互相交叉，彼此用力向後使力，就會有一方的針葉斷落。松針完整者可以找其他人繼續挑戰，看誰是最後碩果僅存者。

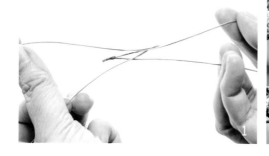

2 **團體賽：**第一葉松針 V 字打開，第二位
夥伴的松針從第一葉松針中間穿過，第
三位從第二葉松針中間穿過，以此類推，
最後，第一葉松針才從最後一葉松針中間
穿過，順序如：1 → 2 → 3 → ... → 1，
彼此環環相扣，圍成一個圓形，然後一
起喊口令，一起向後拉扯，看看誰的兩
葉松針仍然完整，就是冠軍。

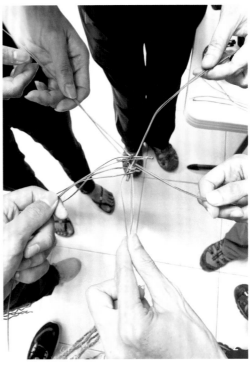

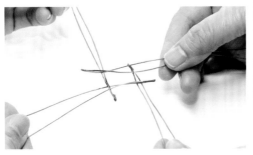

療癒小語　真正的自然教育，是將人帶到自然荒野中，
去感受大地的脈動。

植物小百科

二葉松的松針兩針一束，在樹梢
共享陽光、凋零落地後仍然緊緊
相連、一同枯萎。有一位自然詩
人曾如此吟詠二葉松的相依，像
似不離不棄的愛情：

> 不要送我玫瑰花
> 花瓣飄落葉凋零
> 請你給我二葉松
> 生死相隨永不離

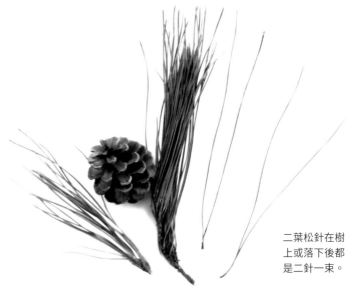

二葉松針在樹
上或落下後都
是二針一束。

葉之茂。趣味遊戲玩耍

暖場小遊戲
葉片拼圖比賽、打卡點名

自然體驗或實作課程，在活動的開始，常常會做個暖身活動來破冰，而利用葉子來做些小遊戲，可以讓學員每個人都參與其中，多一些語言與適當的肢體交流，促進豐富的互動來營造歡樂、開放的團體氣氛。

連續性的數堂課程，也可運用葉子在首堂課創作點名卡，在一系列的課程中讓每一堂課透過打卡點名，激勵學員的參與度，也讓失智或認知功能不佳的學員創造與自己連結的機會。

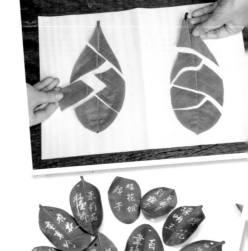

👁 觀察葉子質地、網脈、顏色變化

✋ 裁剪後遊戲組合，繪畫書寫後打洞

材料

- 硬挺不易失水，且葉脈清晰的葉子
  （依組別，一組一葉）
- 油性色筆或彩繪顏料　●剪刀　●單孔打孔機

! 考量服務對象的操作認知能力，如一般族群可以將葉子剪成多片，增加拼圖挑戰性；失智長輩則剪成3塊左右，不宜過多。

活動玩法

1 **葉片拼圖：**將葉子剪成數片（如一組5人可裁4刀，共5片，片數＝人數的用意是建立團隊感），讓每一小片葉子都留有些許葉脈，學員進行拼圖時有脈絡可循。多個小組進行時也可比賽哪一組最先完成。

2 **葉子打洞名牌：**除了拼圖，在暖身活動時，可以利用厚挺葉子，在葉子上彩繪或寫上姓名，於每堂課報到點名時，使用打孔機打洞代表該員出席。

療癒小語　所有的參與和投入，都在回應自己的初心；所有的夥伴，都是應我們內在之邀而共赴前程的盟友。

驚奇風火輪

江某耍特技

江某是郊山非常容易看到的向陽植物，將
江某摘去小葉留下小葉柄，就能將葉柄在
指上轉動，是小時候就地取材的童玩。有
時還沒旋轉就已落地，有時又控制不好而
轉到飛出去，但多試幾次就能找到平衡
點，神奇地像風車一樣轉動起來。

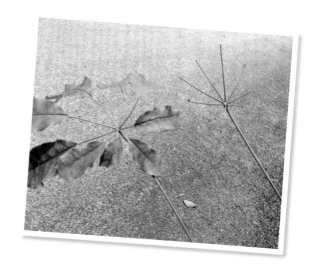

👁 觀察江某特殊的掌狀複葉

✋ 摘葉留柄，練習平衡遊戲

材料

● 含柄的江某葉

活動玩法

1 將江某的小葉摘去，只留下小葉柄，
　形成爪狀。

2 小葉柄與主葉柄間形成小於 90 度的夾
　角。將葉柄搭在食指上，如果主葉柄
　在右側，便往順時鐘旋轉；如果主葉
　柄在左側，便往逆時鐘旋轉，就可以
　像螺旋槳一樣轉動。

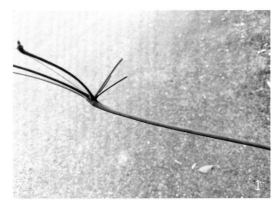

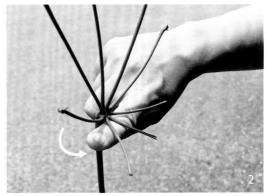

葉之茂。趣味遊戲玩耍

「江某」名字很怪，像是在稱呼「江某人」？據說，由於江某這種植物的雄花和雌花都很細小，不仔細觀察會難分公母，而由台語「公母」的發音轉換而來；又另有一說：因為這種樹木早期常用來製作木屐，而木屐兩腳的形狀相同、不分左右，被稱為『冇公冇母』，所以便稱製做木屐的植物為公母（江某）了。

不同的樹種有不同適應環境的演化方式，有時同一種樹木，在樹的不同年齡階段，也會有不同的葉形。比如江某及構樹等，在小樹和成為老樹時會有全緣葉和深裂葉兩種葉形，顯示出樹在不同階段，因為對陽光的需求不同，和適應環境的變化，而會有葉形的改變。

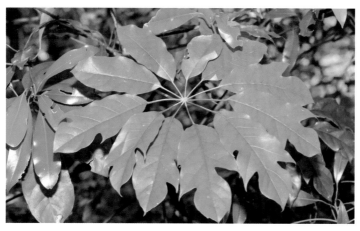

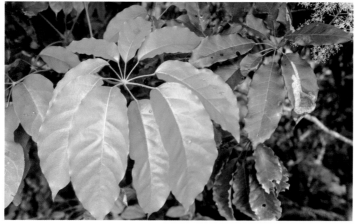

江某葉子在幼株葉常呈深缺刻狀，和成株差異很大，不像是同一棵植物。

撩撥小語

江某葉柄轉呀轉，猶如小風扇，開啟了孩子的好奇之眼，用充滿趣味的角度去看待原本以為平凡無奇的事物。

無風也清涼
茄苳葉摺扇

一大葉的蒲葵落葉，稍做修整，就是一把渾然天成的扇子，搧起來不但涼快也十分的環保。但如果嫌它面積太大不好收藏，那麼，就剪幾片茄苳落葉串成摺扇吧！不但輕巧可愛、還可收到口袋中方便攜帶。

 欣賞茄冬的三出複葉

 將葉片、果實、種子組裝成摺扇

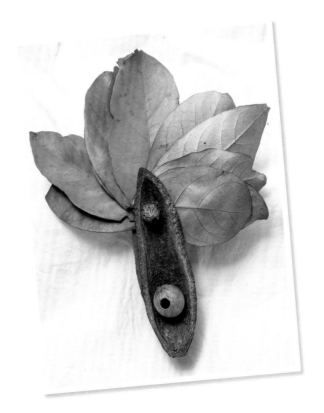

材料

- 扇面：6-10 片大小相近的葉子
- 扇柄：樹枝或是大葉桃花心木果實的外果皮、瓊崖海棠的種子
- 繩子或橡皮筋

活動玩法

1 **簡單版**：撿拾 6-10 片大小相近的葉子，在靠近葉柄處穿小洞，用稍具彈性的繩子或橡皮筋穿過即可。

2 **豪華版**：可用樹枝或是大葉桃花心木的外殼來做成摺扇的扇柄，瓊崖海棠的種子挖空，來固定繩子並裝飾。

替代植物

只要是質地厚實、革質、含水較少、且不易腐壞發霉的樹葉，如：大葉桉、大葉桃花心木、銀葉樹或是栓皮櫟等殼斗科的落葉，都很適合拿來創作，串聯成為摺扇。

療癒小語　腦袋學習來的是知識；但透過身體的體驗所學習來的經驗與感受，經過沉澱與內化，就會轉化成生命的智慧。

葉之茂。趣味遊戲玩耍

要搭便車嗎？

大王椰子拖車

最能讓孩子感到趣味、眼睛一亮的，經常不能脫離「玩」這個重要的元素。一片大王椰子落葉在孩子眼中就變成了人力拖車，可以玩得不亦樂乎。而當孩子融入自然喜悅時，在旁的大人除了關照安全以外，也要懂得適時放手與欣賞。

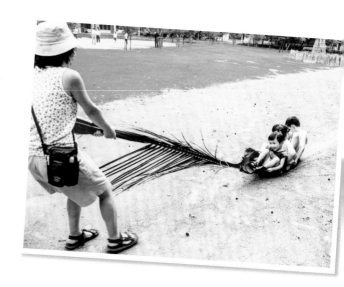

👁 觀察棕櫚科的羽狀葉與扇狀葉兩種葉形

✋ 團隊協力拉拖車

材料

• 棕櫚科植物的大型落葉

活動玩法

1 撿一片掉落樹下的大王椰子的羽狀大葉子。

2 把葉鞘壓平，就可以請人坐在上面，其他人拉著葉柄拖著到處跑，彼此輪流當車伕與乘客，就是好玩的拖車遊戲了。

替代植物

● 蒲葵

蒲葵扇形落葉可以拿來當扇子或掃把，也可以當小孩子的拖車玩，不過蒲葵的葉柄有銳刺，遊戲時要小心一點，先將棘刺清除，或用衣物包覆葉柄。

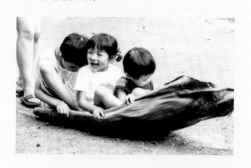

依照葉子的型態，棕櫚植物分成三大類：

1. 椰子類： 葉子羽狀複葉，葉基部的葉柄常延展而變成刀鞘的形狀（葉鞘）。

2. 海棗類： 葉子羽狀複葉，小葉與葉柄間呈 V 字形向，複葉基部的小葉常變成針刺。

3. 棕櫚類： 掌狀葉像開裂的大扇子。

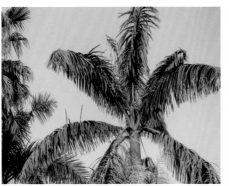

椰子類

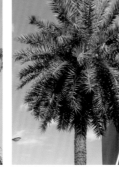

海棗類

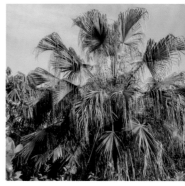

棕櫚類

棕櫚科的檳榔葉鞘，堅硬厚實可防水，對摺後用鑽子鑽洞，用麻繩穿孔，製作成的提袋有一種粗曠簡約的美感。

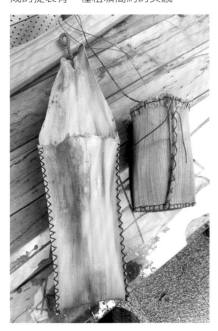

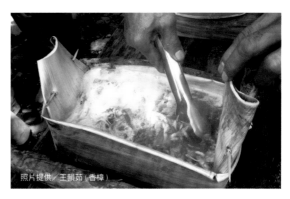

照片提供／王韻茹（香樟）

阿美族人的石頭火鍋，就是使用檳榔葉鞘作為鍋子來烹煮食物。作法是將清洗乾淨的石頭放入火中烘烤，讓石頭吸收熱量。在檳榔葉鞘中裝水，放入食材。等石頭烤到紅熱，以夾子夾入檳榔葉鞘中，利用石頭的熱量將水煮沸，也將食物煮熟，就可以享用美味的石頭火鍋了。

療癒
小語

向原住民學習
幽默樂觀的生命態度，
永續山林的生態智慧，
互助共好的一體情懷。

我是神箭手
芒草射飛箭

芒草抽穗，由紅轉白，是台灣秋季山野常見的風景。女生喜歡用芒草編織成牙刷、雨傘等可愛的小飾品、男生則喜歡用芒草射飛箭，看誰武藝高強，射得遠又準。

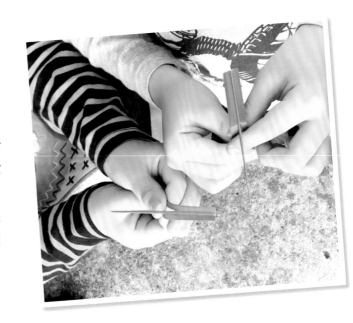

 欣賞芒花、觀察五節芒葉邊緣鋸齒狀

 手做基台射飛箭

材料

● 成熟的芒草葉片

活動玩法

1　擷取一段芒草葉片大約 30-40 公分左右，葉中脈較硬者為佳，不要用嫩葉。以中間葉柄為分界，撕開葉柄左右的葉面各 5-10 公分左右。

2　一隻手的兩指輕輕按住撕下彎折的葉面，手指當作發射台，葉柄在上，另一隻手快速拉下葉柄兩邊的葉片，中間的葉柄就會飛射出去。

3　在地上畫幾條線來看看芒草箭可以飛多遠，也可以畫圓與圓心來當作射箭標靶，增加趣味。

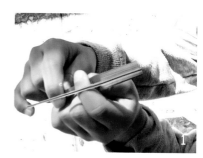

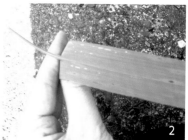

⚠ 注意：五節芒的葉緣為鋸狀矽質，是和玻璃同樣的物質，會割傷皮膚。玩芒草射飛箭時，要順著鋸齒的方向，由葉柄基部往葉尖的方向使力，才不會被割傷。

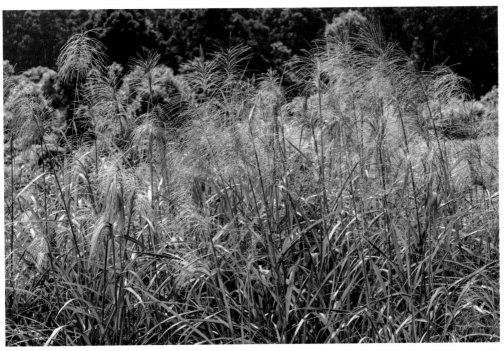

每年九、十月，芒草抽出花穗，芒花如海，覆蓋山林，由紅轉白，是台灣秋季山野最美麗的景致之一。芒草根系發達，是預防土石流的大功臣，芒草全株還可以圍籬防風、修葺屋頂、作成掃把，或是原住民的祭祀祈禱等儀典使用，芒草筍及芒花心也可食用，是以往先民生活中重要的民俗植物。

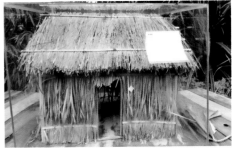

芒草屋是先民的生活屋舍。

(其他玩法)

只要是長形的葉子，如甘蔗葉、筊白筍、或是甜根子草、白芒等禾本科的葉子，都可以同樣的手法拿來玩射飛箭的遊戲。

療癒
小語　　當你不需要追求太多，不渴望掌控一切，生命就能盡情開展。

誰是巧手王？
車前草的抽絲剝繭、藕斷絲連

在台灣全島山林野地路旁，都很容易看到車前草的分佈。車前草的葉片內有五條強韌的主脈，利用這個特性，輕巧地施力可以將它取出，儘量不要斷裂，是練習手眼協調的好遊戲。

 觀察車前草的花穗雌雄同株異花

 輕輕折斷、拉扯車前草葉脈

材料

• 採摘野地的車前草，以粗糙的大葉或老葉為佳

活動玩法

1　**抽絲剝繭：**車前草 5 條主要明顯的葉脈，選取較粗糙的大葉或老葉，折斷葉片的基部讓葉脈露出來，慢慢施力將葉脈從葉子中抽出來；也可以將葉肉由下向上慢慢剝除，像是抽絲剝繭一般，耐心加上細心，就可以拉出長長的葉脈。看誰的葉脈最長，就是巧手王。

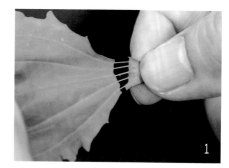

2　**藕斷絲連：**從葉子中間撕開，遇到葉脈時要輕輕施力，讓葉肉分開為上下，而中間的葉脈卻沒有斷掉，像是藕斷絲連的連接上下兩片被撕開的葉子。

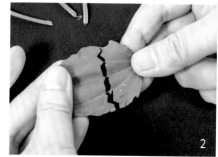

幼嫩的車前草，是可食用的野菜，也是青草茶常用的原料之一。在許多藥草書中都會強調它解熱利尿的功效，傳說西漢軍營曾因缺水而使得人與軍馬饑渴交迫，尿無法排出，即使尿出來也像血一樣紅，痛苦不堪，軍醫診斷為尿血症，需要清熱利尿的藥物來治療。最後因為發現有三匹馬啃食車前草而無礙，全軍吃了之後也都病癒，這無名小草因長在行車路旁，車前草治病的功效也就被沿用下來。

台灣全島山野路旁，都很容易看到車前草的分佈。

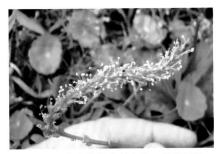

車前草穗狀花序著生多數小花，雌雄同株，先開雌花再開雄花，由底部開到頭部。

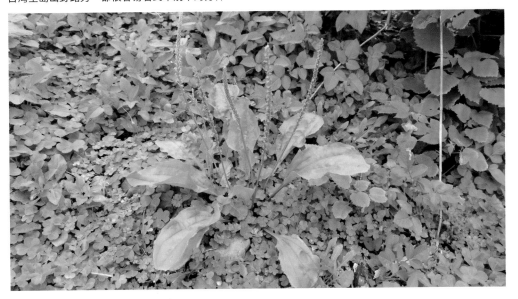

療癒小語

如果一生都在遊戲和等閒中過去，也是無所謂的！
～楚戈

其他玩法

1. 葉子鞠躬

繼續前面的「抽絲剝繭」遊戲，拉動葉片基部的葉脈，葉子便會彎腰鞠躬。

2. 鬥草

摘下車前草長長的花梗，兩片葉子長長的花梗各彎成 U 型互相套住彼此，用力拉扯，比賽誰能將對方拉斷即獲勝。

143

我們是麻吉
共撐一把
牛筋草 小花傘

牛筋草的穗狀花序呈放射狀，纖細淡綠色，
花序展開有點像是一支雨傘架，用牛筋草
的葉子簡單綑綁花穗，就是支小花傘。

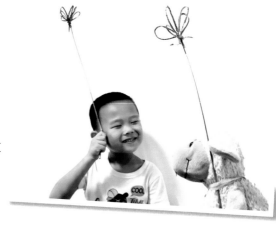

👁 觀察牛筋草穗狀花序
✋ 野草的採摘、造型、綑綁

材料

• 牛筋草含葉柄的花穗

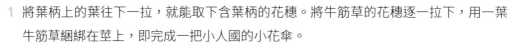

1

活動玩法

1　將葉柄上的葉往下一拉，就能取下含葉柄的花穗。將牛筋草的花穗逐一拉下，用一葉
　牛筋草綑綁在莖上，即完成一把小人國的小花傘。

2　牛筋草花傘向上推到頂，像一朵小花；向下拉直，就是小花傘收合。一開一合之間，
　像小花開放又閉合，很有趣。

3　找一位好朋友共撐一把牛筋草的花穗小花傘，一開一合那把連小雨都遮不了的小花傘，
　會惹得哈哈大笑，友誼也像堅韌的牛筋草牢固美好。

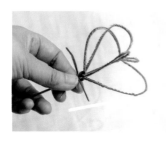
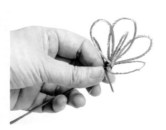
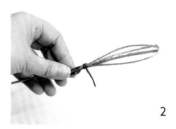

2

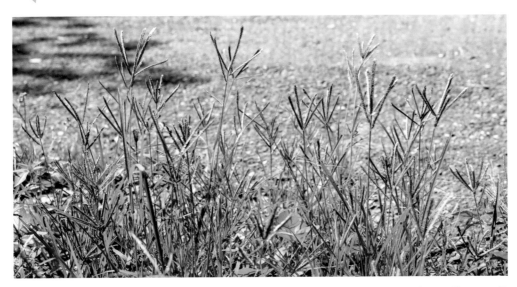

無論是什麼樣的土壤環境都能見到牛筋草堅韌的生長。它的草莖非常結實,不容易弄斷,而且根系發達,除非用鋤頭徹底挖除,否則很難徒手將牛筋草根除,是很多農夫恨之入骨的雜草。但也因為生命力強,耐旱又容易傳播繁衍,根系保土,常常成為崩塌地用來護坡固土的綠化植物。

替代植物

● 兩耳草

和牛筋草非常相似的兩耳草生性強韌,經常長成一大片,是常見的地被植物。其花序只有二穗,八字形的花穗,有點像是兔子耳朵。將兩支花穗左右拉下,用葉子綑綁在莖上,就是一顆綠色的愛心,雖是信手拈來,卻讓人驚喜萬分。

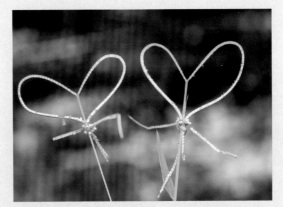

將兩耳草的花穗往下彎綁成愛心。

療癒
小語

我們和自然的關係,也是我們和生活周遭人事物的關係,
也是我們和自己的關係。

145

葉之茂。趣味遊戲玩耍

活化石在手中活了起來

銀杏昆蟲、動物與舞者

如果有機會和銀杏相遇，一定要和這一位古老樹靈打打招呼，它的葉子二裂，像是打開雙臂，歡迎回家的孩子。它也像是一個年邁的長者，葉子是他的蒲扇，從遙遠的冰河時代緩緩走來，優雅搧風，輕輕拂去迢迢長途的疲憊與風塵。

拿起二裂蒲扇，在翻翻摺摺中，一隻蝴蝶就翩然起舞了；或是翻摺後拿起畫筆畫龍點睛一番，大象、兔子、狐狸都來報到了；而剪貼黏貼在畫紙上，曼妙柔媚的芭蕾舞者，似乎也跟著大自然旋律跳起了圓舞曲。

👁　觀察葉脈二叉分出，是冰河孑遺生命特徵
✋　透過撕剪捲摺、穿刺綑綁、黏貼排列，賦予葉片新面貌

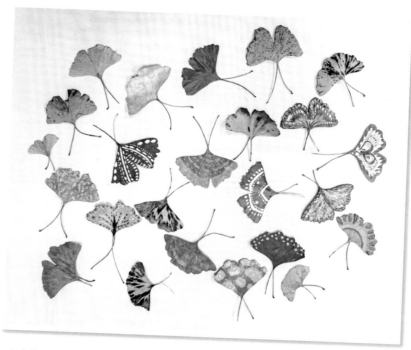

銀杏的二裂葉片，像極了翩然起舞的飛蛾，無論是乾燥後的自然原色、或是彩繪上色的群蛾都是非常美麗。作品示範／張曉華

- 銀杏落葉（取得月分 10-11 月）
- 剪刀、油性簽字筆

活動玩法

銀杏蝴蝶

1 在葉片靠近葉柄位置輕剪一個小洞，彎折葉子使葉柄穿過小洞，
  將葉柄平均剪成兩半，成為觸角。

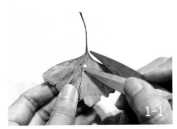
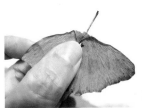
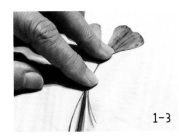

2 在葉片中線處剪出一條直線切口，成為蝴蝶的兩片翅膀。

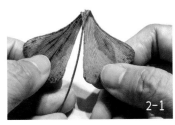

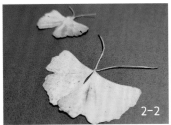

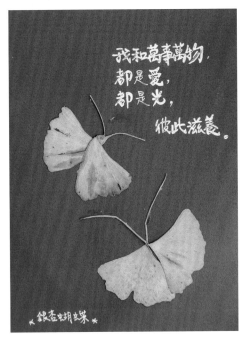

銀杏蝴蝶成雙成對出現在卡片上，或是翩翩起舞在
押花畫作中，都有一種獨有的氣質美。

銀杏兔子 / 大象 / 狐狸

與銀杏蝴蝶做法 (1)、(2) 相同,將葉柄穿過小洞孔往後拉,葉子的背面就會露出來,在下方葉子的兩邊各剪一刀,同時畫上眼睛及嘴巴,透過剪裁的方式、眼睛的形狀、嘴巴及鼻子的描繪,可展現各式各樣的動物及表情。

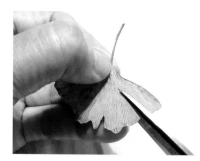 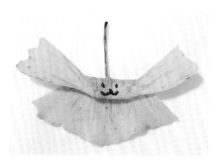

銀杏兔子:在下方葉子的兩邊各剪一刀,再將葉子剪開的部分往上翻折,再畫上兔子眼睛及嘴巴。

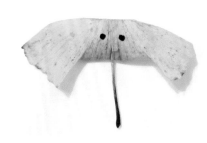

銀杏大象:在下方葉子的兩邊各剪一刀,將葉柄穿過小洞孔往後拉,再畫上大象眼睛及嘴巴。

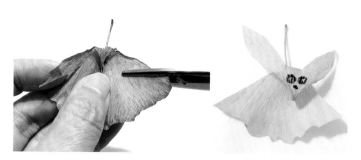

銀杏狐狸:在下方葉子的兩邊各斜剪一刀,再將葉子往上翻折,再畫上狐狸眼睛及嘴巴。

銀杏芭蕾舞者

銀杏葉給人一種優雅柔媚的氣質美，具有芭蕾舞衣的質感，可用葉片或葉柄裁剪成臉、手、足，也可以加入其他花葉創作身體效果與舞者風采。

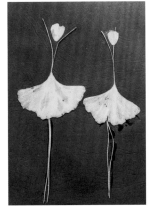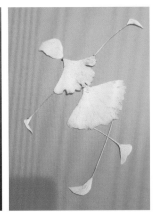

曼妙優雅的芭蕾舞者，隨著大自然旋律跳起了圓舞曲。

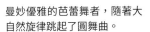
分類中和銀杏同門的所有其他物種都已滅絕，因此被稱為植物界的「活化石」。銀杏，在秋季轉為滿樹燦爛金黃，完全不遜於楓葉變紅的景觀。如果是在秋冬變葉時節與它相逢，走進那金黃色天地，感覺大樹在發光、滿地落葉的大地也在發光，將成為生命中的神聖時刻。

銀杏的生命力非常強韌，1945 年美國對日本進行原子彈轟炸，在廣島原爆 2 公里範圍內，一片焦土中還發現二棵銀杏樹存活，在當地居民悉心照顧下長出綠色嫩芽，帶來療癒、新生與安慰。這與園藝治療課程的精神很相似，是一種很正能量代表的樹種，透露人們可以學習銀杏強大的生存與重生的力量、寄託和平的心願。

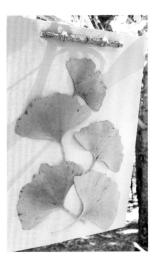

銀杏獨特葉形態非常適合押花創作，可以有各種有趣的變化。

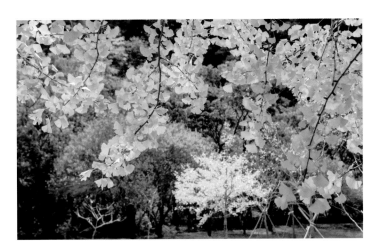

療癒
小語

在古老的森林中，我們開始回想起自己和大自然的關聯。
我和萬事萬物，都是愛、都是光，彼此滋養。

落葉變身秀

羊蹄甲貓頭鷹與蝴蝶

在都會公園常見的羊蹄甲屬 3 種植物：羊蹄甲、洋紫荊及豔紫荊，撿拾這類植物的落葉，不用任何工具協助，信手拈來撕開葉脈、摺下， 輕鬆兩個動作，瞬間就可以變出一隻生靈活現的貓頭鷹、或是翩翩起舞的蝴蝶，絕對是戶外解說活動最吸睛的主角。

 觀察有如羊蹄的葉形

 手摺貓頭鷹與蝴蝶

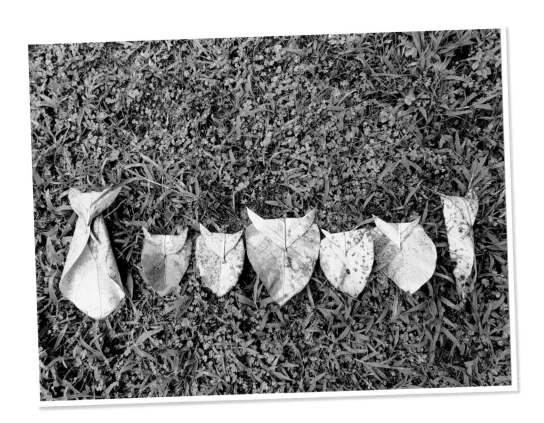

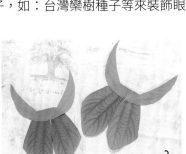

1

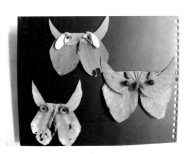

2

材料

● 羊蹄甲或洋紫荊、豔紫荊落葉

活動玩法

貓頭鷹

1 撿拾一片羊蹄甲屬的落葉，由葉子的兩側下手，將靠近葉緣的葉脈由葉端往葉柄基部撕開，留下約一公分即可。

2 將葉柄往下摺，往葉子中間的主脈插入。

3 原本被撕開的葉緣往上翹起，即成為一隻貓頭鷹。也可以加上地上撿拾的果實種子，如：台灣欒樹種子等來裝飾眼睛。

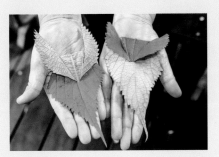

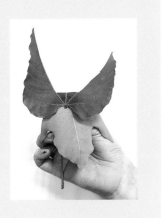

3

替代植物

● 苧麻

苧麻的葉背是銀白色，和葉面的綠色形成色澤反差，有令人驚喜的效果。

● 油桐花

油桐花的葉子和葉柄相接的葉基有一對杯狀腺體，這個腺體可分泌蜜液，用來吸引螞蟻當衛兵驅趕昆蟲。將油桐葉兩側撕開反摺後，腺點像是貓頭鷹的一雙小眼睛。

葉之茂．趣味遊戲玩耍

蝴蝶

1　撿拾兩片羊蹄甲屬的落葉，一大一小，由葉脈中間剪開，但小心不要剪斷。

2　大葉葉端朝上，小葉葉端朝下，兩葉交疊，大葉附蓋小葉約四分之一，修整葉片讓蝶翅展開。

3　大葉葉柄反轉向上，與小葉葉柄合成一對，裝置成為蝴蝶的觸角，即完成一隻蝴蝶。

4　落葉若是因蟲蝕而顯露出葉脈紋路，會更似蝴蝶的翅脈。羊蹄甲屬的葉子不易腐壞，可用雙面膠帶固定裝飾於牆面或佈告欄，佈置成眾蝶飛舞的美妙景象。

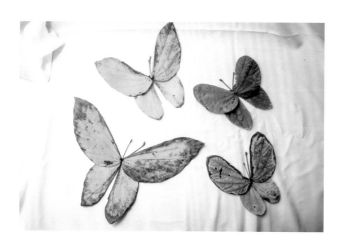

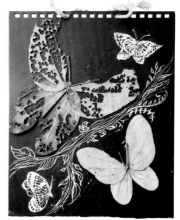

(替代植物)

● 烏桕

在寒冬變葉的烏桕，由紅轉紫、再轉為橘紅、黃色，落葉時，就像是大地的華麗織錦。將兩片烏桕的菱形葉，用剪刀沿著葉子的中脈剪下但不要剪斷，兩葉交疊即成蝴蝶，兩葉的葉柄向上成為蝴蝶的一對觸角，做法與羊蹄甲葉相同。

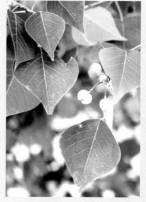

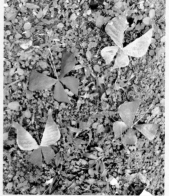

❗ 撿拾烏桕葉子，建議先放入書本中吸乾水分，完成的作品較不會捲曲變形。

羊蹄甲、洋紫荊及豔紫荊，花朵盛開時就好像櫻花一般，滿樹繽紛，普遍種植於公園和行道。它們葉子的葉端均分裂為二，像似羊的蹄甲。這三種植物的葉、花、果莢、樹形外觀都非常相似，經常容易混淆，以下將它們排列在一起做對照，三者比一比，您下次看見時，是不是更容易分辨了呢？

羊蹄甲	洋紫荊	艷紫荊

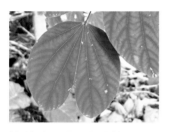 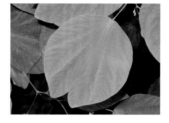 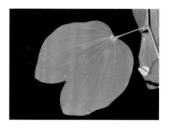

葉 羊蹄甲葉寬大於葉長，看起來葉身圓胖，蹄的尖端較圓。	葉 葉長大於葉寬，看起來葉子瘦長。蹄的尖端較尖。	葉 葉長與葉寬比例相當。蹄的尖端也介於兩者之間。

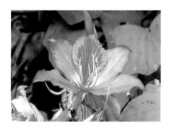 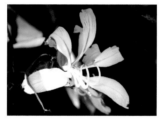 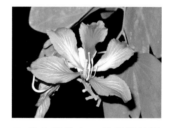

花 桃紅色、雄蕊 5 枚。開花時植株幾乎無葉。 花期：春，約 3 月前後	花 花色多粉紅、白色。雄蕊 3～4 枚。 花期：秋冬，約 11 月前後	花 花色豔紫色、雄蕊與羊蹄甲相同有 5 枚。 花期：全年 果 不結果

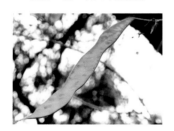 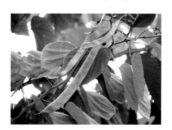

果 扁長豆莢	果 扁長豆莢	

 當您對自然開始感受到全新的亮光與驚奇、當您撿拾一片落葉而思索四季的流轉與不同樣貌
當您擁抱一棵大樹並感受您也被擁抱接納之際……你內在的小孩已引領你通往喜悅與祥和之門。

乘風破浪的親水童玩
手造小船

炎熱天氣中，在親水活動裡加進一些自然手作，可以讓活動更有變化。無論是葉編或以樹枝、果莢為船身的小船，添加各式野花落葉的裝飾，也是美感的養成。

課程後段可以進行下水儀式，讓孩子體驗各種自然材質小船的浮力，在流動之溪流，小船乘風破浪，觀察那一艘船的速度比較快、行駛的距離比較遠，同時也給予孩子自然風險的概念親水不忘注意安全。

👁 觀察小船浮力及流速
✋ 利用自然素材打造小船、體驗水性

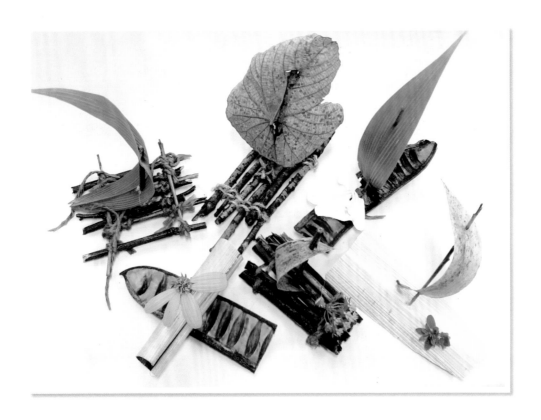

- 樹枝 5-7 支　　• 各式葉片
- 野花、落果數種　　• 麻繩或有韌性可繩編、蔓藤或禾本科植物的樹莖

活動玩法

1　將幾根樹枝並排，使用麻繩或有韌性可繩編、蔓藤或禾本科植物的樹莖，以一上一下的方式綑綁固定樹枝成片狀。

2　運用新鮮或乾燥葉片製做風帆，並擺放各式野花、落果裝飾小船。

3　船身也可以使用椰殼或其他木質化的果莢來替代。

4　準備水盆，讓木筏小船陸續下水，製造水波流動，體驗乘風破浪的樂趣。

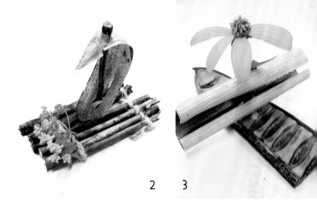

2　　　3

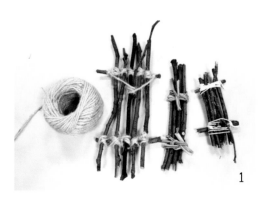

1

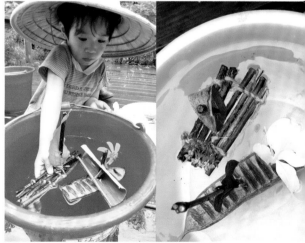

替代植物

● 竹葉

準備竹葉、颱風草、芒草等禾本科植物，或野薑花等薑科植物的葉片。

以竹葉為例：

1　將竹葉正面於 1/3 處往內摺。
2　在摺痕垂直處、中線葉脈兩側剪開或撕開兩條切線。
3　將其中一條切線塞進對面切線裡組合。
4　另一 1/3 處同上方法組合成一條小船。

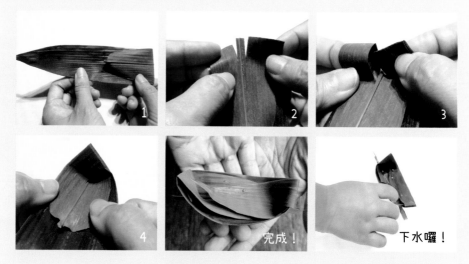

竹葉、颱風草、芒草等禾本科植物葉子，因為葉子輕盈，很適合在生態導覽時隨手折成小船，讓小小孩容易對親水浮力有成功體驗的成就感，簡單的材料就可以玩耍許久。

療癒小語　看到大樹就想攀爬、有草地就赤足奔跑。
身心輕盈且接地氣，玩到大汗淋漓、倒頭就睡，尋回赤子的生命力。

來自季節的祝福
楓葉花束

在每個季節，大自然都會帶來不同的轉換與驚喜。春天嫩綠的新葉、秋天繽紛的落葉，為大地山林鋪上彩妝。這如同一份彩色的請帖，引領我們走進多彩的自然山林。

花束易凋零，繽紛彩葉卻較長久。用美麗的落葉做成祝福的花束，像是向大地表達對她的感謝與欣賞，也像是對這一年的豐盛做最美麗的回眸。

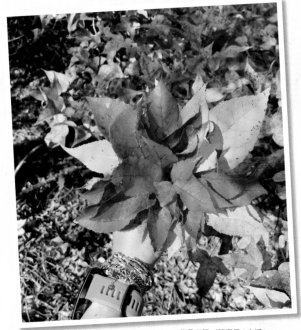

作品示範／蔡惠君（小溪）

 欣賞變葉植物的山林彩妝秀

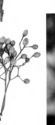 用葉編排成彩葉花束

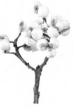

材料

- 楓紅落葉

製作方法

1　撿拾葉型完整、繽紛多彩的大小楓紅落葉。

2　讓葉子從小排到大，由內而外旋轉排列。

3　外側可以插上枝條做襯托。

4　以長葉、樹皮纖維或繩子綑綁成束。

5　中間可以放上當季的果實或種子，像是海膽造型的楓香、黃橙橙的苦楝、露出三裂蒴果的白色烏桕等。

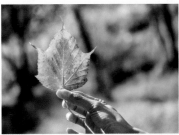

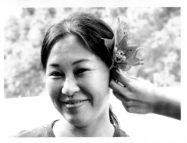

157

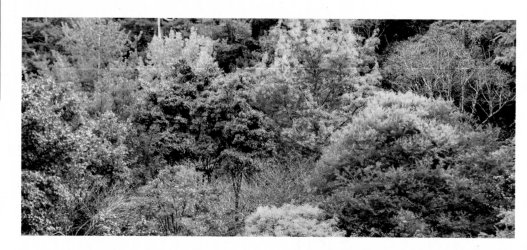

植物小百科

入秋之後，光照減少，氣溫降低，植物為了過冬，在葉柄的基部會生長出一層木栓組織（離層），阻礙水分輸送，使葉綠素逐漸褪色、消失。於是葉子內原有的色素微粒—葉黃素、胡蘿蔔素、花青素便顯現出來，使葉子呈現黃色、橘色或紅色。

除了秋冬的紅葉之外，部分植物的嫩葉也是紅色，那是初發的嫩芽葉綠素尚未完全發育和運作，花青素便自然地顯現出來，就像稚嫩的小孩紅通通的臉龐，對生命充滿期待與熱情。

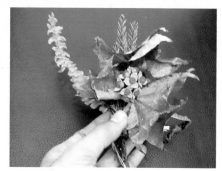

青楓與大葉南蛇藤組合成花束。

替代植物

秋天山林披上繽紛的彩妝，除了楓葉以外，台灣有非常多種變葉植物，如：山漆、杜英、烏桕、無患子、錫蘭橄欖、大花紫薇等，都是在都會公園常見的變葉觀賞植物。

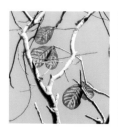
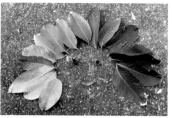

大花紫薇夏季紫花夢幻，而在春季準備萌發嫩葉之際，葉子轉為紅紫色，另有一種紅葉之美。

療癒小語　落葉歸根，重新成為土地的一部分。像是一場美麗的告別、回歸本體的旅程。

有香氣的永生花
樟葉玫瑰花

若您撿拾樟樹落葉搓揉、或是散步在雨
後的樟樹林，就會聞到濃郁的樟腦香氣，
猶若醉人的醇酒，觸目即醉；深深呼吸
吐納，滌淨身心塵慮。

樟樹不但有香氣，葉子質地含水分少、
質如皮革、不易腐壞，所做出的玫瑰花，
不但維妙維肖、還帶有獨特香氣，像是
花朵吐露芬芳。昆蟲大多不喜樟腦味道，
使得樟葉玫瑰較不會遭受蟲蝕、不會凋
萎，易於保存。

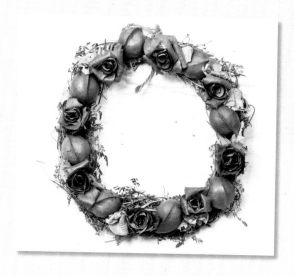

 找出三出脈和葉脈基部的腺點

嗅聞樟葉所散發的樟腦香氣

將乾燥樟葉組合成一朵玫瑰花

材料

- 樟樹落葉
- 樹枝或免洗筷
- 卡斯比亞等乾燥花
- 麻繩
- 包裝紙或是英文舊報紙
- 熱熔膠槍
- 鑷子（避免被熱熔膠燙傷）

製作方法

1 撿拾的樟葉經清洗過，先放在報紙
　上讓表面乾燥，才易保存。紅色、
　綠色的樟樹落葉做成的樟葉玫瑰，
　等風乾之後會有不同的色澤，呈現
　一種古樸美麗的風格。

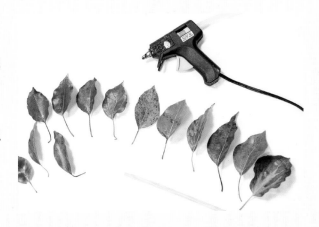

葉之茂。創意手作應用

2 取樟葉 2-3 片以熱熔膠，逐一包覆在樹枝（或免洗筷）上，成為玫瑰花心，樹枝或免洗筷不可外露。

3 將 1 片樟樹葉端先用熱熔膠向外捲曲後，成為一片翻捲的花瓣，再逐片黏上玫瑰花的外圈。

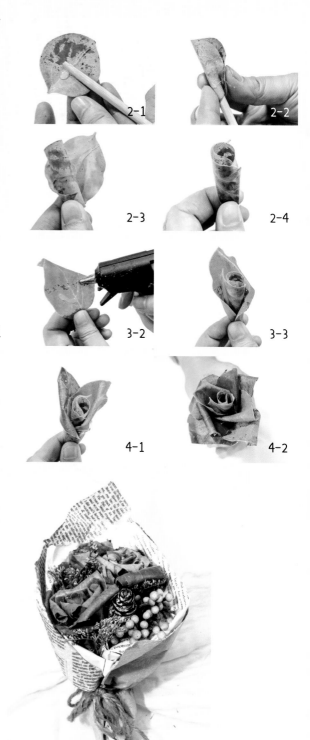

4 黏貼技巧：葉片所作的花瓣，排列方式是由小片到大片的逐片向外交錯黏貼，避免平行排列而顯得呆板。

5 將數朵樟葉玫瑰綁成花束，陪襯卡斯比亞、滿天星等天然的乾燥花，就是一束充滿祝福心意的花束。或是用熱熔膠將樟葉玫瑰黏在花環上，做成一個棕色古典的玫瑰花環。

樟樹是台灣平原至丘陵地常見的喬木，樹形優美、香氣洋溢，曾為台灣博得「樟腦王國」的美名，在清末就開啟了樟腦開採的全盛時期。台灣的樟腦產量居世界第一，是製作藥材、香料、火藥、底片、賽璐璐（合成樹脂）等物品的重要原料。

台灣許多的地名也都和樟樹有關，比如：樟樹灣（汐止）、樟空（石碇等地）、樟樹窟（樹林）、樟樹林（新埔）、倒樟（中寮）、樟栳、腦寮（新店等地）、樟腳（文山）、樟湖（七堵等地）。但因為經濟的價值而過度開採，使得原始樟樹林消失殆盡，也讓自然生態付出沉重的代價。

棲地環境的消失也使得許多物種無以為家，至今很多自然生態學者都認為：習以樟樹林為生活環境的台灣雲豹，最後被證實已在台灣滅絕，和牠們所棲息的原始樟樹林消失有關。

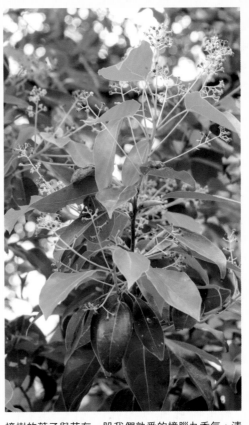

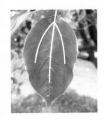

樟樹葉的特點：三出脈（主脈基部兩側有一對明顯的側脈），且葉的正面與背面都可以在葉脈的基部找到腺點。樟樹的腺體分泌樟腦的氣味像是一種警告的語言，驅逐蟲菌的寄生，令昆蟲走避。

樟樹的葉子與花有一股我們熟悉的樟腦丸香氣，清新醒腦。花期為 2 ～ 4 月。

替代植物

紅色心形的葉子，如：紅葉鐵莧、紅榨楓的落葉。比照樟葉玫瑰的技巧：將葉端向外捲曲，由小片到大片的逐片向外，避免平行排列，用手握緊，不需要熱熔膠，也可信手捻來摺成一朵玫瑰花。花托處再用紙膠帶綑綁固定即可。

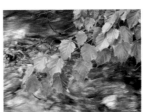

紅榨楓的紅葉，是台灣山林美麗的秋色。

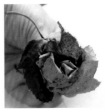

紅榨楓玫瑰。

療癒小語　大樹下的森呼吸，感受清新與芬芳。
你吸進的不只是現在的空氣，還有地球上千萬年來的點點滴滴。

春天哪ㄟ這呢香

葉編香蘭玫瑰花

香蘭有濃郁的芋頭香氣,自然清亮的綠色,以往常常加入娘惹、千層糕中,作成南洋風味的點心。香蘭還可以拿來泡茶,香氣十足又顧肝。這樣可以同時滿足視覺、味覺、嗅覺、養生和手作的植物,是許多園藝治療師心目中理想的園療菜單。

用香蘭編成玫瑰花,綠色花卉所帶來的視覺震撼,用來擺盤,裝飾陪襯佳餚,提高視覺美感。將幾朵葉編香蘭玫瑰,用繩綑綁作成花束,就是一份別出心裁的好禮。

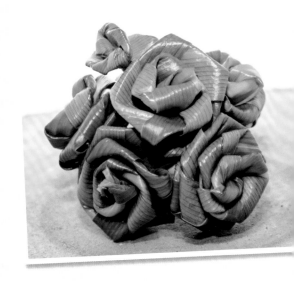

👁 觀察香蘭的平行葉脈,有別於網狀脈

👃 嗅聞葉片有濃郁的芋頭香氣

✋ 手摺玫瑰花

材料

• 3~5 片香蘭的長葉

製作方法

1 取得香蘭的長形葉片。

2 在葉柄起頭處,以葉子的寬度向下摺一個直角三角形,再捲成圓軸心,成為花心。左手握著花心,右手將後續的葉子繞著花心不斷向外摺成直角三角形、一邊環繞、一邊調整角度,一朵玫瑰花便逐漸成形。(以下使用皺紋紙示範)

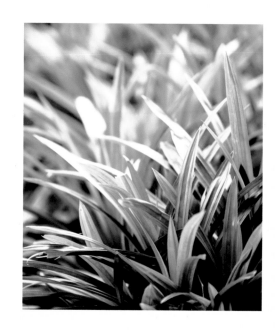

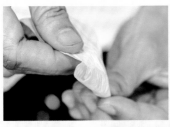
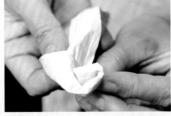
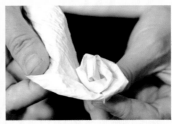

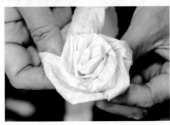
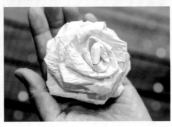

> 在 Youtube 搜尋關鍵字「紙玫瑰花」，可學習更多樣的玫瑰摺法，以大自然的植物取代，創作出與眾不同的作品。

3 摺完的玫瑰花很容易整朵鬆掉，所以製作完成後要把玫瑰花底部用紙膠帶黏住固定，這樣就萬無一失。

(替代植物)

其他長形的葉子，如：綠白相間的斑葉林投、紫紅色的朱蕉（紅竹）的長形葉，所摺出的葉玫瑰會有一種視覺上的驚艷。

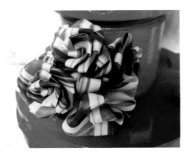

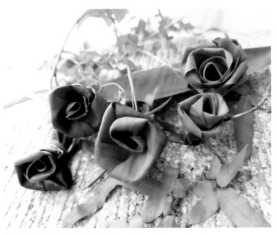

綠白紋路相間的禾葉露兜樹，編成的玫瑰色彩層次更加豐富。

紫紅色朱蕉編成不同紋理、色澤的葉編玫瑰。

療癒小語　《小王子》書中，小王子跟狐狸說：「如果你有一朵玫瑰，你就要對你的玫瑰負責。」你要對你的「愛」負責，全心全意負起「愛」的責任，發展你愛的能力。

163

一起來減塑
植物環保吸管

許多植物的莖或葉柄是中空的，比如：農地裡的麻竹或是木瓜葉柄、山坡地的蓪草葉柄、還有生長在濕地的蘆葦、莎草或蒲草，只要稍做清潔，很適合拿來做吸管運用，環保又天然，且充滿自然趣味。

其中以蒲草最為推薦，它的莖柄中空、質地硬實，可以重複使用，最後像落葉一般可以回歸大自然。目前台灣已有許多荒廢的農地在進行〈台灣蒲草田復耕計畫〉，經過裁切、清洗消毒與烘乾等程序，是完美的環保吸管，未來若有更多商家願意配合推廣使用，不但減少了塑膠吸管的用量，也守住了友善農地。

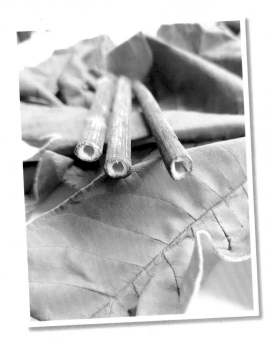

👁 觀察莖部中空的構造

👄 嘗試以植物的莖部為吸管

✋ 裁製中空的莖部或葉柄

製作方法

1. 蓪草吸管

蓪草葉形大多七裂，先端又再分二裂，很有特色。葉柄中空，擷取一段就是天然的吸管。

 蓪草莖部中空，內有白色柔軟的髓心，在保麗龍未生產前，小朋友常用來製作美勞手工藝品。宜蘭仍保留以蓪草白色髓心做蓪草花的手工藝，潔白細緻且可透光，有「天使的羽翼」之稱。

擷取這一段葉柄作為吸管。

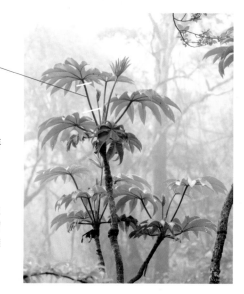

2. 蘆葦吸管

中空的莖，可做吸管，也
可吹出聲音做成蘆笛。

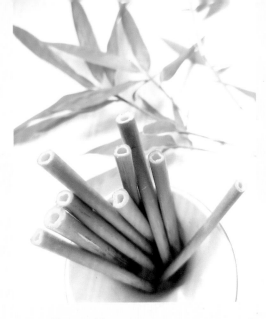

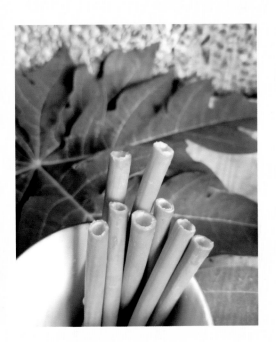

4. 竹子吸管

竹子生長快速，莖部（竹竿）中空有節，
粗枝可做竹筒飯，細枝可做吸管。

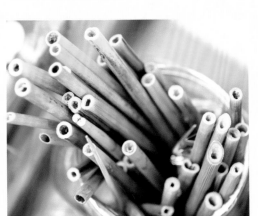

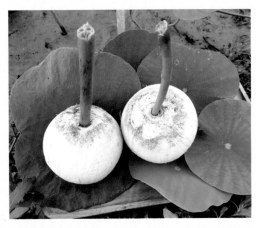

5. 蓮梗吸管

蓮梗中心有許多氣孔，
是夏季限定款的吸管。

3. 木瓜葉柄吸管

一根長長的中空葉柄，可以剪切
成 2-3 支吸管。

 療癒
小語

所有環保的初心，是感恩與疼惜大自然
無私的賜予，更期待未來的世代也能感
受大自然的美麗與傳奇。

165

打洞怪獸
造型樹葉書籤

拜文具越來越多元所賜，以前需要描繪、細剪的圖案，現在都可以用造型打洞機輕鬆完成，像是一個打洞怪獸，輕輕一壓，就可以變出一隻蝴蝶、一朵花、一個小天使等精美圖案，簡直就是一個奇幻的魔術師。裁了洞的樹葉就像是剪影的特色書籤，獨一無二，夾放書中，長伴書香。

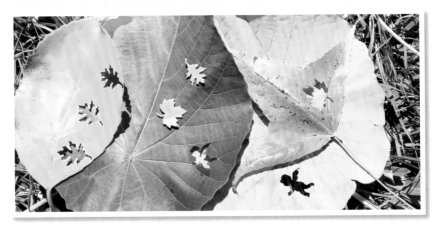

作品示範／蘇富美（牽牛花）

👁 觀察各種葉子型態、質地

✋ 在打洞過程感受葉片的軟硬厚薄

材料

- 3種顏色的落葉
- 各式造型的打孔機

製作方法

1 將葉子夾在書本或報紙中幾天，讓紙張吸收葉子的水分，使葉子定型不會扭曲變形。

2 運用造型打洞機在葉片切下可愛的造型，就是造型創意書籤。

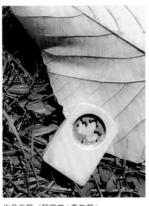

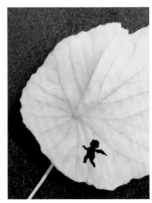

作品示範／蘇富美（牽牛花）

3　打洞器切下的可愛造型也不浪費，黏貼在書籤、卡片、筆記本或是畫作上，就可以畫龍點睛、成為最亮眼的主角。

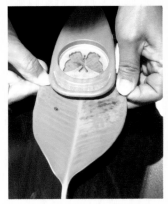
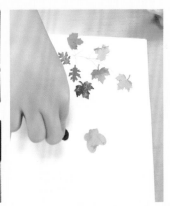

其他玩法

使用色紙、粉彩紙、月曆、雜誌照片等，以造型打洞機來創造花邊或圖案，在上面黏貼上自然物，也會是非常獨特的創作與禮物。

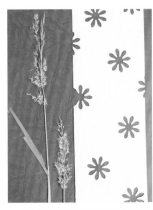

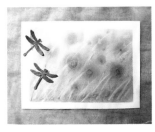

植物小百科

葉片的質地依照表面外觀及含水分多寡，分成以下3種，革質葉片最適合拿來打洞：

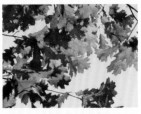

革質：葉片較厚、皮革質感，水分少，水分蒸散後，葉型變化不大，如：大多數的殼斗科、楓樹科葉子，是最適合用於自然創作與保存的葉子。

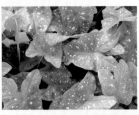

紙質：葉片較薄如紙一般，如：構樹、桑樹、血桐等，容易捲曲變形。

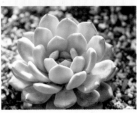

肉質：葉片飽含水分，如：水鴨腳秋海棠、洋落葵等。肉質的葉片，在水分蒸散後會變形變色，不易保存。

療癒小語

當危機來臨時，儘量守住生活節奏，保持學習，維持彈性，找回控制感，就能找到自我療癒的心方向。

買不到的名牌

裝著幻想的樹葉包

應該有許多小女孩曾經像卡通影片櫻桃小丸子一樣，期待長成大人、模仿大人的裝扮，幻想穿起洋裝高跟鞋、拎著淑女皮包的畫面。其實，撿拾地上的落葉，簡單的撕剪與摺疊，就是一個獨一無二樹葉包，大大小小排列起來，簡直就是一個名牌包包秀，會讓許多小女孩愛不釋手。

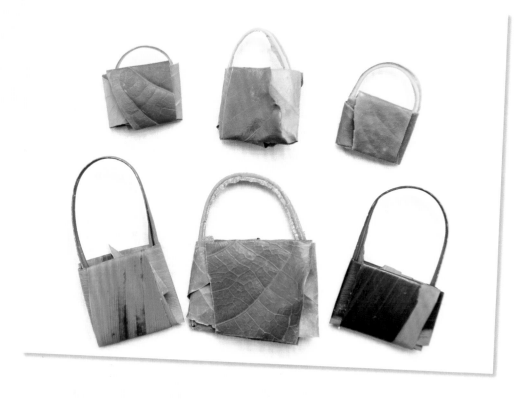

 尋找主脈明顯的葉子

 剪裁、摺疊樹葉包

材料

• 主脈明顯的葉子，以玉蘭葉、大葉桉、杜英為佳

1 取一片葉子，沿著中間主脈剪開，一半有主脈 A，一半無 B。

2 將有主脈的葉子 A 的主脈剪開到一半位置。

3 將沒有主脈的葉子 B 包覆另半片葉子 A 的中間。

4 將有主脈的葉子向上翻摺，尾端插入空隙中；將上端葉子往下彎折，尾端葉尖插入空隙中。

5 將葉柄往下彎折，塞入空隙即完成。

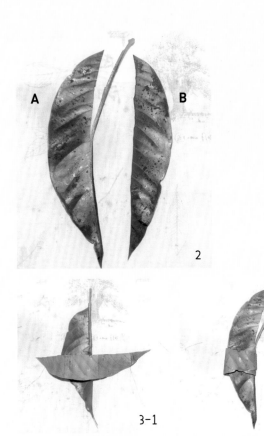

2

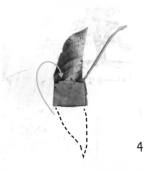

3-1

3-2

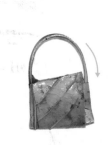

4

5

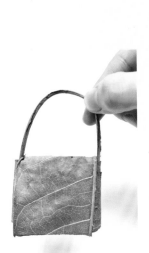

乾燥後的樹葉包，仍保有完好的形狀，並散發皮革的質感與光澤。

療癒小語

用一片落葉做了一個樹葉包，
裡面裝了撿拾到的彩虹碎片，
還有溪水的笑聲、風的吟唱，
陪伴小孩子輕盈地走進山林。

葉的彩妝秀
彩繪樹葉風鈴

走在大自然裡，處處皆有隨手可得的葉子，仔細觀察其形狀、質感、大小、脈絡皆不一，隨意撿拾新鮮或乾枯落葉，運用壓克力顏料為葉子彩妝上色，畫上幾何圖案的民族風、具象的圖案、或僅是深淺色澤搭配的簡單配色，再將葉片打洞與小鈴鐺一起綁成風鈴，掛在窗口、長廊盡頭或菜圃，輕輕碰撞的悅耳響聲，每一縷聲音都給人心靈慰藉。

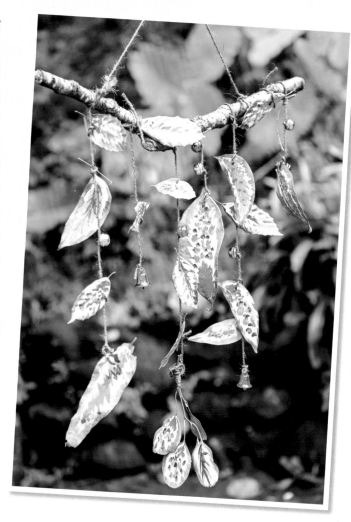

👁 觀察葉子形狀大小、葉脈網絡

👂 聆聽鈴噹、風鈴清脆聲響

👃 嗅聞比較葉子不同的氣味

✋ 觸摸厚薄質地，彩繪上色

材料

- 具蠟質、皮革感的各式葉片約 10-15 片
- 壓克力顏料 5-6 色
- 水彩筆、刷子、棉花棒等彩繪工具
- 調色盤或紙盤

1 準備數種壓克力顏料，不必加水，直
接使用水彩筆或棉花棒沾取顏料在葉
片上彩繪。

2 樹葉上先塗白色壓克力顏料，待乾後
再上其他顏色，會比較顯色。

3 壓克力顏料可防水，可待所塗顏料乾
固後，以不同顏色一層一層堆疊彩
繪，製造各式圖樣效果。

4 將樹葉打洞，以綑綁或繩結方式串成
一長串，葉片之間可以加上鈴噹或竹
片增加不同聲響，提高視覺、聽覺的
多重感官刺激。

療癒
小語　聽呀，聽那風吹過樹梢的聲音，大地就
在其中與你對話。

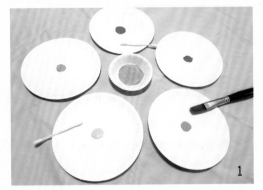
1

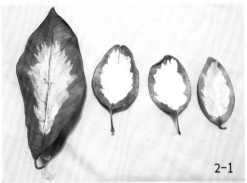
2-1

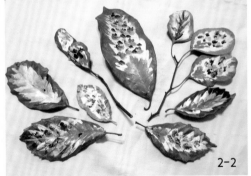
2-2

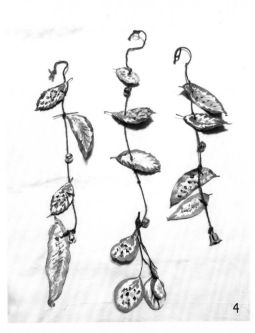
4

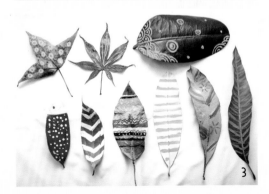
3

葉的美麗留影

彩色筆葉拓包裝袋

養生青草保健茶包、青草平安沐浴包或芳療香氛手作，是在園藝治療中相當受歡迎的課程，但每個學員的作品皆十分相像，難以一眼辨別主人，所以在課程中園療師往往會搭配製作簡單且快乾的彩色筆葉拓包裝袋，成為獨具個人特色的 DIY 作品收納袋以示區別。

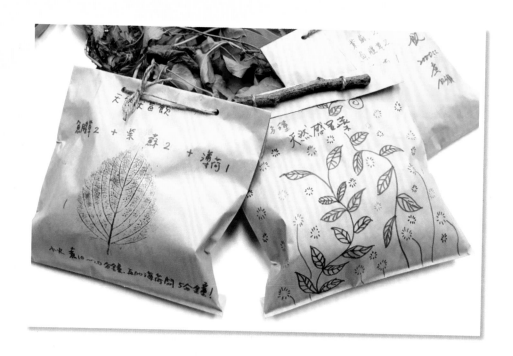

👁 觀察葉子形狀質地、葉脈分布方式

🖐 運用拓印技巧將葉形脈絡轉印到紙袋

材料

- 5-10 款新鮮且葉脈清晰、外形差異較大的葉片
- 水分飽滿的彩色筆
- 粉彩紙或牛皮紙袋
- 樹枝、麻繩
- 衛生紙、回收紙

1 葉拓前先使用衛生紙將葉片擦乾水分，在紙上測試彩色筆是否水分飽滿，以避免拓印時水分不足導致葉形不完整。

2 使用彩色筆輕輕塗滿葉子背面，桌上可先鋪上回收紙以免髒污了桌面。

3 將葉子翻回正面蓋在紙類底材上，用衛生紙覆蓋後使用蓋上筆蓋的彩色筆筆身於葉子上滾動壓印，讓葉脈清楚拓印到底材上即可輕輕移除葉片。可重複操作，排列成喜歡的構圖。

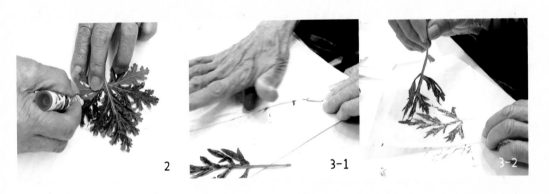

2　　3-1　　3-2

4 可以一葉七彩多色或漸層色變化。

5 若是服務對象因拓印效果不清楚而感到挫折，可引導在葉拓周圍用彩色筆勾邊補強，使葉形清晰明確進而增強信心。若在葉拓上畫出五官、肢體，對於失智長者或認知力較弱的對象，亦能刺激與自己五官、身體有較多的連結。

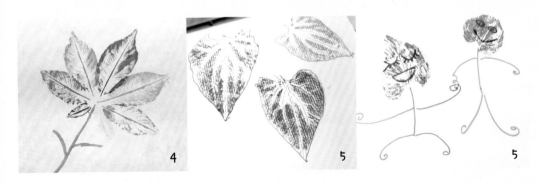

4　　5　　5

6　將多款葉片排出曼陀羅圖騰再進行拓印，作品更富有藝術感。

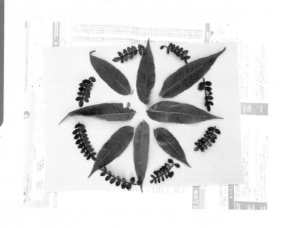 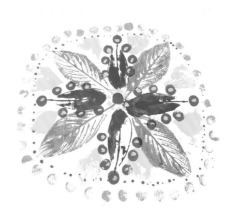

7　在包裝袋上書寫內容物，袋口再用麻繩綁上樹枝做美化，用於
　　饋贈更為體面。

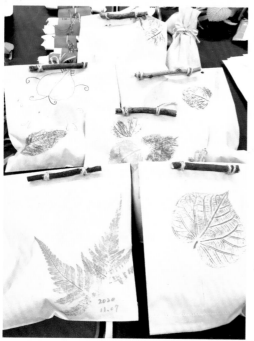 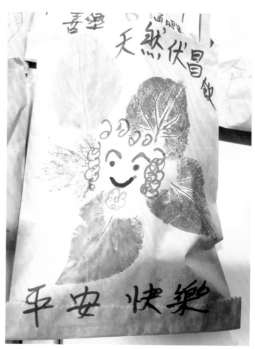

除了葉片素材，也可以運用各種蔬菜的剖面，如：使用烘焙模具（下圖）壓小黃瓜或紅白蘿蔔取虛實圖案，青椒、秋葵、玉米或苦瓜橫切剖面，空心菜或竹子取中空梗，再搭配水彩來蓋染到紙材上創作。

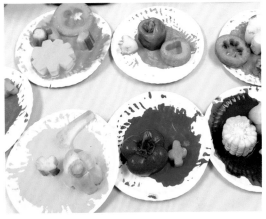

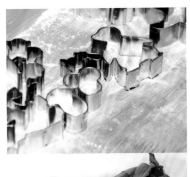

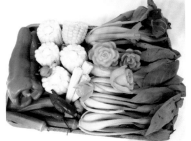

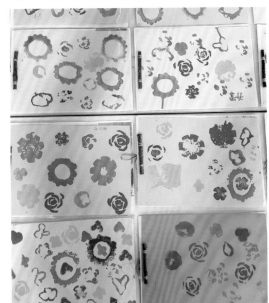

五彩繽紛的蔬果拓印。

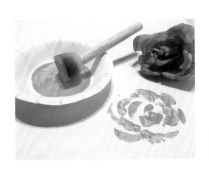

從青江菜或西洋芹莖的底部切開，
沾上水彩再蓋印，自然形成一朵玫瑰花。

療癒
小語

就像葉子拓印留下了美麗的印記，每一回轉身，
都是向過往深情的回眸，感謝所有經驗的一切。

敲敲打打抒壓又療癒

植物敲拓染棉布袋

透過敲擊把植物的葉綠素、花青素和單寧酸敲打出來,讓飽含色素的新鮮花葉姿態拓染在棉、麻布上,是一種抒壓又好玩的植物染色方式,且能將葉片輪廓以原汁原味的草本色完全保留下來。

👁 觀察葉子形狀質地、葉脈分布方式

👃 嗅聞各種植物汁液的氣味

✋ 敲擊或滾壓葉片出汁做拓染

材料

- 石頭、鐵鎚或木棒 1 個
- 瓦楞厚紙板或木板 2 張
- 嫩葉或新鮮柔軟的葉片
- 顏色鮮豔的花朵 5-10 種
- 棉胚袋或方巾 1 個

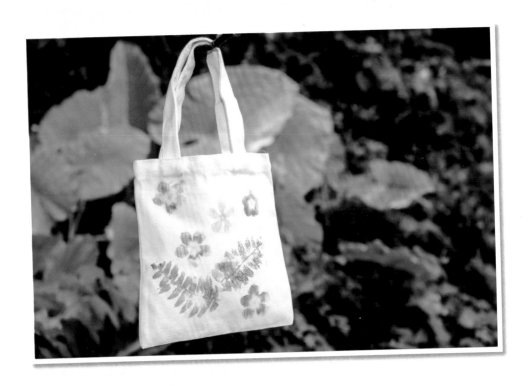

製作方法

1. 將瓦楞厚紙板放入袋內，避免汁液滲透至棉胚袋另一面。
2. 挑選自己喜歡的樹葉花朵，在棉胚袋上排列整體構圖。
3. 花葉正面朝下依構想擺放於布上，使用紙膠帶或透明膠帶固定。為避免敲拓時汁液沾黏，舖上塑膠袋或透明 L 夾隔開花葉（汁液較少的花葉也可不必隔開，直接敲拓）。

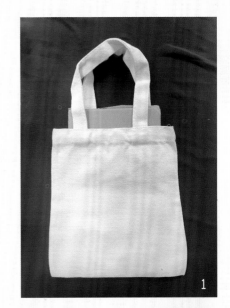

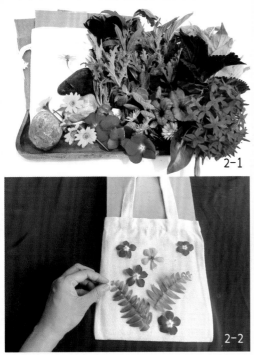

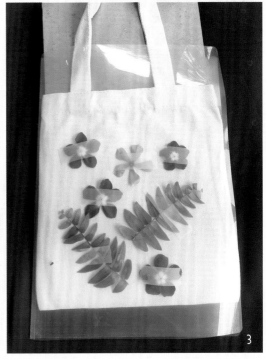

4 運用鐵鎚或石頭，垂直對著花葉均勻反覆地敲打（先敲打花葉邊緣讓輪廓成形，再逐漸敲出花葉整體），按排列順序逐片敲擊，直到汁液進到布料裡，讓花葉的形狀、紋路印拓染色在棉布上。稍微翻開，查看是否有漏敲或顏色過淺的地方，再多補敲或按壓。

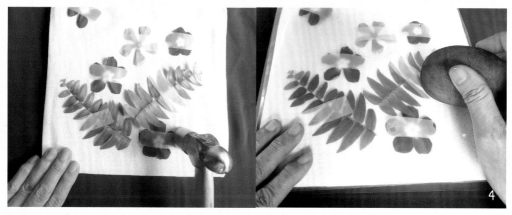

如使用鐵鎚敲打聲音過大，可改用石頭滾拓避免噪音。

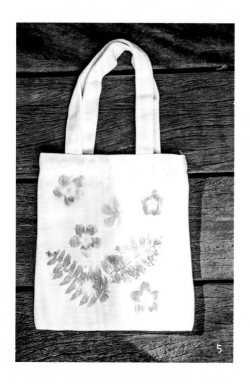

5 敲拓完成將膠帶輕輕撕下，清理黏著在布料上的花葉殘料，放置晾乾汁液即可。

6 如要增強拓染的色牢度，將作品浸泡在化工行購買的媒染劑（如：明礬水），或局部塗刷媒染劑（如：醋酸銅、醋酸鐵）。

!

敲拓時，注意植物的選擇，汁液太多形狀會被破壞，太乾則拓不出形狀。通常葉背那面的葉脈較清晰，莖或葉脈粗大含水分較多，可先用美工刀劃破，以餐巾紙擦乾，避免過多水分滲透到布料上。

汁液太多，效果模糊！

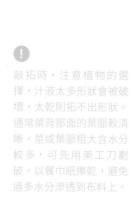

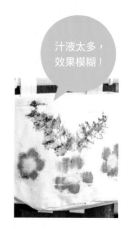

如課程時間充裕，或者材料費用有限，課程可以分成二堂課
進行，第一堂進行方巾拓印，第二堂將方巾縫製成束口袋。

照片提供／葉雅蓮

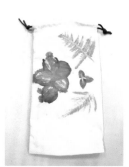

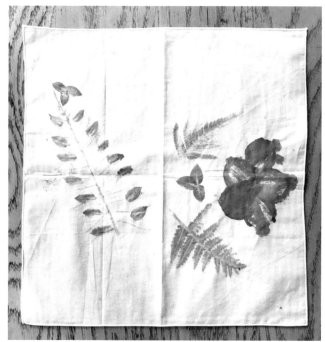

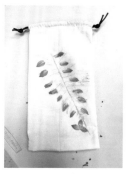

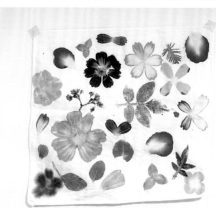

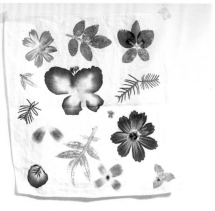

透過染印敲打的過程，為即將凋零的花葉留下了美麗的印記。
每一個旅程、每一回碰撞的印記，都是獨一無二的。

179

一葉一天堂
葉脈光之容器

撿拾的葉脈，以不同的欣賞角度與想像外，可隨手製成陪伴自己閱讀好時光的葉脈書籤。在書籤上書寫祝福或思念的語句，即是獨一無二的饋贈小禮物。而運用氣球作為藝術品的轉化、催生載體，將去除葉肉的葉脈重新組合排列黏貼，形具浪漫質感的葉脈容器，在午後時光的光影透射下成為「光之容器」。

👁 在沒有葉肉的情形下清楚觀察葉脈

✋ 將葉片去除葉肉的技巧

材料

- 葉肉厚實、葉脈粗且堅韌的葉子 20-30 片
- 水彩或廣告顏料及用具
- 洗衣皂 1 塊
- 舊軟毛牙刷
- 瓦斯爐、鍋具
- 水盤、夾子
- 漂白水以 1：1 加水稀釋
- 白膠

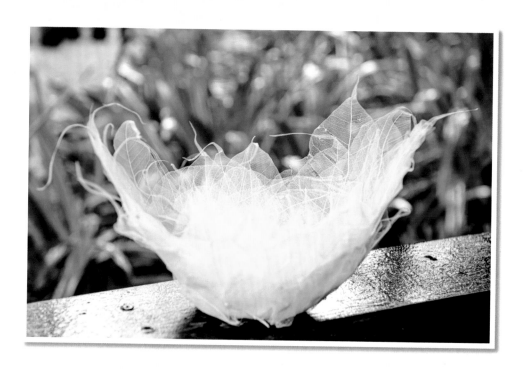

1 取得菩提、楓香、馬拉巴粟、桂花、玉蘭花這些葉脈堅韌的葉材。將葉子清洗乾淨，放進肥皂水中浸泡，以石頭壓住避免浮出，每週更換肥皂水以免腐壞發臭，持續浸泡 1-2 個月以上。

2 如果葉肉軟化較慢，可於熱水中加入適量洗衣皂，放進葉子煮 1-2 小時，即可將葉肉煮爛。

3 將被鹼和熱破壞葉肉後的葉片用夾子挑到水盤上，盤內倒入適量的水，用牙刷以同一方向輕輕刷掉葉肉，需花些耐心、留意力道。如果不小心刷破葉脈，可以先按著破掉的地方再刷其它部位，避免破裂擴大。

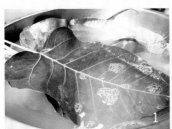
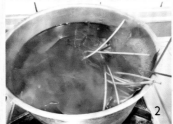
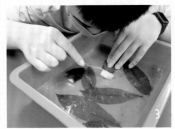

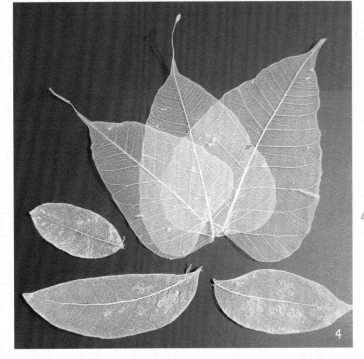

4 葉肉全部刷掉之後，用清水洗淨葉脈，放入稀釋的漂白水溶液中漂白，等葉脈褪色至淡黃或白色就可夾出，以餐巾紙吸除多餘水分，將葉脈風乾。

葉之茂。創意手作應用

5　使用白膠加水稀釋，塗抹於氣球上，將葉脈逐片重疊黏貼在氣球的底部成為半球體，略乾燥後再與氣球剝離分開成一盆器形狀即完成。（白膠完全乾燥後會無法剝離）

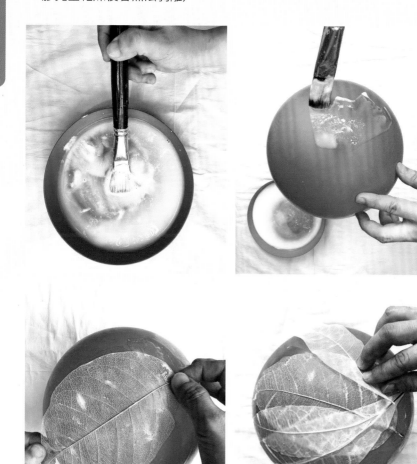

假如時空條件不允許，可以使用化學水煮法，快速破壞葉肉細胞表面上的細胞膜油脂，來達到相同效果。在鍋中調配濃度 5% 的氫氧化鈉水溶液（注意！具腐蝕性，要避免皮膚接觸），將葉片放入鍋中煮沸 1-2 小時，再以夾子取出，放入清水中將殘餘葉肉清洗乾淨即可。

有時也能在樹下撿到葉肉已經完全褪去的葉片，
欣賞葉片上維管束的網狀脈，主脈和細脈分布
在葉片上，既像是一棵大樹的主幹與枝椏形成的
綠色網絡、也像是溪流的主支流分流地圖、更像
是血管擴散的輸送系統，一片葉子就像一座小宇
宙。蒐集喜歡的葉脈做簡單手作：

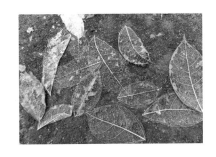

1. 製成吊飾

使用水彩或廣告
顏料進行刷色，
待乾燥後加工製
成小吊飾並護貝
以便保存。

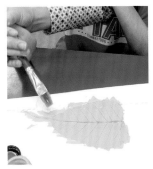

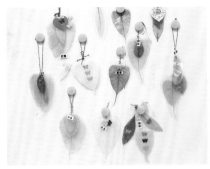

2. 美化瓶罐

在透明玻璃瓶器上黏貼
已刷色的葉脈，再綁上
仿皮繩或麻繩緞帶增加
質感。

療癒
小語
枯葉掉落濕潤大地，喚醒春天的記憶。
將思念懸掛在樹梢，閃爍陽光趁隙灑落，塵封已久的心思幻成了精靈，並在網脈之間婆娑起舞～

葉之茂。創意手作應用

個人風格手扎
竹葉編織書衣

運用竹葉製作獨一無二的手扎，可以是隨身書寫的筆記本，也可以是相簿，非常環保實用，且展現個人風格。書皮無論是編織、縫繡、拓印或花草繪貼畫，完工時再加上隨意或刻意的裝訂手法，每個階段都可見自己獨特的創意。現在讓我們來做一本屬於自己、吸引眾人的目光的手工書吧！

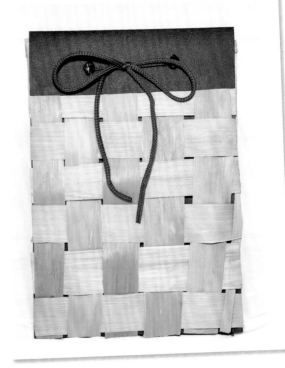

👁 認識竹葉、竹稈的日常應用

👄 夏日品嘗竹筍風味

✋ 運用剪裁、編織等複合技巧製作手工書

材料

- 乾燥竹葉 5 片
- A4 黑色粉彩紙 4 張裁對半
- A4 淡色粉彩紙 3-5 張
- 麻繩或中國繩 1 段
- 剪刀
- 透明膠帶
- 保麗龍膠
- 訂書機或打洞機

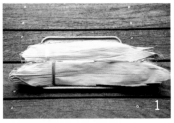

1

製作方法

1 蒐集瘦長型的竹葉預先晒乾，也可以在迪化街等雜糧行購買乾燥的粽葉。

2 去除竹葉中間的主脈，依個人喜愛裁成約 2-3 公分寬的長條狀。

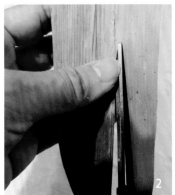

2

3 將裁好的竹葉條,在黑色粉彩紙上斜放(或正放)並排整齊,邊緣多留下約 1 公分,折到背面貼上透明膠帶固定。

4 全部竹葉條排列完成後,取另一竹葉條,十字穿入與拉出交疊、重複編織,形成循環出現的網狀格子,重複排滿整面。過程中可以在第一條竹葉條處用保麗龍膠固定在粉彩紙,比較不容易滑動。

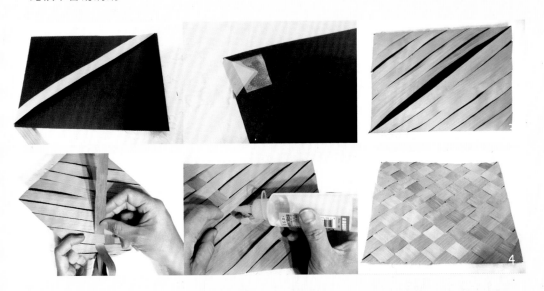

5 取另一張黑色粉彩紙,裁成四周比前張粉彩紙略小 0.5 公分,黏貼在背面以遮住竹葉條的收邊。

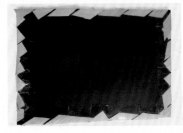

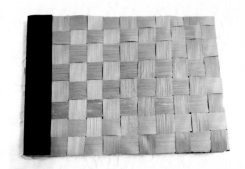

6 將淡色粉彩紙對折成為筆記本內頁,與竹葉封面一起裝訂成冊。可用訂書機裝訂,或取裁成 7 公分寬的黑色粉彩紙,以保麗龍膠黏貼包覆書背處。

7 亦可在裝訂邊打二孔洞,用繩線穿過孔洞打個蝴蝶結做美化。

葉之茂。創意手作應用

植物小百科

禾本科的竹子一身是寶,是全株皆可利用的神奇植物。自古以來竹製品涵蓋生活中的食、衣、住、行、育、樂,運用範圍極廣。

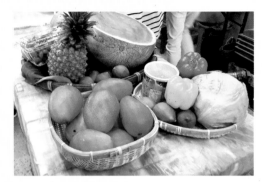

竹食器、竹器皿的樸實感,增添幾分生活風雅。

竹子的利用上,竹稈可用於竹炭的製作,台灣六大經濟竹種之一的桂竹因韌性極佳不易斷裂,是日本指定做竹劍的材料。孟宗竹強韌、廣泛應用於建築、鷹架。二、三年生的綠竹可收成竹筍。麻竹葉普遍在端午節做粽葉之用。早期竹籐編織工藝裡的農業器具如:斗笠、畚箕、竹食器、竹器皿、和竹家具常使用長枝竹、刺竹來展現竹子特有的彈性與優雅。

現代竹藝更具環保創意與工藝美學,延伸用於竹牙刷、竹眼鏡、樂器、玩具中,與大眾生活有更息息相關的連結。

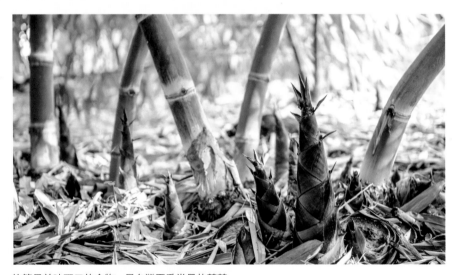

竹筍是美味可口的食物,是台灣夏季常見的蔬菜。

療癒小語　總有許多偶然:大樹紙漿做成的書,遇見了葉子的書衣,像是大自然裡兩個久別重逢的朋友,敘述許多久別重逢的故事。

咖啡麻布袋花器

植物擁有自然療癒力，一抹綠意可以為生活帶來不少趣味。因此融入新植感美學的組合盆栽，在園療的綠手作活動中，深受蒔花弄草族群的喜愛。生機盎然的植栽，除了讓人感受到舒心，植栽組盆也是一種創意的組合，園療師會鼓勵學員自己動手將多種綠色植物依自己創意、喜好、美學觀點植入盆栽內，透過不同植株深淺色調的組合，把綠意帶進日常。發想過程也可以搭配節慶認識應景植物，並運用藝術配置的手法，創作專屬自己的綠色生命陪伴。

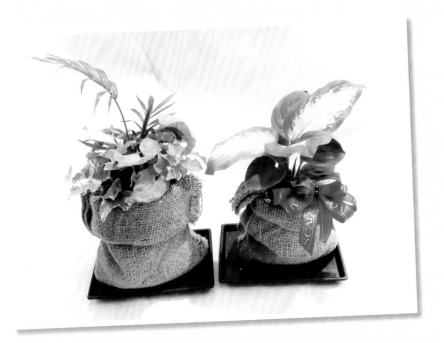

👁 欣賞盆栽植物的型態美感與色澤

👃 脫盆時聞到植物、土壤氣味

🖐 縫紉麻布袋，將植物脫盆、修根重組

材料

• 不同造型質地的室內植物 3-5 款
• 咖啡麻布袋 1 只
• 麻繩或裝飾緞帶一段
• 針、線

製作方法

1 將一只大型咖啡麻布袋裁剪成 12 個約 20 公分的正方型麻布。

2 取上下二片麻布以針線縫合三個邊,留下一邊未縫為開口,外翻摺二摺,讓小布袋能挺立。

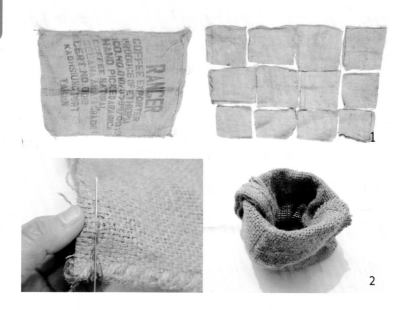

3 輕輕按壓植物盆器口四周使植株與盆器分離,進行分株、修除多餘細根。(園藝治療著重在人與植物互動的溫度,過程中引導學員輕聲告訴植物:「我要幫你搬家了!」創造人與植物的連結。)

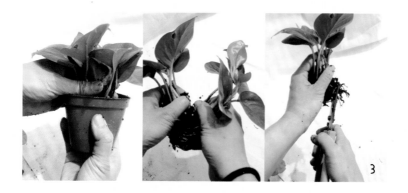

4 將各類植物依生長高低及葉形大小分出層次，進行盆栽組合，並可加入各類裝飾物件增添豐富性或趣味性即完成組合。

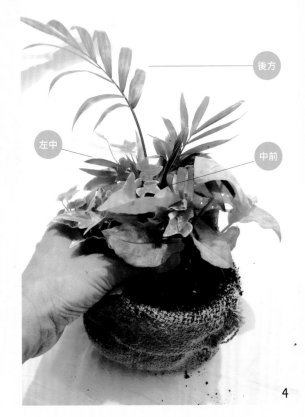

後方

左中

中前

4

植物配置技巧

後方 植入挺直、「線型」感的柚珍椰子。

中前 放進具「塊狀」的合果芋成為前方「45 度」的焦點植物。

左中 植入「點狀」有輕柔線條美的常春藤。

整體具高低、大小、硬挺及輕柔的層次感。

❗ 如果要讓盆栽更有看頭，可以依據機構提供的預算成本、觀賞植物的特色與盆器的整體性，運用枯木、原色或彩色小石頭、公仔小物等點綴，或是在植物綁上緞帶、配飾，增添組合盆栽色彩與整體豐富度。

〔 其他玩法 〕

組合盆栽的主題，可以從以下的方向做設計變化：

1. 觀葉植物組合盆栽

盆器建置以觀葉植物為主，重點突出植物體量、葉形、色彩和質感的協調與變化。混搭好種養的常春藤、彩葉草、文竹、袖珍椰子等都是不錯選擇。

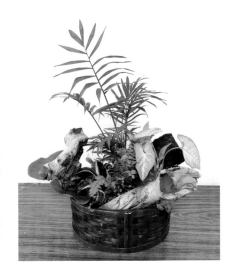

❗ 混搭不同種的觀葉植物組合時，應選擇耐蔭或耐旱等屬性相同或相近的植物來組合。(屬性指的是喜好光照條件及澆水量多寡的養護要求)

2. 香草植物組合盆栽

香草植物也叫芳香植物，其花、種子、枝幹、葉子、根等有利於人類調節中樞神經、是帶有香味草本植物的總稱，具藥用、料理調味、殺菌、驅蟲、芳療等功能。大多數香草植物喜好陽光、但觀賞性不高，用於盆栽中很難體現其價值，為了讓色、香、形整體有良好效果，可在組合盆栽中加入觀賞花卉、石頭、緞帶飾物做點綴。

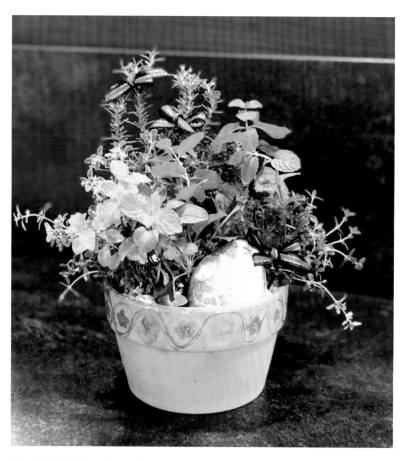

將各式香草植物進行組合，搭配盆器及石頭彩繪，並綁上緞帶增加色澤點綴，是充滿綠意盎然的組合盆栽。照片提供／葉雅蓮

 照顧植物的過程，就是一種紓壓、重新關照自己的過程。
單純地和植物在一起，也和自己在一起。

萌萌可愛的多肉植物組盆

外形多變的多肉植物深受上班族群喜愛，因為它是耐旱的植栽，久久澆一次水即可存活，是很適合都市忙碌的懶人盆栽。對於園藝有失敗恐懼症的「黑手指」，或是功能較弱的特殊族群也很合宜。把小巧玲瓏、品種繁多、易活的不同類型小肉肉，以造型花盆、玻璃器皿來種植，或 DIY 彩繪創作自己的花盆，都各具不同風格；若多種組合成「多肉大拼盤」，視覺效果會讓人感到愉悅又療癒。

 觀察各種儲水秘技的肉質葉

 顏料彩繪創作花盆，並種植多肉植物

材料

- 小陶盆、素面塑膠盆、或玻璃瓶罐
- 多肉植物 3-5 款
- 發泡煉石
- 多肉植物專用介質
- 鑷子、小鏟子
- 水彩筆或菜瓜布、海綿
- 壓克力顏料 5 色
- 紙盤

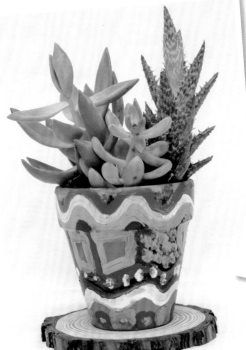

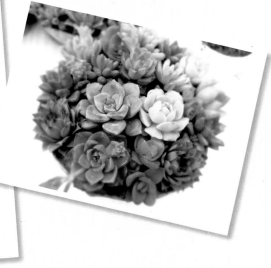

葉之茂。創意手作應用

製作方法

1　準備約 5 色顏色相近的壓克力顏料，在紙盤上擠出少許，不必加水即可進行創作。

2　歐系油畫風格：使用水彩筆、菜瓜布或海棉在陶盆上，顏色由深到淺隨意堆疊壓克力顏料，創造出抽象式油畫手法。

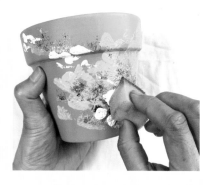

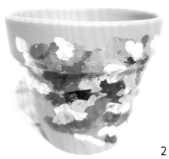

2

3　馬卡龍色系風格：使用海棉、菜瓜布、舊牙刷，將同色系由深到淺顏料與白色顏料刷抹均勻當底面，再隨意點刷壓成馬卡龍色系。

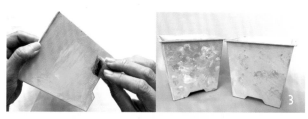

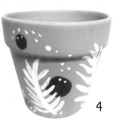

3

4　幾何圖型運用：不擅繪畫者，可使用竹筷或吸管沾顏料簡單壓印出點點圈圈，以點、線、面、塊組合，也能夠順利完成。

5　具象畫風格：使用水彩筆勾勒繪畫出具體的景物，對於喜好繪畫的學員是很好的抒發。

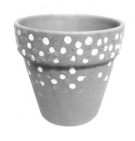

4

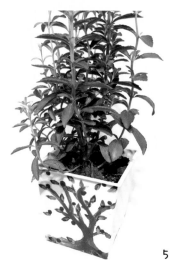

5

作品示範／蔡慈芬（鹿）

6　除了使用顏料彩繪，也可以準備大小圓點貼紙、彩色或電線膠帶，以黏貼方式讓學員發揮創作。

7　將彩繪完成的盆器底部舖上一小塊餐巾紙或一層枯葉，避免土壤介質流失。填入一層發泡煉石墊底，再填入 1/2 盆多肉植物專用土壤。

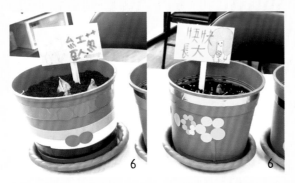
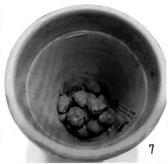

8　輕壓舊盆器、移出多肉植物，將多株分離成單株、剝除原本的盆土、修掉過多的根系，將幾款不同高低造型的多肉植物種入新盆器中，適量填入介質並壓實，讓植物穩固。

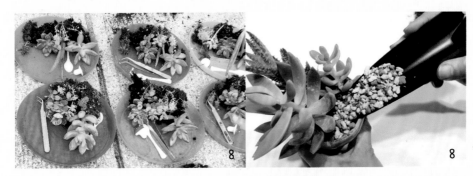

9　在盆土表層點綴彩色小石頭，或依預算放進公仔小物，增添繽紛童趣感。

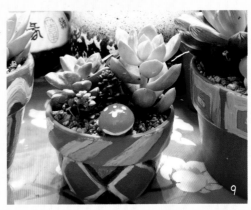

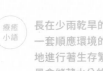
療癒小語　長在少雨乾旱的多肉植物，發展出一套順應環境的策略，無聲卻認真地進行著生存繁衍的大事，演化成最會儲藏水分的植物。

葉之茂。創意手作應用

葉的煉金術
銀葉壓拓

古人常用「雕樑畫棟」形容建築富麗堂皇，由此可見雕與畫是營造藝術情趣的重要方法，也將平面藝術轉化為立體藝術。雕琢的紋飾與圖案，比繪畫展現更強的表現力與個性。透過鋁膠布、油性筆與砂擦的結合，將植物樣態以鐫刻的方式呈現它的生命力，展現力與美的工藝之美。

 觀察選出細膩精巧的葉片

 用鋁膠布仿製出金屬雕刻效果

材料

- 質感細緻的葉子數款
- 鋁膠布一段
- 平頭油性的麥克筆或奇異筆
- 使用怠盡沒有水的原子筆
- 砂質橡皮擦或菜瓜布
- A4 紙張、硬紙板
- 有顏色的厚硬紙板
- 紙膠帶若干
- 鑷子、剪刀

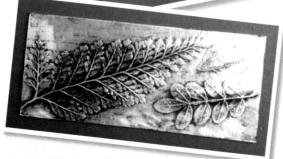

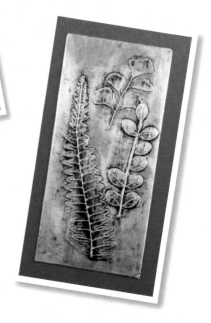

作品示範／葉芳瑜

1. 準備細膩度高、葉緣多變化的幾款葉片，如：芒萁、鰭花椒、鐵線蕨、鳥蕨、腎蕨、扁柏、楓葉、天竺葵等，事先壓乾或撿拾乾燥落葉。

2. 在桌面上用紙膠帶固定一張 A4 紙。緩緩撕下一段鋁膠布背紙，黏膠面朝上，用紙膠帶將鋁膠布固定在 A4 紙上。

3. 將硬紙板裁成比鋁膠布略小的尺寸以方便做摺份。拿取葉片在硬紙板上排列，確認構圖之後，用鑷子把葉背貼在鋁膠布上，再將厚紙板覆蓋到鋁膠布上，讓鋁膠布四周留有摺份。

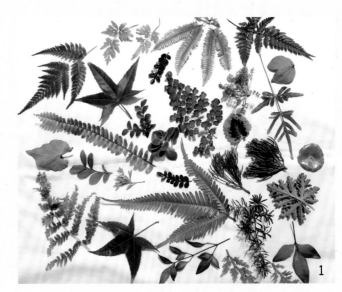

1

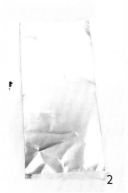

2

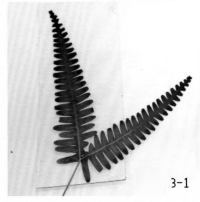

3-1

4. 移除固定鋁膠布的紙膠帶以便拿起，鋁膠布的四個角剪斜邊（可避免往內摺時重疊過厚），摺份往內摺與硬紙板貼合。翻回鋁膠布正面後，使用沒有水的原子筆輕畫將葉形、葉脈明顯的刻畫出線條。

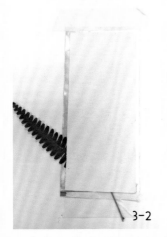

3-2

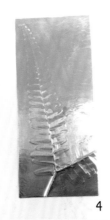

4

5 使用平頭油性筆上色，塗滿鋁膠布，再用砂擦或菜瓜布輕拭，製造鎸刻的效果即完成。

6 將作品黏貼在厚硬紙板上，呈現如同襯卡裱畫的質感。

❗ 使用油性筆時，務必保持空氣流通，避免油性筆味道不易揮散。

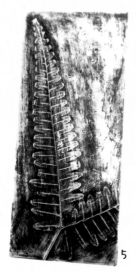

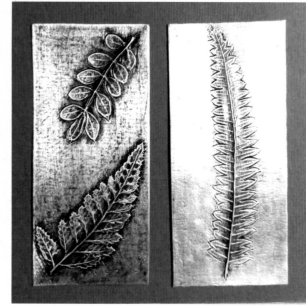

替代素材

● 鋁箔紙

鋁膠布的成本較高，可以平價的鋁箔紙來替代。塗抹的油性筆上色也可以交替使用多種顏色的簽字筆或麥克筆。

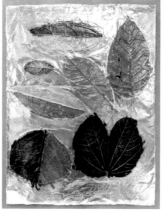

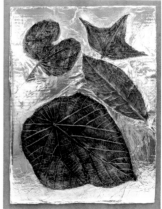

 療癒小語　你可以藉由書本去理解知識，但你必需透過接觸，才能瞭解生命。

綠色能量森呼吸
動手捏出療癒系苔球

將千姿百態且具淨化空氣功能的觀葉植物根部泥捏成球，是近年很流行又好照顧的一種栽植方式。在手掌心利用水苔把植物的根部披覆，慢慢整型成一顆顆造型可愛的圓苔球，因不需要盆器，多餘水分會自動流出不怕過度澆水，很適合忙碌的上班族拿來裝飾桌面。在DIY 手作苔球後，請學員加入小石、枯木、香塔，建造屬於自己的微山林，感受青翠綠意森呼吸，是很受青睞的綠療手作，現在就讓我們來動手吧！

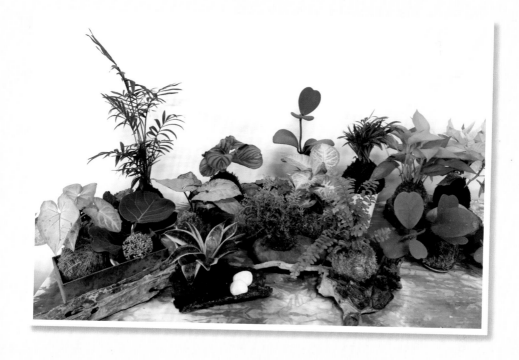

👁️ 欣賞植物脫去外盆，以球體姿態生長

👃 脫盆時聞到植物、土壤氣味

✋ 透過包覆、綑綁，打造圓滾的水苔球

材料

● 室內植物 1 株
● 水苔（約 1 手掌，泡水備用）
● 線材，如：麻繩、釣魚線、棉線

製作方法

1　水苔泡水擰乾平舖，植栽要先脫盆、剪除過長的根系備用。（過程中引導學員輕聲跟植物說：「要幫你搬家了喔！」）

2　將植栽根部包在水苔中間，土壤表面的上下左右面皆包覆一層水苔、雙手壓按呈圓球狀。

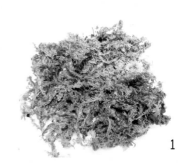

1

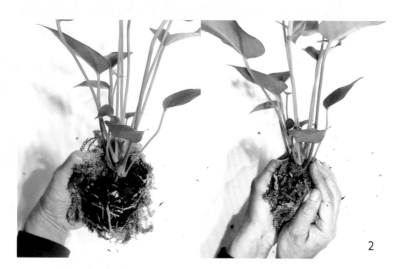

2

3　用麻繩或棉線輕輕纏繞捆綁固定苔球，直到整顆苔球包滿麻繩。綑綁手法：想像植物處於 12 時方向，麻繩緊靠莖部中心最底處（可邊繞輕輕旋轉球體），綁線由 1 時跨向 7 時、2 時跨向 8 時，如此類推。

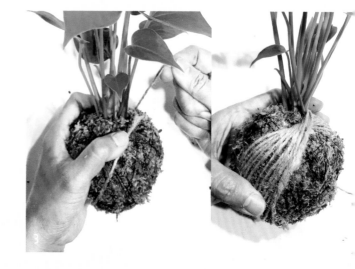

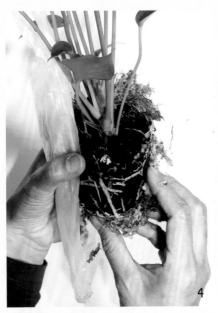

4 如果是手部操作能力較弱的對象，可把水苔和植物放在一張塑膠袋上，如同包飯糰般將水苔包圓；綁線改用具彈性的車縫機用 QQ 線，對於操作功能不佳的使用者較容易完成綑綁。

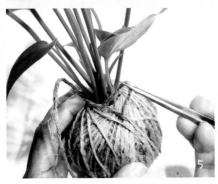

5 使用尖攝子將麻繩打結，末端塞進線球裡拉緊。苔球底部墊幾顆石子，保持通風以免發霉變黑。

❗ 照護方式：當麻繩乾了、苔球拿起來變輕，表示苔球需要補充水分了！將整顆浸水 10-15 分鐘，讓苔球完全吸飽水分拿出即可。如果是耐旱植物，可待整球觸感變乾硬後才浸水。

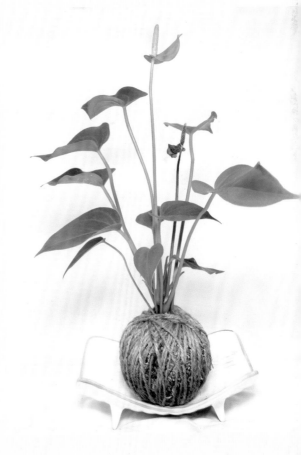

葉之茂。創意手作應用

其他作品

1. 用棉線懸吊、裝飾眼睛

苔球植株也可以用棉線懸吊，讓空間佈置更具立體感，或者添加毛根、活動眼睛等裝飾成為苔球人，讓作品增添趣味性。

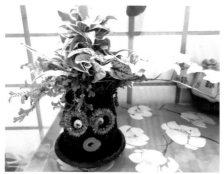

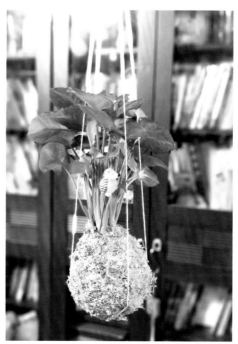

2. 搭配老盤舊碟

苔球外可包覆綠苔，搭配老盤舊碟可呈現樸拙感，加入一柱倒流香幻化成為山林微景觀，別有一番趣味。

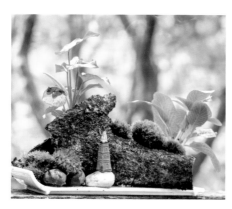

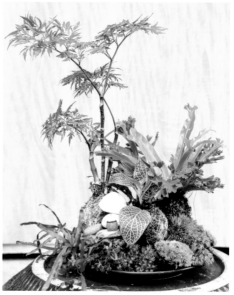

 療癒小語 解讀植物如何接納環境、並尋找生命出口，讓人感受到一種鼓舞的力量。

青草來作畫

崇尚環保自然蔚為風潮，藉由自然界之花、草、樹木、莖、葉、果實、種子成為植物染劑，運用在自然畫創作上，有別於化學顏料，不會產生有害環境和人體健康的廢水，很值得推廣。青草畫作中加上乾燥花材、種子，最後神來一筆的以枯枝為框，將大自然素材裱框於內，增強畫面的立體張力。

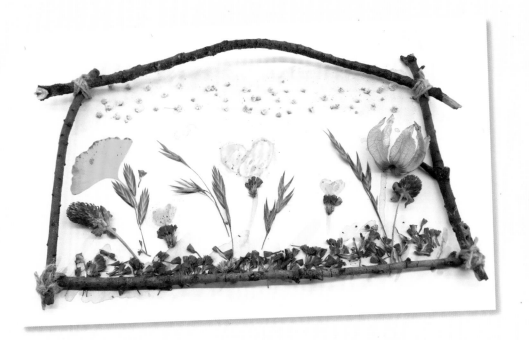

 觀察各種植物的汁液色澤

 嗅聞植物汁液的氣味

 攪打植物、水果，以其汁液作畫

材料

- 大花咸豐草葉 3 株
- 紅火龍果 1/4 顆
- 蝶豆花 10 朵
- 咖啡渣 2 小匙
- 果汁機
- 乾燥花材、種子、樹枝
- 圖畫紙
- 筆刷、棉花棒
- 麻繩
- 保麗龍膠

製作方法

1 將大花咸豐草葉、紅火龍果各別放進果汁機再加入少許水，攪打成綠色
　及紅色植物染劑；蝶豆花、咖啡粉各別用少許水調成藍色和咖啡色液體。

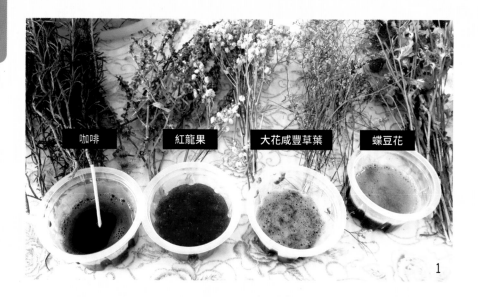

2 用筆刷、棉花棒沾取各
　色植物染劑在圖畫紙上
　色繪畫，進行創作。
3 乾燥花材、種子以保麗
　龍膠黏貼在圖畫紙上，
　營造畫面主題。

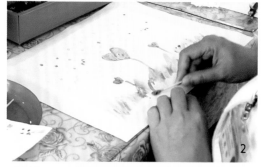

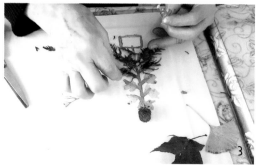

4 畫作四周圍擺上枯枝幹並用麻繩或棉線固定，可增加畫面立體張力。

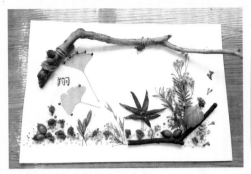 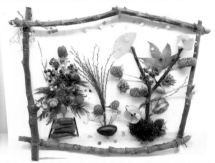

適合製作蔬果植物染劑的素材如下：

紅色　甜菜根、紅鳳菜、紅火龍果、紅椒粉末 (材料 1: 水 4)

橙色　紅蘿蔔

黃色　南瓜、薑黃、梔子花果實

綠色　大花咸豐草、艾草、抹茶粉末、菠菜 (效果很好)

藍色　蝶豆花

紫色　紫薯、藍莓

咖啡色　咖啡、茶葉 (熱水浸泡)

製作方式：粉末用水沖泡調色，蝶豆花及梔子花以熱水沖泡即可釋放色素，其他根莖果葉使
用果汁機加少許水打汁。

療癒
小語
在植物的演替智慧中
葉、樹幹、樹根、花、種子……
每個生物的 DNA 都印證著地球 46 億年來的演變記憶。

彩線做畫筆
落葉添新裝葉子繡花

縫補衣服是許多長輩擅長的基本技能，在具皮革質感的葉子上，使用五顏六色的縫線，重現各種繡花針法、或只是隨意亂縫，這對手部精細功能良好的老人族群，很能展現其所長；對失智的老人家，這體驗式的操作在拿起針線時，其過往的記憶與技能就不自覺的被喚醒了，現在來重溫吧！

 辨識革質葉片

 在葉片上以針線繡縫圖樣

材料

- 厚實的革質葉子
- 粗針
- 各色繡線
- 消失筆
- 油性亮光筆若干色
- 剪刀

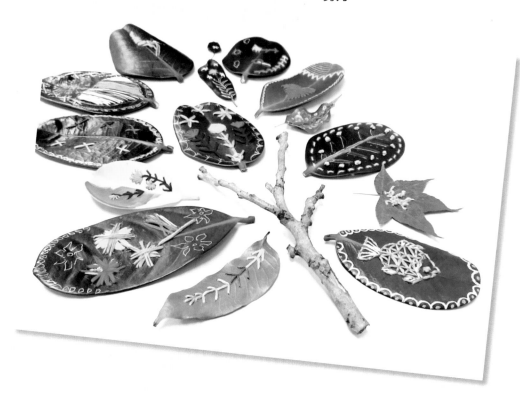

首先介紹 5 種基本繡法，每一種繡法可掃描 QRcode 觀看操作影片。
學會之後可根據想繡的圖案，搭配不同的繡法來完成。

結粒繡（捲線繡）

以一粒一粒打結的方式來呈現立體感。

1 起針：在第一個點從
  葉背穿出第 1 針。

2 將線繞針 3-5 圈後拉
  緊線。

3 針穿回到原點，將結
  粒球拉緊到葉面上即
  完成。

結粒繡教學影片

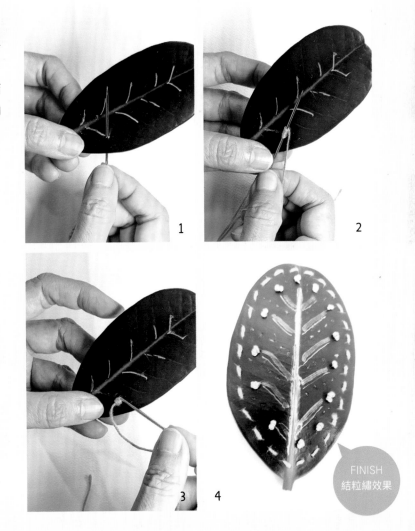

1

2

3

4

FINISH
結粒繡效果

葉之茂。創意手作應用

直針繡

簡單地繡出直線、斜線。

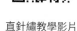

直針繡教學影片

1 以繡出一個心形為例，在心型的中心點起針，從葉背穿出第 1 條線。

2 拉往心形的圖案邊緣將第 2 針穿進葉子，將針上多餘的線自葉背拉出。

3 第 3 針回到第一針的孔洞從葉背拉出所有的線，第 4 針穿進第 2 針的
旁邊，將針上多餘的線往葉背拉出，重覆呈輻射狀繡滿整個圖案。

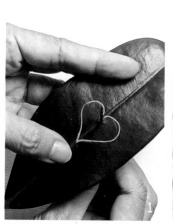

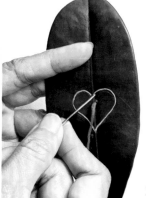

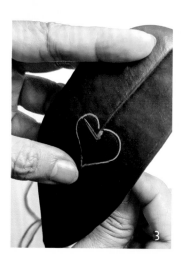

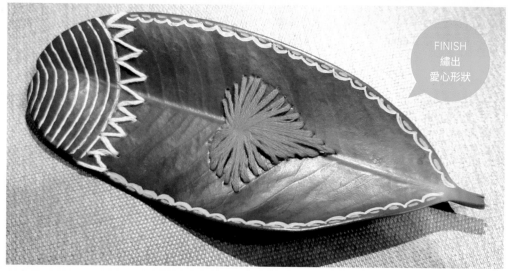

FINISH
繡出
愛心形狀

單純用直針繡就能組成線條感的花樣：

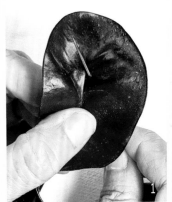

1

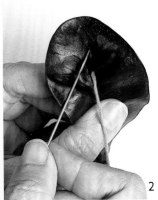

2

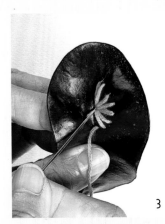

3

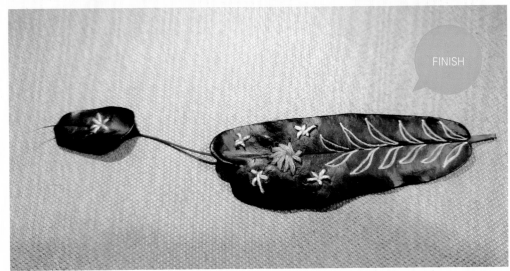

FINISH

葉之茂。創意手作應用

魚骨繡

從 V 的尖端起針，自葉背穿出針線，穿針順序與方向可與下圖 (1) ～ (6) 對照。在葉背結尾收針、打結。

橘色數字：
從葉背穿上來
藍色數字：
從正面穿下去

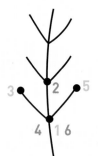

魚骨繡教學影片

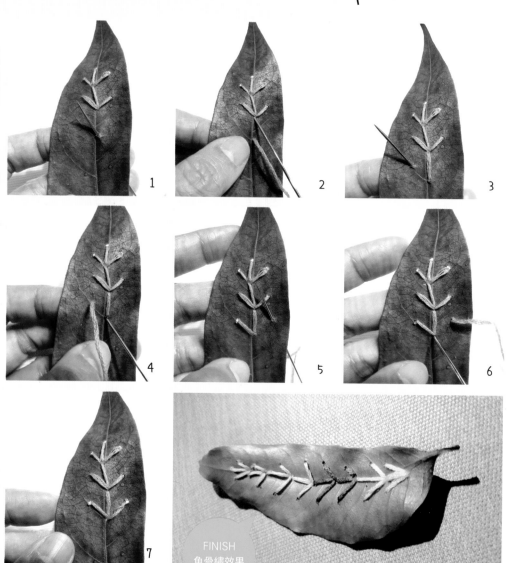

1

2

3

4

5

6

7

FINISH
魚骨繡效果

緞面繡教學影片

緞面繡

1　在心型的最邊緣起針，將針線從葉背穿出。

2　在心型平行的另一端將針線穿進葉子內。

3　將第3針從第1針的旁邊將針線從葉背穿出，讓線保持平行，拉線時要注意力道一致，拉太鬆不整齊，拉太緊葉子會破掉。如此重覆直到完成想繡滿的區域。

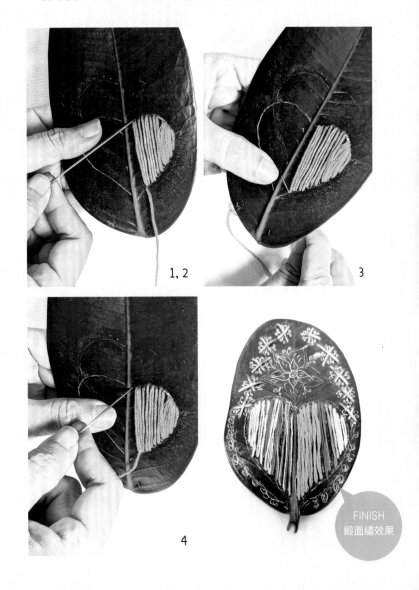

1, 2

3

4

FINISH
緞面繡效果

十字繡

1 從＋的其中一個角起針，將針線從葉背穿出，再穿進 ＋的對角線。

2 從＋另一角的位置穿出針線。

3 再從對角線位置將針線穿入，即完成一個＋字繡。注意每個＋的開頭都要在同一邊，看起來才會整齊。

十字繡教學影片

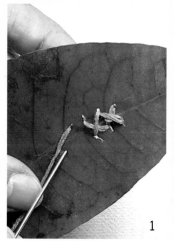

1

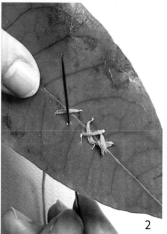

2

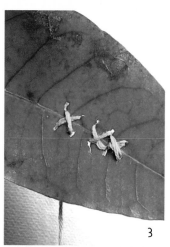

3

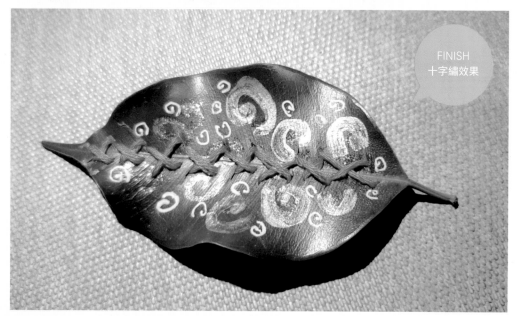

FINISH
十字繡效果

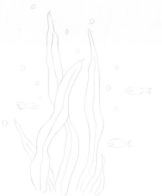

熱帶魚

在葉子上先用消失筆畫出魚形再開始繡。
繡完之後，葉子邊緣可使用亮光筆畫上花邊點綴。

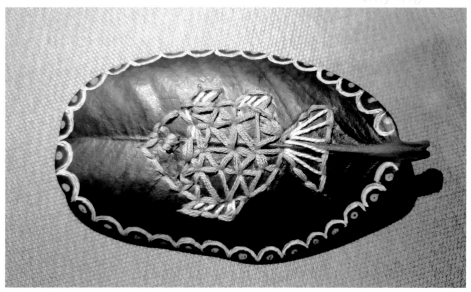

技巧提示：

- 魚身鱗片與魚鰭部位使用直線繡縫滿。
- 魚眼部位使用捲線繡，用線繞針約 20 圈，捏住捲好的線，慢慢把針抽到底，再把針穿進結尾處，在背面打結。
- 魚的輪廓是運用倒針縫法（繡線呈於正面），從穿出線的位置往回一針的距離，每一針都保持相同的距離，重複以上步驟，直到完成整個輪廓。

  ! 使用新鮮葉片完成的作品，建議以書本輕壓一週，
    讓葉面保持平整，不會捲曲皺褶。

 療癒小語
慢慢來，不要急。
做事情不要太快，以免靈魂跟不上。

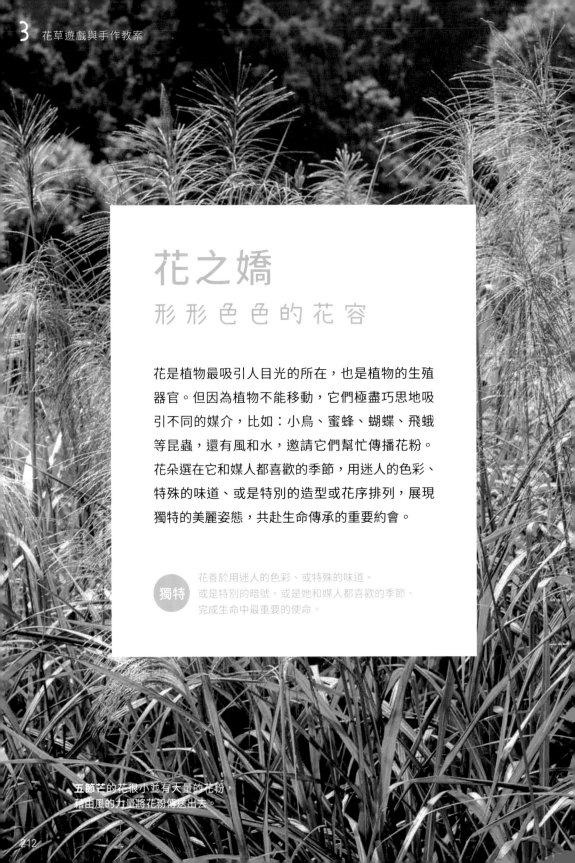

花之嬌
形 形 色 色 的 花 容

花是植物最吸引人目光的所在，也是植物的生殖器官。但因為植物不能移動，它們極盡巧思地吸引不同的媒介，比如：小鳥、蜜蜂、蝴蝶、飛蛾等昆蟲，還有風和水，邀請它們幫忙傳播花粉。花朵選在它和媒人都喜歡的季節，用迷人的色彩、特殊的味道、或是特別的造型或花序排列，展現獨特的美麗姿態，共赴生命傳承的重要約會。

獨特　花善於用迷人的色彩、或特殊的味道、或是特別的暗號、或是她和媒人都喜歡的季節、完成生命中最重要的使命。

五節芒的花很小並有大量的花粉，藉由風的力量將花粉傳送出去。

苦楝用馨香的氣味、黃紫白鮮明對比的色彩，吸引昆蟲訪花。

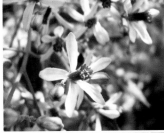

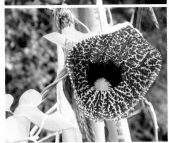

菸斗花藤花以特殊的氣味及模擬腐肉的顏色，吸引蠅類昆蟲訪花。

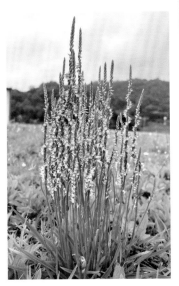

綬草的花由下往上依序呈螺旋狀開放，拉長了花期的時間，也增加授粉的機會。

阿里山龍膽和高山野花在短短的夏季中，用最鮮豔的色彩盡情綻放。

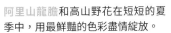

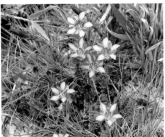

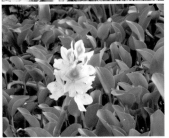

布袋蓮的花有蜜源標記，增加花朵的授粉機會。

穗花棋盤腳花選擇在夜間綻放，宛如夏夜的煙火，藉以吸引夜間活動的昆蟲傳粉。

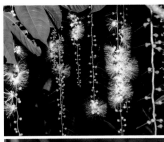

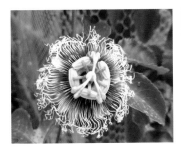

百香果絲狀副花冠像鐘面的刻度，三個指狀柱頭猶如指針，形似時鐘讓人驚艷。

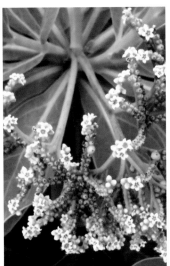

白水木的花很小，所以群集排列成一個花序，形成一個顯目的目標。

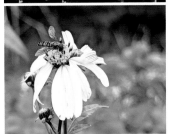

菊科的花朵團結力量大，用舌狀花吸引昆蟲，管狀花提供花粉花蜜來回饋。

來顆十克拉的大鑽戒吧

白花苜蓿花戒指

白花苜蓿的花期從晚春到初夏，盛開時整片草地就像下雪一般壯觀，在河濱公園、路旁，經常可以看見野地馴化的白花苜蓿草原。它的頭狀花序，是由許多小花所聚合而成，仔細觀察：一大朵聚合的花朵中，中間是含苞的花，外側是盛開的花，而最外側下垂的猶如花襯裙的授粉花即將結果。花朵依序開放，讓人感覺它的花期很長。

聖經中的一段話：「所羅門王的寶藏，也不如野地裡的花朵。」白花苜蓿的花朵，在自然野地綻放、吐納氣息，隨風搖曳、與蜂蝶共舞，就像是璀璨的大鑽石吸引著昆蟲。

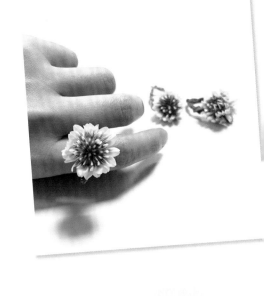

👁 觀察聚合花，葉上白色 V 形特徵

✋ 將花莖環繞成圈，成為花戒指

材料

• 白花苜蓿

活動玩法

1 取一朵白花苜蓿，連同它長長的花柄一起摘下。

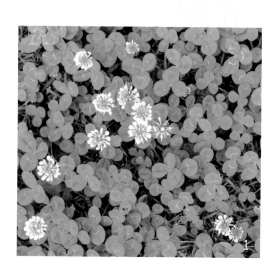

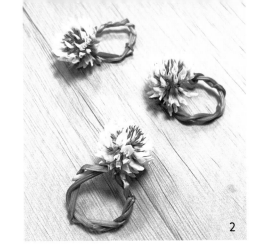

2　在花朵的底部，將綠色的長柄環繞成一個圓戒指的雛形，直徑略寬過手指的寬度。將剩下的長柄纏繞前面繞好的戒指環，增加戒指的厚度，最後將長柄的尾端藏入前面已經纏繞的戒指環內，即可套入手指中，成為美麗的花戒指。

植物小百科

白花苜蓿也稱為白花三葉草，又叫愛爾蘭幸運草，是愛爾蘭的國花。早年由梨山果農、蜂農引進，當成蜜源及地被植物。除了提供花蜜及美觀以外，因屬豆科植物，根部的根瘤菌能固氮來改良土壤，也可以當作家畜的牧草、水土保持等用途。

此外，它的地下莖匍匐蔓延、多年蔓生、生命力強，不須再播種，年年復生蔓延，簡直就是園藝地被植物中的夢幻植物。

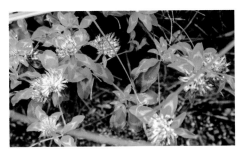

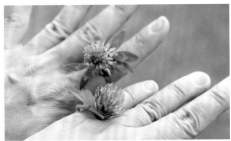

紅花苜蓿花戒指。

> 替代植物

紫花酢醬草、蒲公英、銅錢草，只要有長柄的植物可以環繞手指，都可以是花戒指的素材。

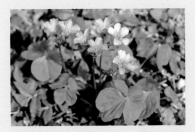

紫花酢醬草。

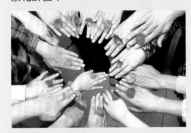

銅錢草的花戒指。

（療癒小語）順著自然的節奏，接受生命的運行，相信上蒼的引領，發揮自己的熱情與天賦，開展內在的自性與韌性。那麼，即使是一棵小草一點也不會「草賤」，而是與大地共生榮的「草健」。

叫我花仙子
使君子花冠

使君子是一種很容易辨認的爬藤植物，一束束聚合的紅色花朵，由五片花瓣組成的小花，向下低垂像是害羞的小姑娘。從夏季開放到秋季，花期相當長，是經常被運用的園藝植物。種在矮牆或圍籬花架，一開就是一大片喜氣洋洋、垂懸而下的花瀑布，讓人不注意也難。小朋友喜歡將它長長的花朵串接起來，就成了美麗的花環、花冠、花項練。

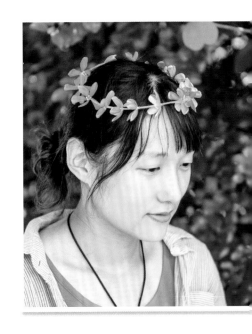

👁 觀察花色一日三變，朝顏夕改

👃 夏日夜晚嗅聞濃郁的香氣

✋ 花朵銜接、串連做成裝飾

材料

• 使君子的花朵 10-20 朵

活動玩法

1. 撿拾使君子的花朵，花瓣後有細長的綠色萼管，將使君子的萼管插入另一朵花蕊中間並深入其萼管內銜接起來，試著搖晃看看，是否有深入萼管中，不會掉落。

2. 一朵接著一朵連成長長的花串，頭尾處相連成環，就可以裝飾在身上成了花仙子。

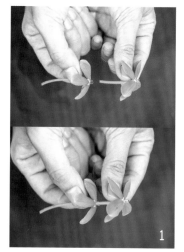

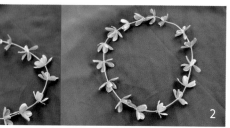

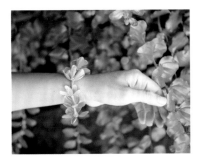

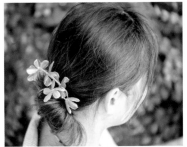

使君子可環繞做項鍊、手環、髮圈、花冠，是小女孩的夢幻裝扮。

使君子的名字聽起來就像是人名，相傳因宋朝一位醫者「郭使君」，善用此植物來為小兒治病而名，是古今中外著名的驅蟲藥。花朵在夜晚散發香氣，藉以吸引夜間的昆蟲來傳播花粉，花瓣後面有一根長長的管狀花萼，看起來就像一個長長的花柄，昆蟲必須探入長長的隧道才能吸食到藏在花萼盡頭的花蜜，所以只能吸引特定的昆蟲。

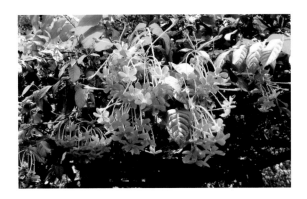

替代植物

花朵如果在花瓣後面是長長的管狀，如：馬纓丹、仙丹花等，都可運用。只要將花瓣間的雄蕊摘除，取另一朵花插入花心萼管內，就可以一朵接一朵地銜接起來，連接成一條小手環。

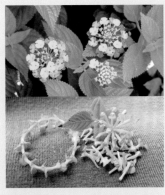

馬纓丹花色鮮艷，被廣泛應用於園藝美化，生命力強韌。串接成為細緻的花戒指。

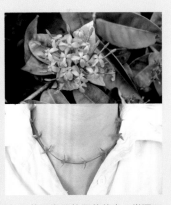

仙丹花是常見的園藝花卉，常運用在公園的綠籬花壇。串接仙丹花，成為仙丹花項鍊。

療癒小語　　向前走，別只為了佔有而駐足摘花，只要留心觀察　花兒自會一路綻放。

217

好吃好玩又好看
洋落葵花手環

洋落葵又稱藤川七、藤三七，它的生命力強，是山野間常見的攀藤植物，在農地常蔓延攀爬成為綠籬。嫩葉經過烹煮後，會有黏稠的液體，能夠保護胃壁、潤腸通便，用麻油爆薑快炒，是許多山產店的鮮蔬美食。每年 7-9 月間是洋落葵的花期，長長的穗狀花序上綴滿白色小花，細看每一朵都是精緻的五瓣小花，將兩條花莖彼此纏繞成為一條更長的花莖，可以不斷延長，做成精巧的花飾。

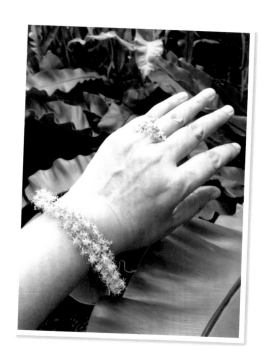

👁 觀察精緻五瓣小花、攀爬纏繞的走莖

👄 採摘洋落葵嫩葉，烹調野菜好滋味

✋ 纏繞花莖成花環、花戒指

材料

• 開滿小花的洋落葵花藤

活動玩法

1 剪下一條一條的花莖，將兩條花莖彼此纏繞成為一條較長的花莖，繼續加入其它花莖，延長成所需長度。

2 多出的部分繼續環繞已經圍成的圓，尾端藏入編好的圓環內，就成了美麗的花手環、花髮髻，還可以做成小巧的花戒指。

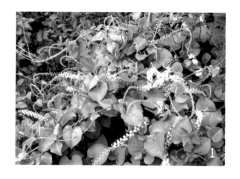

何必為衣裳憂慮呢？你想野地裡的百合花怎麼長起來？它也不勞苦，也不紡線，然而就是所羅門極榮華的時候，他所穿戴的還不如這花一朵呢！～聖經

就是愛漂亮
黃槿花蕊指甲油

黃槿是許多鄉間熟悉的植物。小女生家
家酒，喜歡用黃槿葉做餐盤，黃色的花
朵做盤飾；還可以用它的嫩心葉或花蕊
來黏做耳環，紫紅的花蕊柱頭來當指甲
油。男孩在盤根錯節的樹幹間攀爬冒險，
是許多人童年的共同回憶。

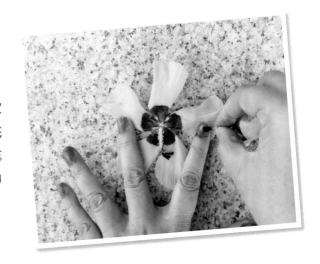

 觀察心形葉、花色變化

 以葉片襯食材，蒸過後清香撲鼻

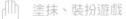 塗抹、裝扮遊戲

材料

- 黃槿花雌蕊 （花期在 7-8 月）
- 嫩心葉

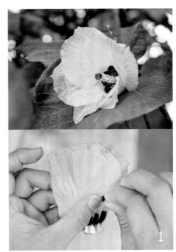

活動玩法

1 黃槿花雌蕊最前端是鮮紅色的
　柱頭，紅色黏液可塗抹在指甲
　上，指甲紅紅亮亮，是純天然
　的安全指甲油。

2 黃槿花的花柱底部含有黏液，
　直接黏在耳垂上當垂掛式耳
　環。也可以用紅色的扶桑花柱
　取代。

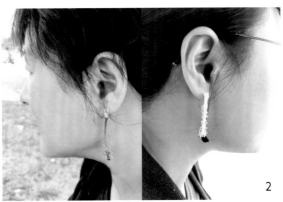

3 如果錯過花期，黃槿的嫩心葉摘下後
會有黏液，可以做成懸掛小耳環。

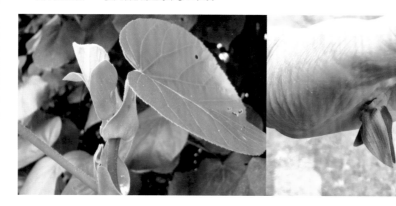

植物小百科

黃槿是台灣海岸常見的樹種，樹形高大可防風。葉子圓心形，加熱後可散發出特殊的香味，曾是早期農村時代，阿嬤炊粿的襯墊材料，因此有人管它叫「粿葉樹」。

在以前沒有衛生紙時，也常用黃槿葉來代替，再回歸土地，是最環保的衛生紙。另外，其樹皮可以搓來製造繩索；花朵去掉花萼，沾麵糊（低筋麵粉＋蛋黃＋鹽）油炸就是日式天婦羅，鮮美可口。黃槿真的是一身是寶的民俗植物。

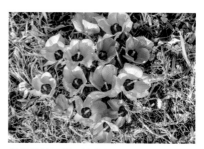

黃槿的花是鮮明的黃色，十分耀眼，凋謝前轉為橘紅色。

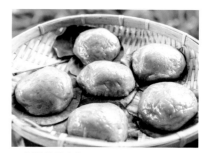

以黃槿葉做為炊粿的襯墊。

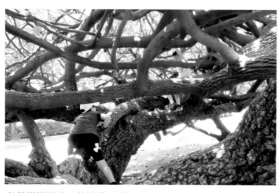

老黃槿樹是孩子的冒險天堂。

每一朵花、每一個相逢
都是引領著我們返家的路。

「鳥語花香」的
野薑花鳥笛

長在低海拔山地、田野間潮濕泥地的野薑花，花開時節像白蝴蝶紛飛綠叢間，地下走莖到處蔓延，挖取一小塊的塊莖即可無性繁殖成為新的植株，算是強勢物種。野薑花可欣賞、可園藝、可玩耍、可創作、可食用、可花藝，是多元的自然療癒植物。

取一片野薑花的外苞片（花萼筒），就可以吹出鳥鳴聲，同時可以有視覺的驚豔、傾聽鳥鳴悅耳、嗅聞大地的芬芳；一朵野薑花有十多片的外苞片，足以讓一群人合奏一首大自然的野鳥協奏曲。

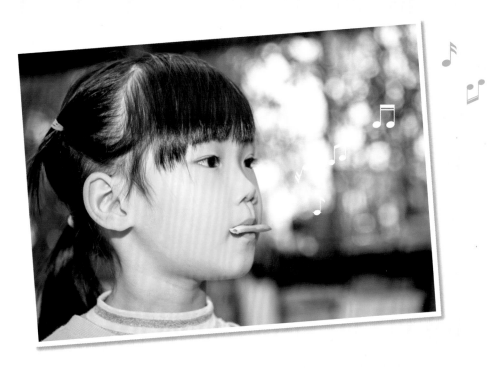

 觀察雄蕊轉變成為醒目的瓣狀假花瓣　　 使用野薑花的外苞片吹鳥笛

 聆聽吹出悅耳鳥聲　　 剝下野薑花的外苞片

花香襲人

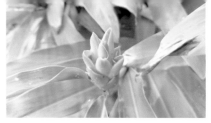

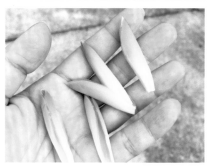

花之嬌・趣味遊戲玩耍

材料

● 野薑花的外苞片（花萼筒）

活動玩法

將野薑花外的苞片洗乾淨，橫向對摺。苞片對摺的開口處靠近嘴邊，做吸吮的動作，像是嬰兒吸奶嘴或是吸珍珠奶茶一般，藉由將苞片中的空氣吸出產生震動，即會發出悅耳的鳥鳴聲。

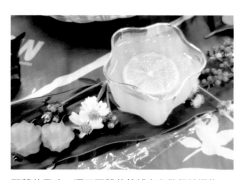

植物小百科

野薑花的花瓣已退化成長長的花絲狀，不足以引起昆蟲的注意，為了完成開花結果的目的，有3枚特化變異的雄蕊轉變成為醒目的瓣狀假花瓣，兩側各自展開一枚，還有中間一枚寬大、二裂、有黃色蜜源標記的大「花瓣」，猶如白色蝴蝶翩翩。另外還有一支具有生殖能力的雄蕊，與花柱合生。在完成傳花授粉的任務之後，花柱上結出紅色的蒴果，紅棕色的種子，其上有金黃色絲狀假種皮，紅果配綠葉的對比色彩，吸引鳥雀光臨。

野薑花果凍，運用野薑花葉鋪底來做餐盤擺飾。

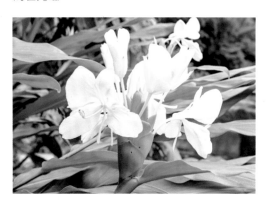

野薑花的長葉片可以包成野薑花粽，蒸煮後有一股清香；新鮮野薑花可以煮成野薑花茶、或是野薑花蛋花湯、野薑花果凍，有薑的清新與薑花的芬芳。客家人獨特的料理祕方「野薑花塊莖味素」，是取用野薑花地下塊莖，經過繁瑣的程序：清洗、刮皮、切片、曬乾研磨成粉末，加入各家調味料，即是天然好味素，加上山胡椒或是白胡椒、香菇、豬肉或豆干、糯米同蒸成香噴噴油飯。

療癒小語　紅花不香，香花不紅，生命各有天分與開展。

紫薇花開煙火秀

從初夏一直開花到秋末的紫薇，花雖小卻
花團錦簇、花色鮮艷且多種，花期特長，
又名「百日紅」，是常見的園藝植物。採摘
一顆飽滿的紫薇花苞，用手指輕輕擠壓，
就像變魔術一般的瞬間花開，是一個會讓
人感到驚喜的花草遊戲。

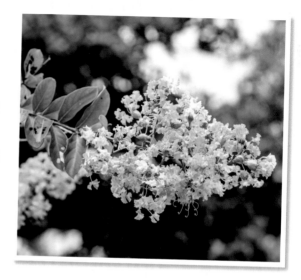

👁 區別近似的紫薇、大花紫薇與九芎

✋ 輕捏擠壓促使花苞綻放

材料

• 紫薇花苞

活動玩法

摘下一顆飽滿、尚未綻放的紫薇花苞，用手輕輕
捏著花苞的底部，隨著手的力道慢慢加強，飽藏
在花苞中皺捲的花瓣就會被擠壓出來，像是在慢
慢地開放。整個過程很像是花在瞬間綻放的縮時
攝影，或是一場短暫的「煙火秀」，旁觀的人常
常會因為感受到驚喜而情不自禁地發出讚嘆聲：
「哇！」讓人有一種花開心喜的療癒力量。

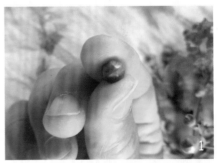

1　取下幾顆飽滿未開的紫薇花苞。

2　紫薇花開，猶如短暫煙火秀。

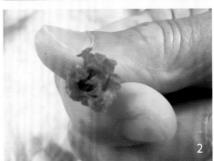

更多玩法

紫薇有一個趣味的名字「怕癢樹」、「怕癢花」，用手在紫薇光禿禿的樹幹上輕輕用手搔癢，它的樹頂立即會枝搖葉動，即使寂靜無風也仍輕輕顫抖，好像怕癢一樣。下回記得找一個無風的天氣，伸手在紫薇樹幹上輕輕撫摸看看，像不像是一個笑得花枝亂顫的小女孩。

植物小百科 ·····

紫薇樹幹光滑、堅硬，近似「猴不爬樹」九芎，樹的外皮都會自動剝落，露出光滑的樹皮；另外還有一種極為相似的大花紫薇，這三者都是千屈菜科的觀花喬木，有同樣的特徵：花的數量多、花瓣的邊緣捲曲皺褶，像是衣裙的滾邊，花絲長短不一、果實也同樣都是圓球形蒴果。這三種植物常常被誤認為是同一種植物，但仔細分辨，由花瓣、蒴果大小及葉形、樹幹的差別，就會發現許多不同之處。

| 紫薇 | 大花紫薇 | 九芎 |

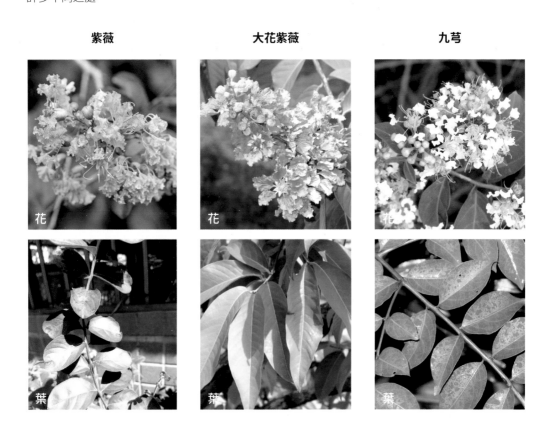

紫薇	**大花紫薇**	**九芎**
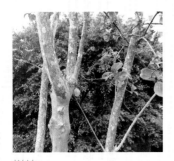	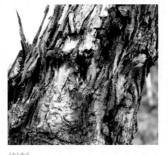	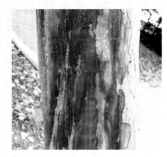
樹幹	樹幹	樹幹
灌木，樹皮光滑易剝落。	喬木，樹皮粗糙，常有片狀剝落。	粗大喬木，樹幹光亮平滑，又稱「猴不爬」。
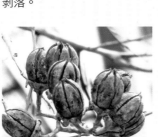	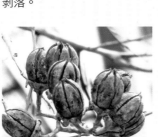	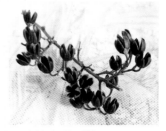
蒴果	蒴果	蒴果
徑寬 0.8-1.1 公分	徑寬 3-3.5 公分	徑寬 0.6-0.8 公分，又稱「小果紫薇」。

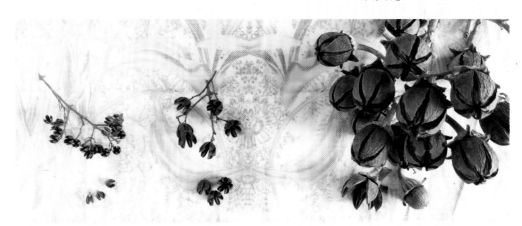

蒴果大小比一比：由左至右依序為九芎（小）、紫薇（中）、大花紫薇（大）。

 療癒小語　紫薇花開心喜煙火秀，用一種歡慶的生命態度去迎接不可預期的日常。

飄呀飄～
牽牛花手拋降落傘

在海濱與山林野地，經常可以看到牽牛花一大片地綻放，像似喇叭又像是漏斗狀的花朵把大地點綴得熱鬧非凡，既是觀賞植物，也是有趣的鄉土童玩植物，有許多種有趣的玩法。

👁 觀察白天開花，烈日或過午即閉合

✋ 花朵螺旋降落遊戲

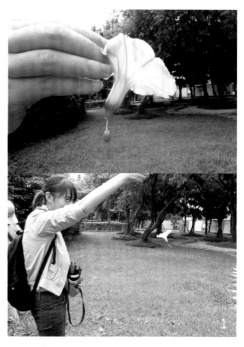

材料

● 牽牛花

活動玩法

1 **牽牛花降落傘：** 將花萼與喇叭形的花瓣稍作分開，但中間還有花朵的雄蕊和花柱連接著，看起來仍像是一朵完整的花。由高處往低處丟、或用力向上拋高，花萼的重量與花瓣的緩衝，會讓花像降落傘一般緩緩降下。可以比賽看看誰的花朵最慢落地。

2 **牽牛花螺旋槳：** 向內撕去或剪下部分花瓣，原本喇叭形的花朵成為星形，看起來也像隻五爪小章魚。由高樓處往下拋，牽牛花就會像螺旋槳不斷地旋轉，再緩緩飄下。

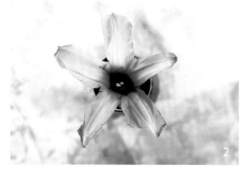

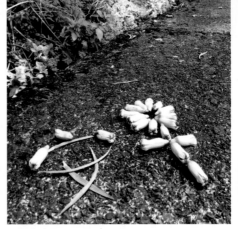

牽牛花有許多浪漫的傳說：花瓣上有星形圖案，傳說開花之際，就是牛郎織女星相會時刻。牽牛花在晨曦間緩緩綻放，花色有藍、紫、粉紅色等，猶如朝霞繽紛，所以英文將牽牛花叫做「morning glory」，意為早晨的榮光。日本因屬溫帶，對於在熱帶、亞熱帶蔓延的牽牛花似有一種偏愛，依它白天開放、過午閉合的特色，而稱作「朝顏」如此爛漫的名字。

牽牛花白天開放，過午閉合。
作品示範／黃鳳鑾（宜蘭豆娘）

相似植物

牽牛花是旋花科植物，和我們食用的地瓜葉和空心菜、以及海濱的馬鞍藤都是喇叭狀的花形，是同一家族的植物。但牽牛花全草有毒，種子毒性較強，要避免誤食。

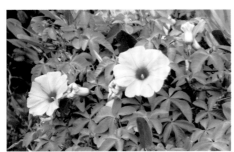

最常見的槭葉牽牛花，粉紫花，葉子呈掌狀5-7深裂。

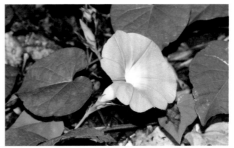

銳葉牽牛花，葉似心形，藍紫色的花，是很稀少的夢幻色彩。照片提供／黃麗錦（紫棟）

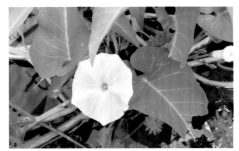

可食用的空心菜開出白色的喇叭花。
照片提供／黃麗錦（紫棟）

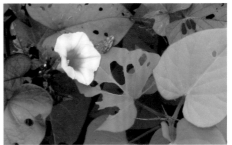

農地常見的地瓜葉，淺淺的粉紫花朵，像是素樸的村莊小姑娘。照片提供／黃麗錦（紫棟）

療癒小語　在天剛破曉的時刻，那害羞的花苞逐漸展開，綻放喇叭一般完全沒有遮掩的笑容，像在大聲宣告：「我在這裡，陽光正好。」

花之嬌。趣味遊戲玩耍

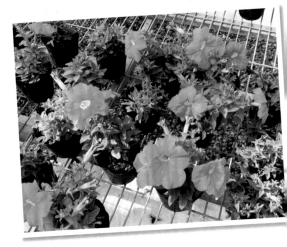

誰是吹牛大王？
矮牽牛氣球

矮牽牛雖然名稱有『牽牛』兩個字，花也是喇叭形，與牽牛花十分相似，卻是完全不同家族的茄科植物。全年開花的耐熱植栽，經常會雜交成各種五彩繽紛的花色，園藝造景運用廣泛。

 欣賞矮牽牛豐富的花色，花瓣有單瓣、重瓣之分

收合花瓣吹氣球

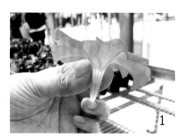

材料

- 矮牽牛

活動玩法

1 摘下花朵並取下花萼。

2 用手指將喇叭花瓣捏起來收合。

3 由花筒底部當做吹氣口，花瓣就會像氣球一樣鼓起來，直到迸裂開來聽到 " 波 " 的一聲，比賽看誰的牽牛花氣球有裂開來，也是一個測試肺活量的趣味競賽。

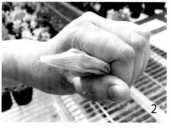

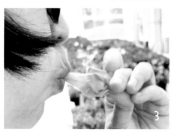

> 將矮牽牛花浸泡在廚房的食用醋、檸檬水、洗衣粉水、蘇打水中，利用花瓣遇酸性、鹼性會變色的特性，就可以來玩變色遊戲，看看花朵會產生什麼樣的顏色變化。

> 療癒小語
> 如果夠專心，你就可以傾聽到花朵綻放的聲音；
> 如果夠溫柔，你就可以感受到植物生長的節奏；
> 如果夠安靜，你就可以深深地感受到地球的呼吸。

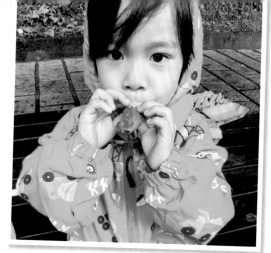

照片提供／蔡麗紅（七里香）

蜜之花
南美朱槿

在物資缺乏的年代，很多小朋友都有在田野中品嚐野花、採摘野果當零食的經驗，比如：香氣十足的土芭樂、橘紅多汁的構樹圓球果、長條狀酸甜滋味的桑葚、會爆漿的龍葵黑籽仔，還有，吸食南美朱槿的花蜜，是許多人童年的回憶。

 辨識南美朱槿和朱槿的差別

 吸允花朵底部的花蜜

材料

• 南美朱槿

活動玩法

南美朱槿全年都可開花，她的花蕊伸出花冠外，向昆蟲發出邀請帖，也正是花蜜濃郁的時刻。將花朵底部的花萼拔下，吸允底部的花蜜，就可以感受到甜蜜蜜的滋味。

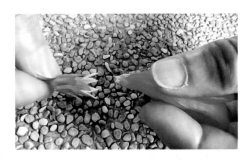

植物小百科

南美朱槿是錦葵科，花形像是一個緊裹紅袍的害羞少女，又被稱為大紅袍、含羞花、風鈴花、燈籠扶桑等。因為適合台灣的氣候，普遍園藝栽培，而由害羞外型走向了親民的綠籬景觀、公園校園的綠美化。

南美朱槿因為開花時花瓣不打開，因此常被認為是不開花的朱槿。其實，南美朱槿雖然名字有朱槿二字，卻與朱槿是不同屬的植物。朱槿開花時花瓣全然展開，花朵又大又漂亮，夏威夷及一些熱帶島嶼的女孩常喜歡將朱槿別在耳朵上，拿掉花瓣也同樣可以舔到蜜汁，但花蜜濃度不及南美朱槿。

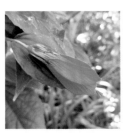

南美朱槿的花瓣不打開，只有雄蕊和雌蕊伸出花瓣外。

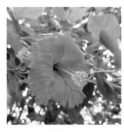

朱槿是錦葵科木槿屬，花大而豔麗，又稱為扶桑花、大紅花。

療癒小語　南美朱槿像是未開展的花苞，卻有甜蜜的內蘊，分享的初心，歡喜地給出。

拇指姑娘遊戲花叢
喇叭花形遮陽帽

和小孩對話時，可以試著彎下身子，凝視雙眼，用孩子的高度去重新看待世界，彼此會有更多的交流與理解。而在大自然中，蹲下身來俯瞰、微觀荒野地與花叢間，神遊其中，矮灌叢成了深邃的森林，小蕈菇成了遮雨的涼亭，想像輕盈的毫髮人，在花叢間跳躍，也在我們童真的心靈裡飛翔。

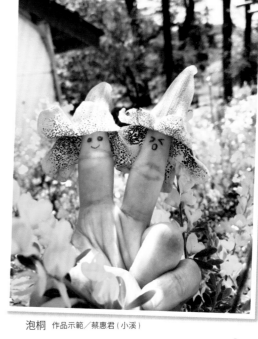

泡桐　作品示範／蔡惠君（小溪）

👁 觀察不同花的造型，尋找漏斗狀花朵

✋ 戴上花帽的指偶冒險趣

材料

• 漏斗狀花朵

活動玩法

在野外如尋得長長管狀的花朵或花萼，形狀看起來像是喇叭或漏斗，摘下來戴在手指上，畫上表情，就像是拇指姑娘戴著花帽遊戲花叢間。

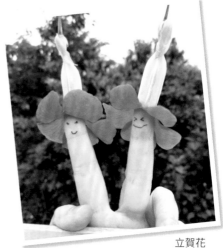

立賀花

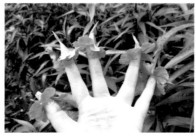

翠盧莉

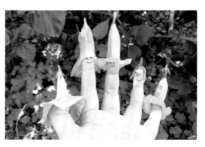

牽牛花、小花黃蟬、朱槿花萼

療癒小語

沐浴在山林之美的光輝裡，讓人充滿喜悅而容光煥發。

四季魔法師～
大地畫板野花秀

走在人行道或清幽小路上，放慢腳步、細心觀察，一陣徐風吹拂，抬頭仰望，一簇或一串花葉輕輕搖曳，一盪一漾的野花落葉飄落地上或水面，給人許多浪漫想像。以大地為畫板，俯拾繽紛，隨心擺放，將對自然經歷的感動滿滿呈現，也能分享給熙來攘往的同道賞花人。

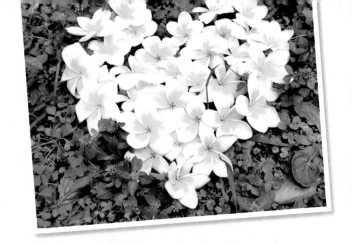

雞蛋花

👁 欣賞四季更迭野花怒放、落葉飄落

👃 嗅聞不同野花傳來的清香

✋ 撿拾、發揮創意做排列

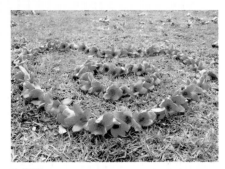

木棉花

 材料

- 落花　　- 落葉

 活動玩法

1. 心型排法

俯拾滿地的落花落葉，隨意排成心型等喜歡的圖案，大地畫板上的落花，讓過客也能駐足欣賞。

藍花楹

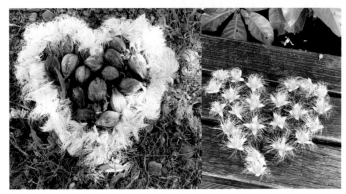

穗花棋盤腳　作品示範／黃鳳鑾（宜蘭豆娘）　　作品示範／劉霞雯

231

2. 文字排法

所有撿拾自然物的大地創作，取於自然，回歸於自然。土地為畫板，落葉、花、果、枯木為彩筆，感恩珍惜祝福的心是彼此相悉的語言。所有未曾謀面、駐足欣賞的路人，讚嘆欣賞的目光、打卡合照的記憶，是我們對季節共同的禮讚。

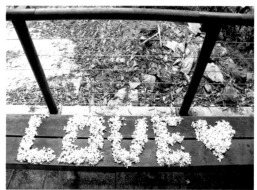

油桐花

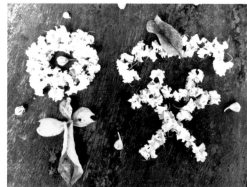

紫薇　作品示範／黃鳳鑾（宜蘭豆娘）

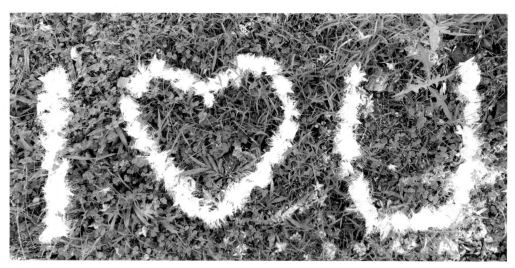

穗花棋盤腳

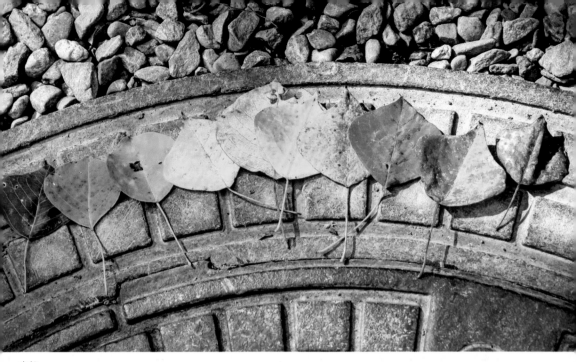

烏桕

3. 顏色漸層式排法

入秋之後，因為花青素的原因，形成漂亮的楓紅，漸層式的排列增添許多浪漫，常見的變葉植物如：烏桕、青楓、台灣紅榨楓、楓香、樟樹都可以運用。

4. 隨意或主題式排法

帶領活動時，除了讓學員自由發揮，亦可設立明確主題，例如親子活動時可以「我的家人」、「我的最愛」為題，讓創作主題與學員有更貼近的連結。

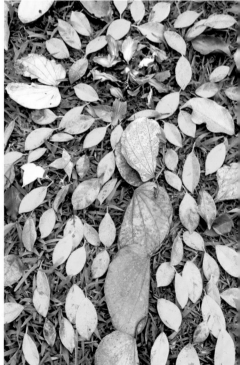

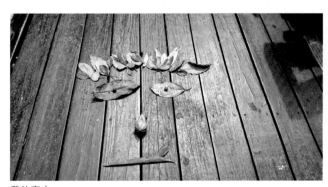

我的家人

隨意創作　照片提供／吳佳叡（鈴蘭）

233

花之嬌。趣味遊戲玩耍

植物小百科 ···

一年四季更迭，各有不同的花朵怒放盛開，緩緩綻放屬於自己的美麗，
俯拾常見可排列的落花落葉：

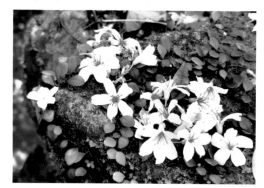

初夏飄落一地的五月雪：油桐。照片提供／林孟湘（海鷗）

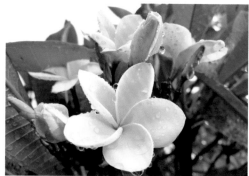

夏季雨露均霑、清香撲鼻誘人的雞蛋花。

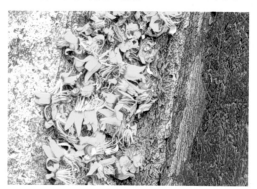

秋天人行道一隅的台灣欒樹。照片提供／徐仕璿（山艾）

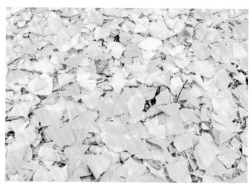

秋天葉變金黃落葉滿地的銀杏。

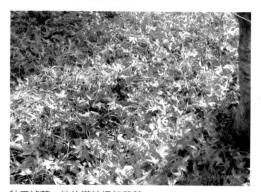

秋天掉落一地的滿地楓紅落葉。

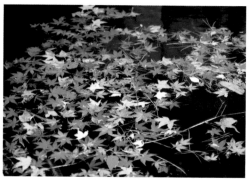

各色楓葉飄落水面，詩意款款。

療癒
小語　　一直以來，最神奇的大地畫板野花秀的創作者，是四季魔法師。

用花草和內心世界對話的花葉曼陀羅

曼陀羅 Mandala 一字來自於梵文，意為「圓」、「圓輪」、乃至宇宙、循環等等，含括了時間與空間、無所不包。曼陀羅的圓與循環，在長時間的雕琢鋪陳、「輪圓俱足」的圓滿時刻，也是抹去、消失的時刻，無需留存，所有的感動與畫面只存留在創作的當下。

藉由花葉曼陀羅的創作與體驗，透過自然植物的葉、花、與內在自己來一場心靈的相遇，記錄自己將與其他自然生命的邂逅，感受大自然無常即如常的生命循環。藉此提升自我覺察力和自我解決問題的力量，也重整生命的價值觀。讓植物的療癒力引導身心能量的流動，使能量恢復平衡、健康與活力。療癒是順應自然的流動而發生，邀請您～慢下心來，與自己相遇。

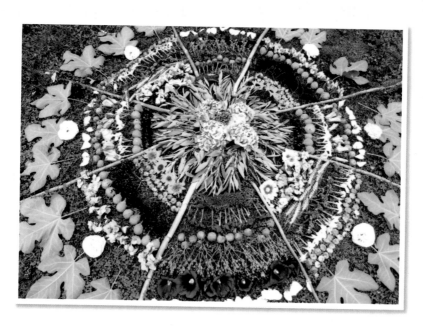

 欣賞多彩顏色花葉、各式祝福卡片　　　 品嚐茶湯及茶食

傾聽夥伴的內心分享　　　 透過蒐集、排列、書寫靜心

嗅聞花草植物香氣

圓盤曼陀羅

材料

- 花材、枝葉 至少 5 色
- 10 吋圓盤 每人 1 個
- 名片卡 每人 4 張
- 彩色筆、剪刀

活動玩法

1. 暖身

開場說明 / 曼陀羅圓形的圖案，沒有缺陷與對立的稜角，象徵圓融圓滿。以自然物來排列曼陀羅，在圓內創作，使人專注內在，呼應我們當下的心境。透過不斷的調整，達到觀照身心的過程。

引導靜心 / 邀請學員透過呼吸、冥想、觀照當下、找回自己的存在，慢慢的讓自己身心靈靜下來。

2. 第一回曼陀羅

動手排列 / 以 10 吋紙圓盤代表屬於自己的「圓壇」，邀請學員禁語、專注於自己內心感受。使用多瓣的玫瑰、太陽花、桔梗等花卉及枝葉，邀請學員可以剝離多瓣的花卉，開放多元創作的可能性，隨意排列出自己的曼陀羅。

過程引導 / 過程中引導語可用：

「看著盤子，你覺得看見什麼？」、

「再往裡面看，有些人看到，有些人看不到，請您花點時間觀看」、

「如果你準備好了，可以開始創作第一次曼陀羅」

起身欣賞 / 數分鐘完成後，請學員在第一張卡片上為自己的曼陀羅命個名；全部完成後，請學員起身至他桌，安靜地欣賞每個人的作品。

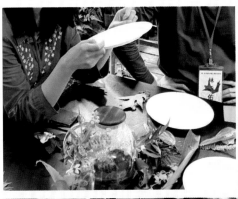

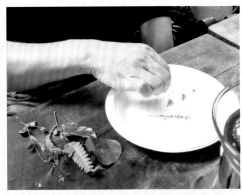

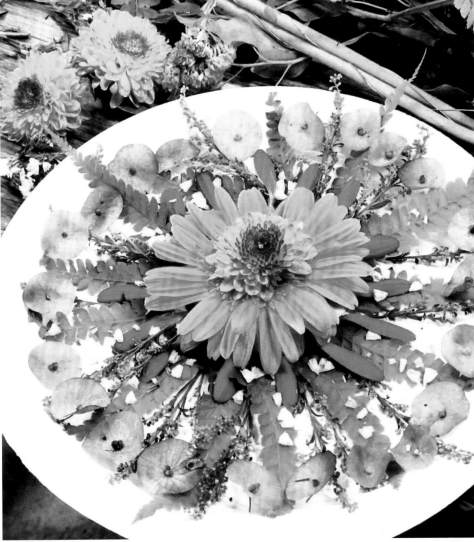

照片提供／葉雅蓮

3. 第二回曼陀羅

體驗失去 / 請學員自行拿走盤中 1/3 的花葉，留意內心「減少」的感受。

過程引導 / 過程中引導學員有意識地思考當下的選擇，引導語可用：

「永恆不變的是改變」、

「那我想捨掉的是什麼？」、

「我想留下的又是什麼？」

書寫心境 / 數分鐘完成後，為這減少後的花葉圓盤，用第二張卡片寫下一個主題命名。

4. 第三回曼陀羅

假手他人 / 請學員起身與其他夥伴隨意更換位置，定位後請學員「花時間看一下你眼前的作品」、「替這位夥伴捨去 1/3 的素材」、「拿掉的過程中請你留意記下自己此時的感覺和理由？」。

書寫心境 / 回到自己的座位，觀看別人為自己捨去的作品，留意自己當下的感受。「你的感覺是什麼？經歷了什麼？」，感受被迫減少的感覺，用第三張卡片寫下主題命名。

5. 第四回曼陀羅

歸零 / 最後，全數清除清空盤子，請學員看著它，為它取個名字。

思考「這個空白在告訴你什麼？有得到什麼啟發？此刻當下的心情是什麼？」

書寫心境 / 再用最後一張卡片，寫下第四個主題命名。

6. 小組分享

心得總交流 / 將四張卡片並排，查看心境的前後變化，是一種內觀的練習。

在小組裡分享自己心境上的起伏變化、看法與感受，彼此交流。

在小組裡分享交流內心的起伏轉折感受，將思緒做一個沉澱與整合。

1. 典型的花，由花冠、花萼、花托、花蕊組成，而不論花朵的那個部分，都可以成為創作的來源。課程材料如預算有限，可將玫瑰、桔梗等片狀花瓣單片剝落運用，而菊花、太陽花等舌狀菊狀花瓣也可以一片片剝下來排列運用。

2. 人類的思想運作，分為表意識和潛意識兩個層次，我們思考時，大多使用表意識。 若要解釋和了解自己的生命裡發生了什麼事，或會恐懼某事某物的原因，可以透過繪畫或創作曼陀羅，覺察、看見、了解自己潛意識裡的內心想法，以期能解決生命的問題。

3. 時間如果來得及，可以在每一回合曼陀羅後都做小組分享。分享次數增加，學員的熱情與聲量就越高，團體動力也會來到最高點。

4. 進行時也可請學員戴上口罩禁語，可以幫助學員收攝心思。進行時可播放靈性舒壓音樂，把花葉能量和自己內在心境連結，並表達出心裡感受。

5. 「分享」在體驗活動中是把所有的感官體驗感受、內化於心的很好方式，透過言語、文字、圖畫、音樂、歌唱、舞蹈都是很好的表達方式，可視帶領族群特性，選擇適用方法來分享。

6. 假如學員不想分享，亦不勉強分享，應該尊重其自主意志，畢竟每個人感受點不同，無須比較與強迫。

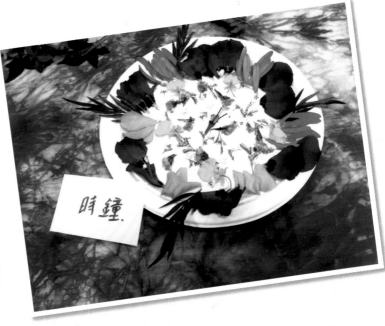

傾聽內在的寧靜之聲，感受善良的關照、和諧的自然生命，一直都環繞著我們。

大地曼陀羅

材料

- 至少5種各式花材、枝葉、
  石頭等任何自然素材

活動玩法

1 在圓盤曼陀羅活動完成之後，可
  以大地曼陀羅做活動結尾，請學
  員將所有曾使用或未使用的花
  葉，擇一空曠處，將所有花葉排
  列在大地上，再燃燒掉4張卡
  片，並給予自己祝福，讓自己心
  靈彷彿重生再次啟程。

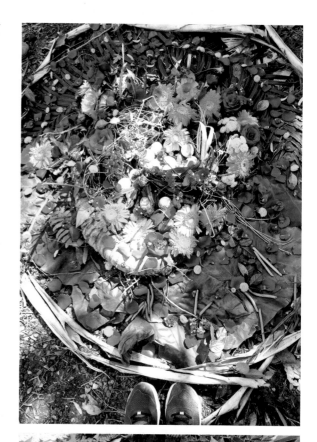

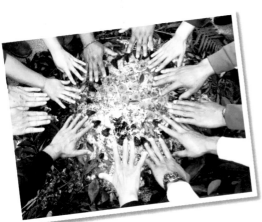

所有的感動與畫面，只留存在創作的
當下，讓自己心靈有新層次的提升。

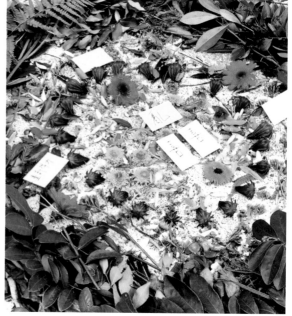

照片提供／葉雅蓮

2 可以在解說導覽活動前，請學員沿路收集至少 5 種自然元素，於最後一站以大地為壇，以個人或小組一起進行隨意創作，並以感謝、祝福之心為創作命名，再與創作合影留念。

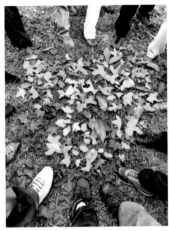

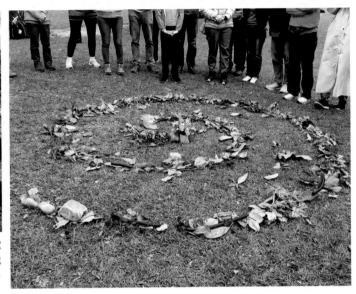

撿拾落葉融入團體創作的大地曼陀羅，也在創作過程中，感受與大地的連結：撿拾、創作、靜心、感謝、祝福。照片提供／江琇琴

3 引導員可事先排列幾款大地曼陀羅，用布巾蓋上。待學員分享完時再掀布展示，啟發學員有更多元的色彩圖騰變化。

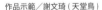
作品示範／謝文琦（天堂鳥）

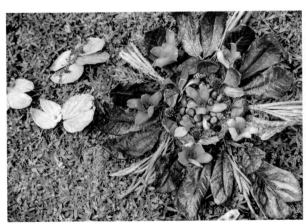

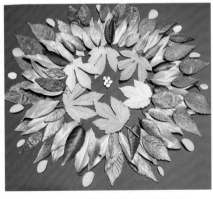

引導員於活動前就做好幾款大地曼陀羅。

療癒小語　如果可以從高處俯瞰大地，所有的山川、河流、森林、草原，還有居住其中的生靈，就是大地最豐富的曼陀羅，充滿流動與變化，並不斷尋求平衡。

茶席曼陀羅

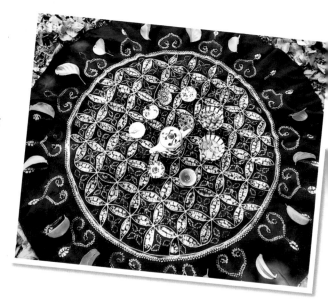

材料

- 各式花草枝葉、石頭等自然元素
- 生命之花藍染布
- 茶水、茶具、茶食
- 正能量短句牌卡、詩籤

作品示範／吳佳叡（鈴蘭）

活動玩法

1. 設置茶席

預先泡好一壺茶，活動前舖好茶席，包含放置茶具、茶食，再使用方巾蓋上，活動開始才掀開給學員驚喜。邀請學員就近撿拾花草樹葉、石頭等自然元素（或事前準備好），在染巾上將隨意排列成喜歡的曼陀羅圖騰，並放上正能量牌卡。

上網搜尋彩虹卡、正念卡、心靈牌卡，就有許多商品可以選購使用。

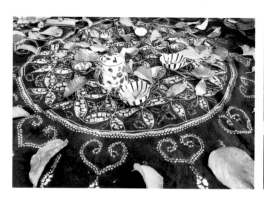

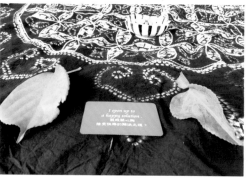

2. 茶宴品茗分享

先以簡單敬天儀式開啟，可以吟一首詩後，再邀請學員入席、品茶食、選取一張正能量卡片，最後分享茶宴過程感受或吟唸卡片上的語句。

原療小語　享受自然、喜歡自然、自然而然地在過程中尊重自然。

追思緬懷曼陀羅

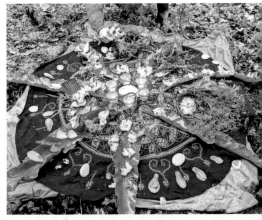

材料

- 各式花草枝葉、石頭等自然元素
- 生命之花藍染布
- 燭台　　• 打火機　　• 雨衣或地墊鋪底

活動玩法

1 生命無常，尤其在長期固定課程中，許多特殊族群、老人族群經常一起生活、上課，若遇到夥伴生病、過世，對心理衝擊很大。此時可以實施一堂生命教育課程，來進行追思緬懷，透過學員說出內在的不捨、傷痛，讓悲傷、憤怒等情緒可以流動。在形式、場地上簡繁皆可，視場地大小、活動預算而機動調整。

2 活動中建議使用實體蠟燭，透過實體火光元素，可以快速燃燒無形的負面情緒，使之得以釋放、消弭，最後再透過引導帶領，讓祝福、祈禱等正能量重新進駐每個人的內在，讓團體動能得以前進。

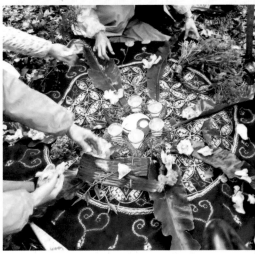

先用蠟燭、大片葉子排出架構圖型，再邀請學員陸續放入事前準備的花葉素材，形成曼陀羅圖騰。

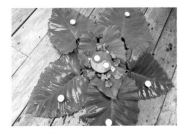

形式簡單的追思緬懷曼陀羅。另可事前準備紀念文稿在過程中吟唱。

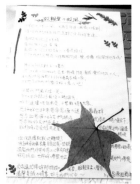

療癒小語

透過儀式的追思回想，向生命中那不復存在的過往道別。訴說落寞與哀傷的失落感，同時也尋回修復的力量。

火紅的翅膀
鳳凰木蝴蝶

每年五、六月間是許多學校的畢業季，滿樹火紅的鳳凰花也正盛開，帶來一種離別依依的訊息，也像是浴火重生的鳳凰一般，為學子們即將展開新的旅程帶來祝福。

許多男孩喜歡撿拾鳳凰木彎刀般的長莢果作為遊戲的刀劍，而女孩會將鮮豔的花朵重新組合成為美麗的花蝴蝶書籤。無論是童年以莢果論劍、拾鳳凰木落花作成蝴蝶書籤、或是驪歌響起之際，滿樹浴火鳳凰般的美感與震撼 …… 勾起許多莘莘學子微妙的情感連結。

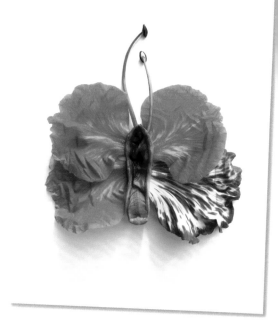

👁 欣賞羽狀複葉、紅艷花開、刀狀莢果

🖐 分解與重整花朵，拼成花蝴蝶

材料

• 鳳凰花（花期 5-7 月）

製作方法

1 將一朵鳳凰花全部分解成為三個部分：花瓣、雄蕊與雌蕊、花萼。花瓣邊緣呈波浪狀為佳。

2 撕除花萼內紅色瓣膜，呈現土綠色。

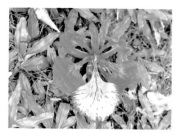

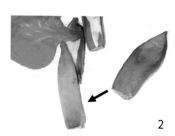

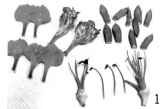

2

1

3 在一片花萼上擺放四片紅色花瓣如蝴蝶展翅、兩根雄蕊成了蝴蝶的觸鬚，就完成一隻蝴蝶的構造。若將有黃色斑紋的上位花瓣擺放在上、兩片紅色花瓣在下，形成了不同色彩變化的蝴蝶。蓋上另一片花萼，上下兩片花萼對齊壓緊。

4 將鳳凰花蝴蝶夾入書本內頁，闔上書本乾燥幾日後，書本吸乾花朵的水分，將花蝴蝶護貝處理，便是留住一季繽紛的書籤。

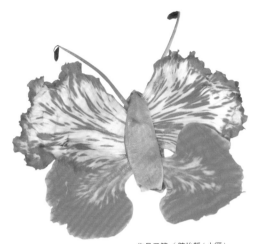

作品示範／陳怡靜（小徑）

植物小百科 ··

鳳凰木原產於非洲，於日據時代引進台灣。有一則關於鳳凰木的傳說：一位西方冒險家到達馬達加斯加時，見到遠處鳳凰木花開，映著晚霞的壯麗，天地一片火紅，當下為眼前的美景所震撼，讚嘆說：「這樹簡直是著了火一般！」所以，鳳凰木英名為Flame Tree （火焰樹、森之火），也有火鳳凰的別名。

臺南雅稱鳳凰城，廣植鳳凰木與火焰木，傘型的大樹冠是極美的遮蔭大樹與城市綠景觀。

❗ 要留意的是：不要被鳳凰木美麗的外表所迷惑，花和種子都有毒，千萬不要誤食喔！

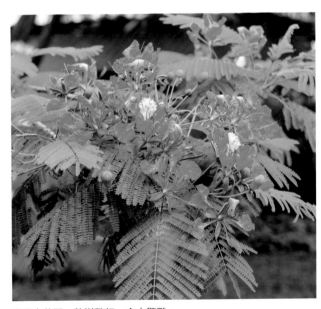

鳳凰木花開，整樹艷紅，令人驚艷。

 不覺迷路為看花，正是生命所以美麗之處。

來自星星的你
猢猻木花束

在夏日的夜晚，猢猻木的大樹上巨大白花低垂的大驚喜，像歡慶的燈火，也像是滿樹晴天娃娃在祝禱。花瓣掉落後，原來保護花朵的花萼像似木玫瑰，有的恣意捲曲、有的含苞待放，是天然乾燥的花材。喜歡收集自然物的夥伴，夏日午后在猢猻木的樹下散步，大多不會空手而歸，用麻繩一綑，就成了美麗的乾燥花束。

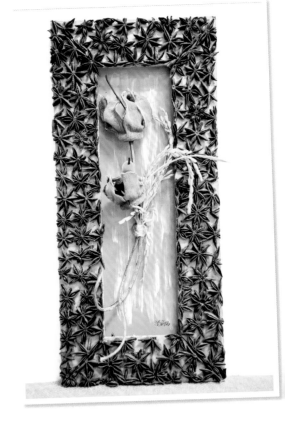

👁 欣賞夏季夜晚猢猻木花開的景緻

🖐 將猢猻木花萼清潔、乾燥做成花束

材料

- 乾燥猢猻木花萼　• 乾燥花
- 麻繩　• 包裝紙

製作方法

1　撿拾落下的猢猻木花萼（花期 7-9 月），用水沖洗、或用牙刷清除灰塵泥土，帶梗倒吊風乾幾週，乾燥後花朵較不會變形。

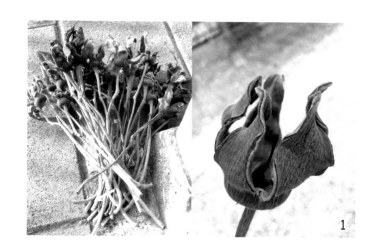

1

2 已經風乾的猢猻木乾燥花，可拿來插花或做成花束。陪襯可以耐久的乾燥花，如：滿天星、星辰花或是卡斯比亞，用麻繩一綑，加上包裝紙，就是一束裝飾、送禮兩相宜的花束。

3 發揮創意將猢猻木乾燥花紮成花束，固定在厚紙板上，寫上詩籤或勵志的短語，或是貼上小詩卡，會是獨一無二的自然創作。

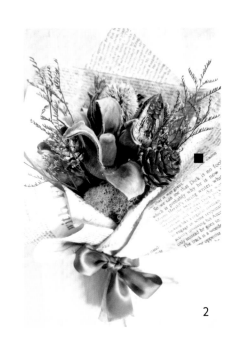

2

將過期的三角桌曆背板拆下來應用，
成為具有個人風格的掛飾。

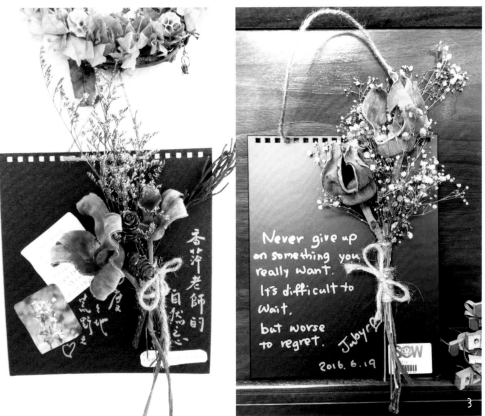

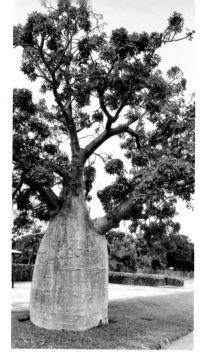

猴猻木的樹幹巨大且有光澤，很容易辨識（攝於澳洲）。

植物小百科

猴猻木是一種木棉科的大喬木，有關於它的許多故事與傳說都非常精彩，最有名的是在文學名著「小王子」書上：來自星星的它，落腳在小王子居住的小星球上，讓小王子困惑不已，因為擔心它會快速盤據小行星，使小星球土崩瓦解，也由此可見它生命力的旺盛。台灣引進多年，讓我們有機會遇見這一棵迫使小王子逃離星球的樹。

猴猻木的樹齡可逾數千年之久，可能是非洲最粗大的樹木。樹幹直徑可達 20 公尺，其內貯存大量的水分，為旅人解渴，是旅人救星，又被稱為旅人樹；果實是猴子愛吃的食物，乾燥變硬後碎成塊狀，看起來就像是乾的麵包塊，故又稱「猴麵包樹」；曬乾的果殼可作打擊樂器、樹皮纖維可織繩索、籃子、墊子等，還被用作牙刷；巨大的樹幹還可以成為居民聚會場所或儲物空間。猴猻木和非洲的生活有許多關聯，被視為「生命之樹」(Tree of Life)。

哪裡可見到？

台灣在 1908 年引進栽培，在許多公園、校園、人行道旁，如：台南巴克禮公園、台北青年公園、關渡捷運站附近等許多地方，都可以欣賞到它獨特的樹形和夏夜綻放白花的煙火秀，有機會撿拾到它的花萼，必定會為它美麗的造型而驚豔。

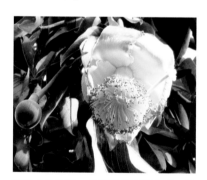

猴猻木的花朵，像穿著澎澎裙的晴天娃娃，也像化妝盒的大粉撲，期待夏日星空下與蟲媒的約會。照片提供／高永興

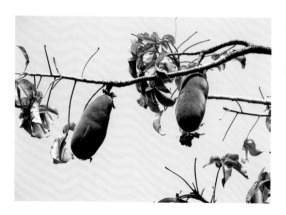

猴猻木果實是猴子愛吃的食物，故非洲人又叫它「猴麵包樹」。
照片提供／高永興

雖然我們無法摘許天上的繁星，但我們可以撿拾起地上的繁花，並將她轉變為大自然慷慨的餽贈。

花非花

九重葛永生花環

街頭常見的爬藤植物九重葛全年開花，以 8～9 月最盛，每每開花就像是傾盡洪荒之力，毫無保留的全然綻放，渲染成一大片鮮豔的花海，是街角常見的美麗風景。撿拾九重葛落花，略作乾燥，用來點綴花束或做成花環，可以保存很長的時間。

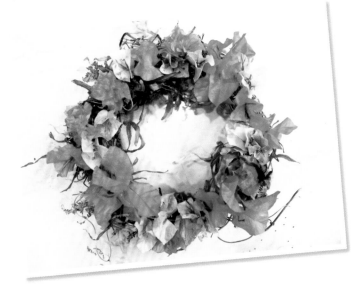

👁 觀察九重葛的「真花」與苞片構造

✋ 以九重葛點綴裝飾花環

材料

• 九重葛苞片
• 其他乾燥果實種子
• 藤圈

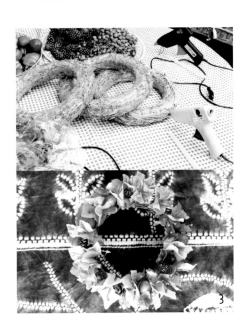

製作方法

1 撿拾掉落的九重葛苞片，放在報紙上稍微吸乾水分。

2 以常見的藤本植物，如：雞屎藤、海金沙等環繞成圓形，成為花環的底座。也可以在花市、花材行買到現成的藤圈。

3 以熱熔膠將九重葛苞片黏貼上花環固定。 中間穿插點綴其它果實或種子，如：楓香、洛神花或是烏桕等蒴果。

植物小百科

九重葛的花其實很小，並不顯著，由變態葉所演化的苞片顯得特別大而吸引了眾人的目光。三片苞片組成一朵朵我們所認為的花，有紫、紅、白、橙黃或深紅等色，質地很薄，猶如紙張，又被稱做「Paper Flower」，是天然的不凋花。

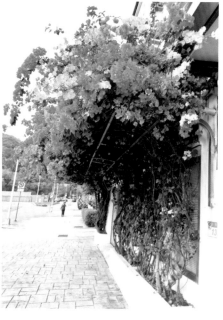

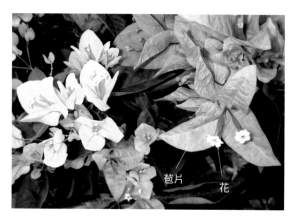

苞片　　花

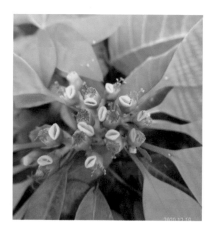

聖誕紅真花很小，看起來有點像七嘴八舌的黃嘴唇，紅色或是黃色的苞葉當仁不讓的成為節慶的主角。

就像人要衣裝、佛要金裝一樣，花朵也需要花瓣的色澤來吸引蟲媒的青睞。但是，有許多植物的花朵並不明顯，又沒有香氣來傳遞芬芳，更沒有甜滋滋的蜜源來款待佳賓，看來要傳花授粉的機率渺茫。

這些小花對於自己平淡的外表有自知之明，演化出另一番「花非花」的特化方式來招蜂引蝶。比如，我們常見的九重葛、聖誕紅、星辰花、繡球花等，原本的花小不起眼，藉由葉片或是花萼特化成為苞片，這些瓣狀的裝飾花，雖然是無性花，卻花團錦簇地環繞著不起眼的真花，大大提高了它授粉的機會。

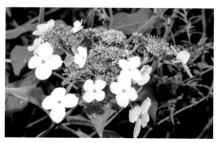

高山藤繡球的花萼演化如蝴蝶翩翩，吸引蟲媒前來。

● 繡球花

花很小，由瓣狀的花萼組成四瓣的裝
飾花，一開放就是花團錦簇，外觀看
起來就像一顆艷麗的繡球，是乾燥花
的好素材。

● 千日紅

俗語說「圓仔花不知醜、大紅花醜不
知」實在是對圓仔花沒有仔細觀賞，
了解圓仔花的繁衍策略，就會佩服它
團結力量大的演化。圓仔花的花小不
起眼，每個球狀花是由數十朵至百朵
小花組成的圓球狀花序，色彩繽紛、
生命力強健，常在七夕情人節作為祭
拜七娘媽的供品。它的苞片有紫色、
粉紅色或是白色品種，苞片似紙質，
乾燥後持久不易褪色，可長時間保
存，又稱「千日紅」，亦可裝飾成美
麗花環。

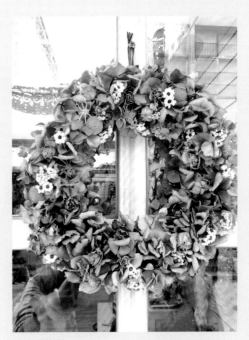

繡球花花環。

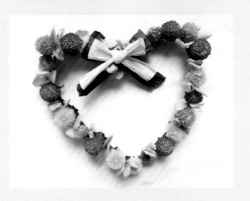

千日紅（圓仔花）花環。

「花非花」教導我看見：所有誇大的偽裝，都是生命
面對許多的侷限，不得已去尋求的解決之道。
因為瞭解懂得了，也對生命有了同理與接納之心。

自製手工再生紙
花葉手抄紙

將平常多得氾濫的報紙、廣告宣傳單、過期雜誌、購物袋等廢紙，泡水放入果汁機中打碎成紙漿，可以重做成美麗的手抄紙，再加上花葉等自然物，讓回收紙重新注入了自然生命，不但環保，還可以延伸為燈罩、扇面、書衣等多用途的自然手作。

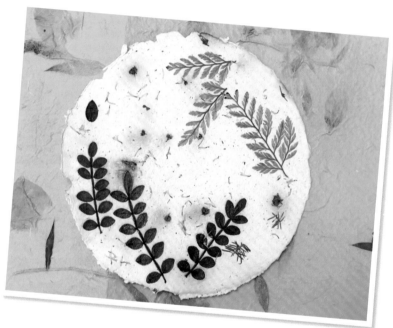

👁 觀察紙張樣態的改變

🖐 運用絹網框製作自然風再生紙

作品示範／林昭慧

 材料

- 各種廢紙：月曆、廣告紙、過期雜誌、紙袋等
- 細碎的花瓣草葉
- 絹網框 1 組（含有網、無網各一個，美術社可購得）
- 果汁機　• 食用色素或水彩　• 方盆
- 吸水布料或毛巾　• 熨斗

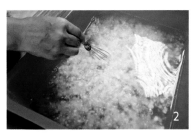

1　預先將廢紙撕碎，用水泡軟。果汁機裡加入 1：3
　的水，放進泡軟的碎紙，重複按壓約 3 秒直到打成
　紙漿。

2　將紙漿倒入方盆內，為了做出多樣的變化，也可加
　入花瓣、枯葉、紙片、線，然後攪拌均勻。

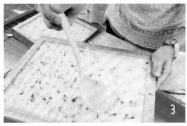

3　將紙漿均勻淋在套好的絹網框上，為了紙張有厚度
　效果及增添花樣，可把花瓣淋在適當位置。

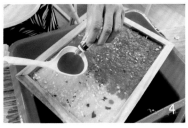

4　如果想要變化紙張底色，在紙漿入模後淋上或滴上
　加水稀釋的食用色素或水彩來染色。

5　使用布料擦拭木框上多餘水分，再蓋上布壓乾絹網
　上的水分。

6　將整個框連同布料一起翻面，用手指輕彈網面，此
　時已成片狀的紙漿即可脫離。

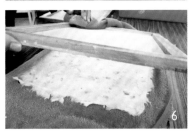

7　取出製好的手抄紙，用熨斗
　燙乾或自然風乾即完成。

紙漿滴入食用色素的染色效果。

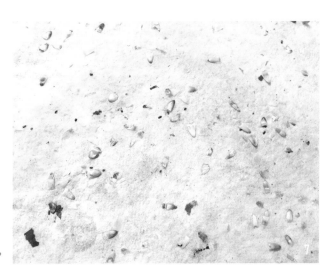

作品欣賞

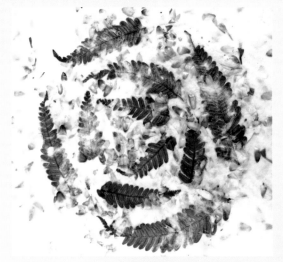

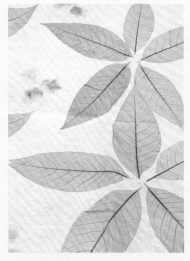

以乾燥葉片、小花瓣排列的效果。

作品示範／林昭慧

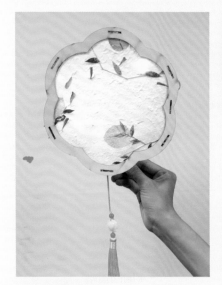

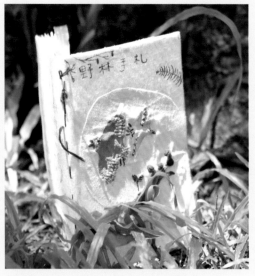

可將手抄紙放入相框，或裱入提燈、
小夜燈之類的物品。

手抄紙張透過黏貼、手縫、裝訂等技法，
製作成手工書。作品示範／張芮菱（地衣）

療癒
小語

在手抄紙內感受樹木的纖維、也感受植物曾領受的陽光、空氣和雨水，
感受它和其它植物、生物，有著神奇、生靈活現的關係。

花現自己
拼貼自然臉

每朵花有屬於自己獨特的氣質,多樣的色彩與花形,還有香味、或臭、或難以形容的氣味來吸引蟲媒,給人感官上的刺激與情感的聯想與寄託。與每一朵花的相逢中,看到生命的精彩與全然。用繽紛多樣的花葉來拼貼自然臉,模擬自己或喜歡或想祝福的人,可以傳達腦海中認知的人物形象,那是繪畫與文字所無法呈現的獨特面貌,是很棒的創作題材。

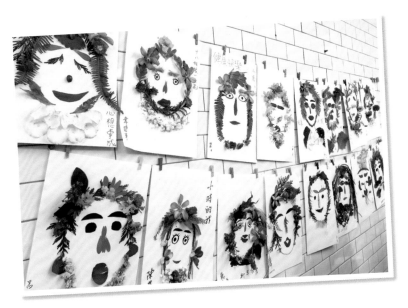

每一張「花現自己」的作品中,都有屬於自己的故事,
透過彼此的分享可以傾聽到每個生命裡的美好故事。

 觀察花葉顏色、質感、形狀

 嗅聞花草的氣味

 採集植物,透過拼貼重組,創造自然容顏

材料

- 4 開圖畫紙
- 各式花草、果實種子
- 雙面膠（寬版黏性較佳）
- 剪刀
- 彩色筆

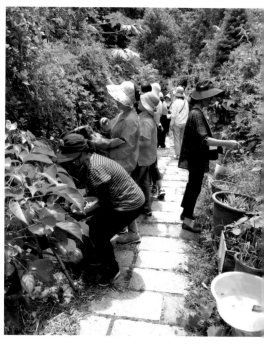

活動玩法

1　講師事先收集顏色、形狀、質感多樣化的花草果實。如有合適場域，可先進行植物導覽，讓學員自行採集喜歡的素材。

2　把手掌放在圖畫紙中央，畫出一張橢圓形的臉。設定創作主題，如：最喜歡的人、夢想中的自己，再將五官畫出來，也可以不畫五官。

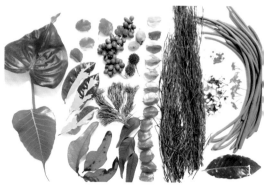

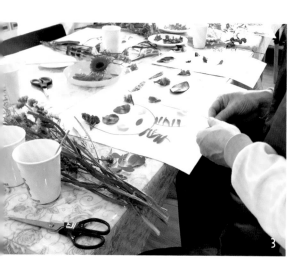

3　在臉型上使用花草排列五官、頭髮及各種配飾，配合使用彩色筆局部描繪，確認好構圖後利用雙面膠將花草黏貼固定。

4　完成後寫下創作主題，邀請學員彼此分享創作心情。

園療師在課程後整理學員的分享，常會發現：在「花現自己」的創作過程中，學員藉由自然生命來表達自我，也在接納真正的自我，生命變得更加豁達。

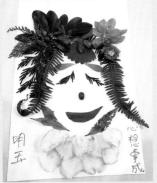

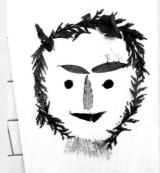

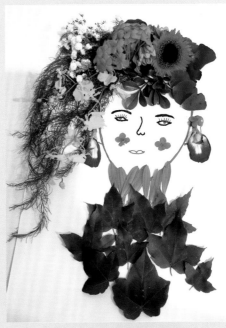

開朗的櫻花姐姐，從畫作中感受到其爽朗、笑口常開的個性特質。

八十多歲寡言具藝術涵養的香蕉大哥，把自己的容貌表達十分清楚與相似，每堂課都融入課程參與中，神采奕奕！

太陽樹姐姐帶著重度失智媽媽來參加長照服務的園藝治療課程，常說從活動中獲得紓壓，得以喘息。

喜歡打扮得美美、手藝了得的百合姐姐，把畫中的自己精緻細膩打扮一番。

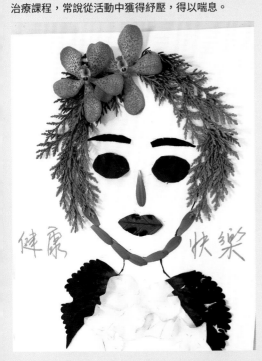

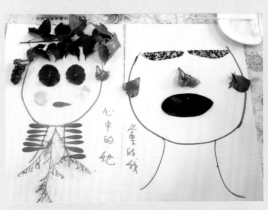

安寧病房的園療課程中，病友的先生創造了一幅夫妻二人畫，畫中呈現此刻禿頭先生及心中永遠美麗的太太，讓人感受到鰜鰈情深。

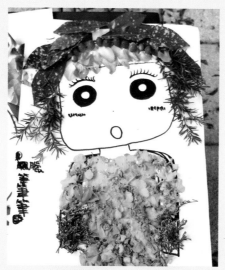

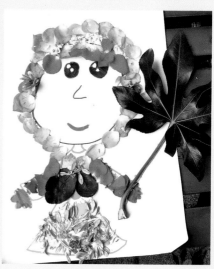

起初一直說不會畫畫的小朋友，在不斷鼓勵引導下完成令人驚喜的創作，感受到與植物深刻的連結，已進駐孩子的內心世界。

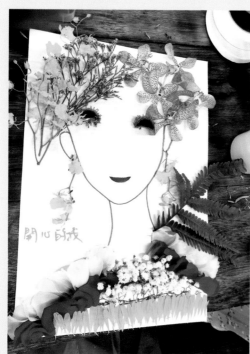

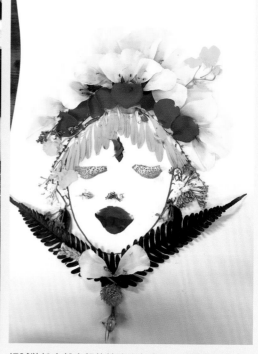

養育二個學齡前幼兒的全職媽媽，期許自己被大自然滋養後，帶著滿滿的正能量回家照護家人。

細膩裝扮自然容顏的精障病友家屬，在照護家人之餘也透過活動觀照自己內在，獲得療癒。

1 事先列印基本五官，
讓學員更容易上手。

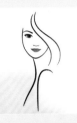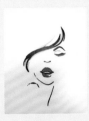

照片提供／李麗美（百里香）

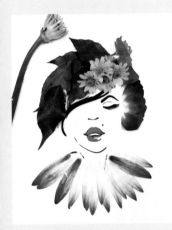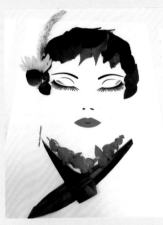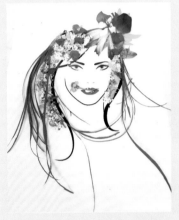

創作者為行政老師，作品中透露
出她爽朗的個性。

平時嚴謹簡樸的老師呈現心中浪
漫優雅的自己，課後還說她有畫
上眼影哦！

手藝細膩的外籍照護阿姨，利用紅
竹葉剪成細條狀來展現長髮飄逸卻
又帶著狂野之感。

2 以姑婆芋為臉譜，創
作出來的「花容顏」
也饒富趣味。

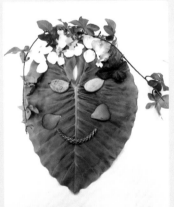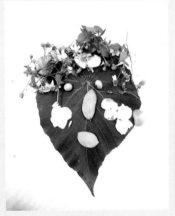

照片提供／葉雅蓮

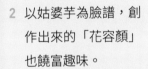 你凝視著花，內在並沒有任何知識名詞，只有讚嘆和驚奇。
花在這裡，你也在這裡，彼此相遇了。

療癒
小語

自然手繪

從微觀到宏觀的詩畫創作

走入自然環境中，枯枝、落葉、石頭、野花等自然物，彷彿自成一格、渾然天成、皆可入畫。請靜語獨行，以「眼、耳、鼻、口、身、心」體會周遭環境氛圍，只是純然感受、放下大腦思惟，走著、看著、感受著這景、樹、花、草，慢慢地等待字詞自然地浮現，再寫下來、組成詩詞，一幅美麗的自然詩畫就創作出來了。

👁 用不同的角度視野重新看待自然萬物

👂 聆聽自然萬物聲息、分享美好

👃 緩呼吸、深呼吸，感受自然氣息

✋ 透過書寫、手繪記錄自然觀察

材料

- 圖畫紙
- 鉛筆或彩繪用的色筆、顏料

活動玩法

個人詩畫

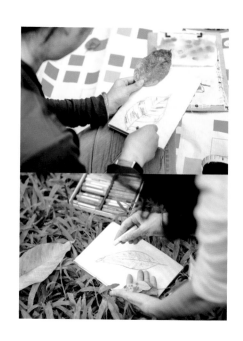

1　深深地吐納呼吸、安定身心，自由漫步，撿拾一兩樣獨特的自然物，枯枝、落葉、石頭、野花等皆可。

2　仔細觀察，描繪外型特徵，可素描或彩繪。

3　在空白處為作品命題，或書寫當下心情。也可事先準備一些字句、詩詞，讓學員自選後黏貼在畫作中。

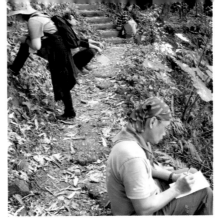

尋一方天地靜繪觀心

1 在自然環境中，尋找一處吸引你目光的自然角落。在這個小天地中獨處，用不同的角度視野欣賞，並讓自己融入自然風景中，用寫生或者是寫意等方式把它們描繪下來。

在小徑中尋一處喜歡之處，進行自由創作。

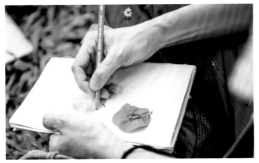

2 畫作完成後，選一處自然角落，擺放自己的畫作，融入大自然中。邀請同組學員一起來欣賞，分享在大自然環境中自己最喜歡的一方天地，可能是微觀的一隻小蟲、一株小草，也可以是宏觀的青山綠水、藍天白雲，或是遠方的一抹夕陽日照。

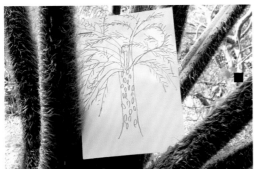

理性的夥伴笑稱只是把看到很美的筆筒樹畫下來而已！

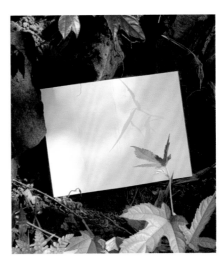

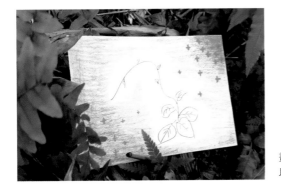

學員分享：平時忙碌的我，什麼都不畫的讓自己空白，但巧妙的大自然安排透過一抹餘光的撒落，將植物的光影映照在畫紙上，也是一幅很美的自然創作。

畫工了得的夥伴畫下一串柔軟的小葉之後，將背景以柔和的漸層色鋪陳，展示心中的美好世界。

活動玩法

團體詩畫集

1. 引領學員走入大自然中，靜心體會一段時間後，寫下腦中浮現的3個關連詞，名詞、動詞、形容詞皆可。

2. 運用每個人帶回來的3個詞，小組合力組合成一首短詩。將這首詩寫到畫紙上，用水彩畫、拓印等方式構成一幅畫，自由揮灑出心中的感受。

3. 每組派出代表，分享整組共同創作此詩畫的過程與感受。

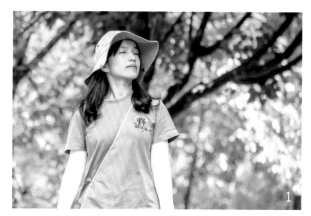

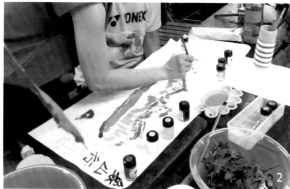

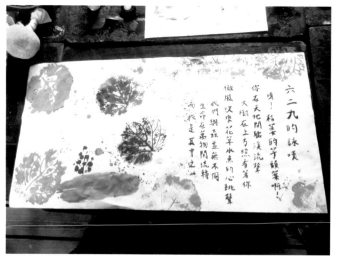

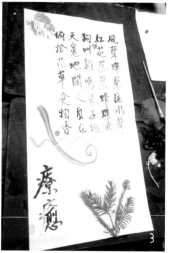

只要愛的夠深，天地萬物都同你談心。
～卡弗

察顏觀色

自然聚寶盒

大自然中繽紛的色彩，青山綠水、繁花彩葉，最能直接刺激視覺感官。在自然體驗活動中，為夥伴準備「自然聚寶盒」來探訪一路精彩。對於兒童或與大自然關係疏離的人，「自然聚寶盒」使其聚焦有目標的走進原本抗拒的自然荒野，藉由收集大自然元素而親近大自然。

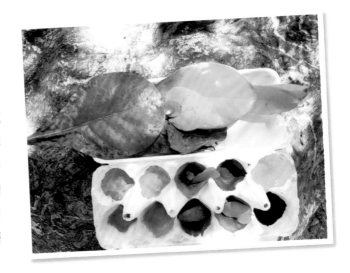

👁 覺察大自然裡的五顏六色　　👃 嗅聞大自然裡的各種氣味

👂 聆聽風吹草動、蟲鳴鳥叫　　✋ 動手蒐集、排列大自然的色彩

材料

• 紙質雞蛋盒 1 個　• 繩子約 70 公分　• 廣告顏料 8-10 色

活動玩法

1　在紙質蛋盒的每一個格子裡面，使用廣告顏料塗上彩紅顏色或白、咖、黑、粉等常見於花草自然物的色彩。乾燥後可於盒子兩側綁上掛繩，方便學員背在胸前使用。

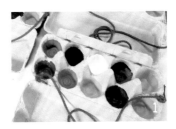

2　進入校園、農場、郊山步道，將聚寶盒發給每位學員，在限定時間或範圍內，請學員依盒子上每個格子的顏色收集各式大自然元素，如：花朵、樹葉、枝條、石頭，鼓勵學員打開五感，接納各種可能性的發生，或許會有意想不到的收穫。

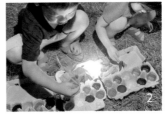

3　時間到了集合學員，請學員將收集來的大自然元素，依序分顏色排列成放射形的曼陀羅形狀，為整體活動劃下美麗句點。

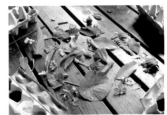

> **園療師分享**
>
> 喜歡玩遊戲，是孩子的本性，在我曾經帶領的登山童趣課中，有一名與人容易關係緊繃的過動兒，平時常常抗拒進入課程。那天，透過自然聚寶盒收集大自然顏色，走在郊山步道上，繞了半個山頭依然找不到藍色，堅持到最後一刻時，他跟我說，他終於找到了聚寶盒上的藍，那是抬頭仰望天空的藍色，當下真是令人感動的一刻，因為隨著活動的流動、大自然已經進駐到了他的心底。

＊曼陀羅排列引導

1. 螺旋排列：

請學員將收集來的各種顏色植物，依據「彩虹」的 7 種顏色順序＋「黑夜」的黑色＋「白雲」的白色，引導由圓心至圓外做螺旋型狀排列呈現，藉此可加強辨視植物的顏色，也可以認識植物的花葉特徵。

2. 雙同心圓：

內圓使用色卡排列一圈紅橙黃綠藍靛紫（缺色則略過）。

外圈則在對應的位置排上蒐集來同色系的植物。如：

紅：南美朱槿花

橙：鳳凰木花（橘紅）、台灣欒樹果實（橘粉紅）

黃：相思樹、阿勃勒花

綠：春天嫩芽（翠綠）、夏天大樹的葉（深綠）

藍靛紫：圓葉雞屎樹果、泡桐花（淺紫）、藍花楹、紫藤、蒜香藤花（紫）

(更多玩法)

以「色卡」替代「雞蛋盒」，搜尋色卡呈現在大自然中的各式繽紛素材，再排列分享。

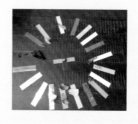

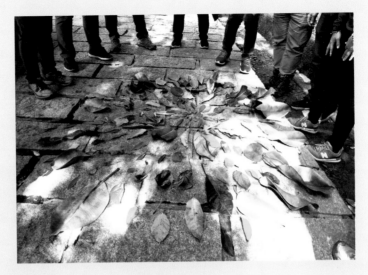

1. 比一比

將自然聚寶盒收集來的大自然
元素，在做曼陀羅圖案時，如
果是成人，可以加玩「比一比」
遊戲，如：最紅的、最綠的、
最長的、有毛的、有蟲咬的、
有破洞的、心形的、三角形的，
或由學員腦力激盪提出要比較
的特色。藉此過程，感受自然
萬物的多樣性與差異化。

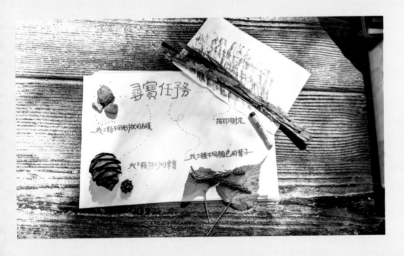

2. 尋寶任務

在有蓋的盒子裡放入尋寶任務
紙條，請學員依任務來找尋自
然寶物放進盒子內，最後再分
享聚寶盒內容。

＊尋寶任務範例：
● 收集幾種不同形狀石頭
● 用 2B 鉛筆拓印不同樹皮紋路的樹
● 尋找有味道的葉子

邀請學員在戶外找個角落安靜坐下來，打開聽覺，傾聽大自
然的各種聲響，再寫在卡片上放進聚寶盒內。或用彩色明信
卡寫下 3 個大自然送給你的祝福。

3. 察 "顏" 觀色

不需準備顏料盒,而是依當下任務去蒐集。由學員每人抽一張尋寶主題任務,如:最紅的、最綠的、最長的、有毛的、有蟲咬的、有破洞的、心形的、三角形的,然後展開任務收集,在終點集合處請學員排列出來。過程中可以與人交換、也可觀察別人的需求主動提供合適素材。完成後互相欣賞蒐集的成果排列,再依自己的收集主題寫出幾句感想。

＊察顏觀色範例:有顏色的葉子

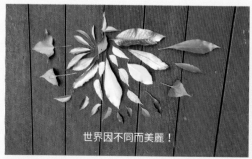

世界因不同而美麗!

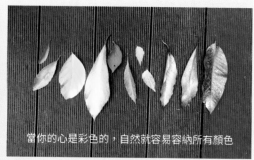

當你的心是彩色的,自然就容易容納所有顏色

＊察顏觀色範例:有洞的葉子

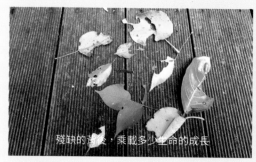

殘缺的背後,乘載多少生命的成長

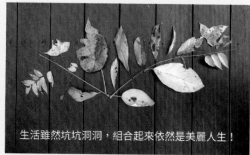

生活雖然坑坑洞洞,組合起來依然是美麗人生!

＊察顏觀色範例:心形的葉子

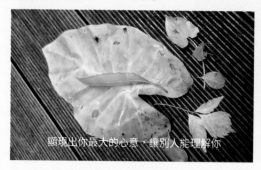

顯現出你最大的心意,讓別人能理解你

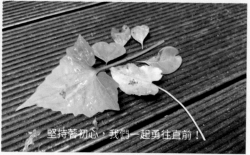

堅持著初心,我們一起勇往直前!

照片提供／游晨薇 (海洋)

療癒小語　若我們有機會去回顧自己生命所有的路徑與滋養,
將會發現:我們與這土地上的所有生命緊緊相連。

香氛蠟燭・香氛磚

芳療是指從芳香植物中萃取精油，透過按摩、薰香、嗅聞等方法，來舒緩疾病或療癒身心。結合氣味與燭火光影的香氛蠟燭，能溫暖空間，使人轉換心情；還有兼具視覺欣賞效果的花果香氛磚，都是園療活動中，能增加嗅覺刺激的芳療趣味手作，非常推薦。

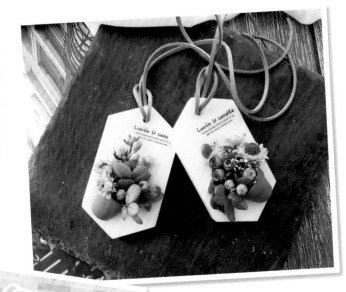

照片提供／鄭靜怡

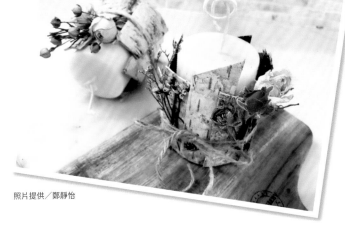

照片提供／鄭靜怡

👁 觀察固體、液體，加熱冷卻間變化

👃 嗅聞花草、香氛精油氣味

✋ 操作溶蠟、灌模、脫模，與花草素材裝飾

材料

- 大豆蠟或蜂蠟
- 精油
- 乾燥花或不凋花
- 點綴裝飾品
- 矽膠模型
- 鍋子、飲料紙盒

製作方法

香氛磚

1 把矽膠模型容量一半的大豆蠟或蜂蠟放入鍋具中加熱溶化成液體（建議將蠟塊放入回收的紙製飲料盒中再置入湯鍋隔水加熱，用完即可拋棄紙盒不必洗鍋）。

2 滴入大豆蠟或蜂蠟總重量 2% 的精油並攪拌調香，倒入矽膠模型。

3 靜置待表面稍微凝固時，插上乾燥花或果實、飾品點綴。

4 表面完全硬化乾燥後，脫模即完成了花漾擴香磚。

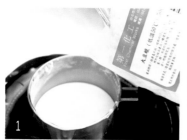
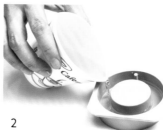
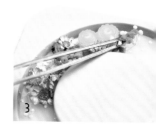

香氛蠟燭

1 使用蠟燭容器容量一半的大豆蠟或蜂蠟，以回收紙盒隔水加熱，溶化的蠟液中加入精油攪拌調香（精油為總重量 2%），倒入有燭芯的蠟燭玻璃杯中靜置。（注意燭芯如果過細會燃燒過快，使燭面中央凹陷，或被蠟油淹沒火焰、產生黑煙。）

2 待表面微硬時，在燭面擺置乾燥花點綴，或者靜置完全乾燥脫模後，以乾燥花草、樹皮綑綁來美化。

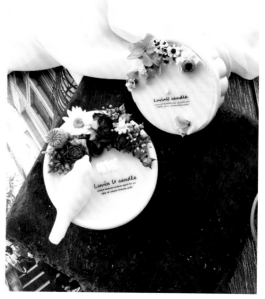

照片提供／鄭靜怡

嗅覺是唯一不需要經過大腦思考判斷,直接進入中樞神經系統,刺激杏仁核與海馬迴,接受環境中氣味物質刺激的神經元,影響我們情緒的感官。所以氣味會瞬間對人的生理與心理產生作用。在園療課程中,曾有人因某種花香憶起一段旅行、失智老奶奶嗅聞紫蘇時想起小時候媽媽煮的紫蘇煎蛋。所以氣味可以創造生理及心理的正向循環。以下為活動材料的選擇建議:

精油類型:

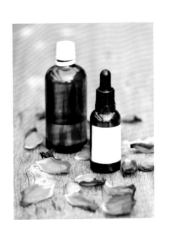

- **唇形科** 薰衣草,具放鬆舒緩心情,讓睡眠安穩;迷迭香的清爽香氣,可提升專注力;薄荷則能緩解頭痛、提神醒腦。
- **芸香科** 甜橙、香檸,普遍接受度高,掃除憂鬱情緒。
- **菊科** 洋甘菊,甜甜香氣,讓人安定精神、平靜情緒,亦可舒緩過敏。
- **樟科** 月桂,適合虛寒體質使用,能旺盛生命力,緩解呼吸道阻塞。
- **禾本科** 檸檬香茅能驅蟲除異味,室內除臭清潔,及用在運動後的肌肉痠痛。

蠟質類型:

- **石蠟** 容易取得,價格便宜,因含有化學物質,不推薦頻繁使用。
- **蜂蠟** 又稱蜜蠟,是許多食品、美妝用品常用的天然成份,燃燒效率好、融化速度相對緩慢,不易產生白煙及煤灰。
- **大豆蠟** 擴香度良好、燃燒後房間馬上充滿香氣,燃燒時間比石蠟多 30%-50%,萬一打翻蠟液能輕易刮除,亦可做為護膚油使用。

療癒
小語

那些熟悉的氣味喚醒的,是珍藏的記憶。
它藏在隱密深處,即使許多感官尚未察覺
它卻越過千里,穿越時光, 深情地向你招喚。

押花的製作與 3 款應用
卡片‧書籤‧證書

初嘗試押花，可以使用容易採摘的野花，或是鮮花課程時的剩餘素材，透過簡易的押製與乾燥方法，把花草的樣貌和顏色保存下來，並進一步設計成卡片、書籤，創造自己的美好作品。在一系列的課程結束時，利用押花做成紀念相框或是結業證書頒贈給學員，一方面宣告課程的結束表達對學員的肯定，同時也留下如花般繽紛炫麗的回憶。

👁 觀察花草由新鮮轉為乾燥的轉變

👃 嗅聞花草的清香氣味

🤚 學習自製押花並做美術設計應用

材料

- 新鮮花材
- 粉彩紙
- 瓦楞紙板 2-3 片
- 廚房紙巾 3-5 張
- 乾燥劑
- 保鮮膜
- 橡皮筋 4 條
- 剪刀、白膠
- 黑色塑膠袋 1 只

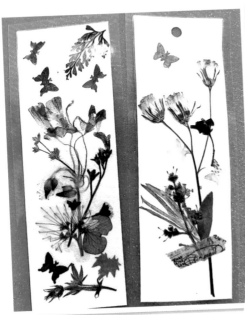

作品示範／錢有根（樹根）

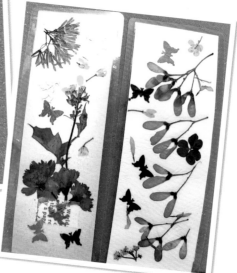

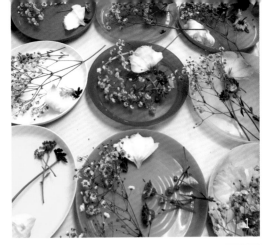

簡易押花

1　準備若干種花材，分裝在小盤子內。

2　以一片瓦楞紙墊底，上面舖一張廚房紙巾，將要押的花葉剝開平舖在上面，切記花葉不要重疊。

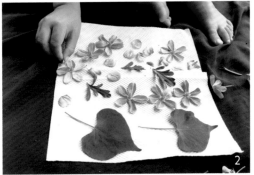

3　取第二張廚房紙巾蓋在平舖的花葉上，取花葉再平舖於第二層紙巾上，再蓋第三張廚房紙巾，最後蓋上第二片瓦楞紙。（重覆做法也可做三層押花）。

4　橡皮筋成井字束緊瓦楞紙，放上乾燥劑，用保鮮膜完整包覆以隔絕空氣及濕氣。

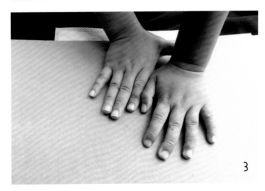

5　將瓦楞紙放進黑色塑膠袋包緊，貼標籤寫上製作日期備忘，上面適度壓重物，依植物含水量等待 1-6 週乾燥後再打開使用。

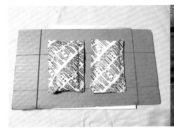
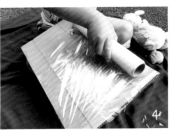
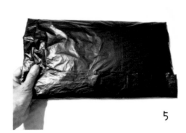

成功製作押花的技巧

1. 選擇新鮮花朵

挑選剛綻放不久的花，如果花朵已開放一些時間，其新鮮度較差，會影響押花品質。

2. 挑選合宜的素材

多汁的葉片或花瓣不適合押花，結構簡單且含水量少的植物較適合拿來做押花素材。押花入門者可挑選厚度薄、容易去除水分的花朵：

- **新手級素材**　　滿天星、蕾絲花、繡球花、三葉草、香草植物
- **中小型的單瓣花**　三色菫、夏菫、波斯菊
- **容易保色的花材**　黃色、橘色、紫色、藍色花朵
- **搭配優雅的葉材**　姿態細緻的蕨類

3. 押花排列時注意厚度，不可重疊

花朵儘量將花瓣剝成一瓣瓣來押，每片花葉之間稍有間隔，不要整朵押入以免發霉。

4. 花莖迅速脫水

將粗莖縱切為二可以讓花材迅速脫水；比較細梗之花莖，可以使用刀片在背側刮皮、或用粗號砂紙擦傷表皮加速脫水，可讓花材美麗的顏色維持。如果脫水太慢，花材容易腐敗，變成茶色。

5. 阻隔光線與濕氣、適度重壓

為了隔離光線以黑色塑膠袋包覆，適度用重物讓花葉確實壓平。而花材因含水量不同，壓得太輕花材會收縮不平整，加壓太重則花瓣容易破裂，箇中要領需要時間與經驗的累積。

6. 押花素材的保存

押製完成的花草盡量以密封狀態來存放，避免接觸濕氣，才可長久保色。可購買市售的押花保存袋存放，或在密封袋子中放入餅乾糖果裡常用的乾燥劑來保存。

押花書籤或卡片

1 將粉彩紙裁成適當的書籤或卡片尺寸，卡片可以對摺成封面與內頁。

2 將押好的花草排列出喜歡的構圖位置，再以薄薄的白膠平貼固定。先將「祝福文字」、「正能量話語」、「可愛圖案」用電腦列印裁剪，讓學員自行選擇並於創作排列時黏貼使用，使作品更有主題感。

3 運用紙膠帶、亮片、亮粉、打洞、裁紙等來美化邊框。書籤完成後，夾放在護貝膠膜裡護貝，再剪裁成書籤大小即完成。

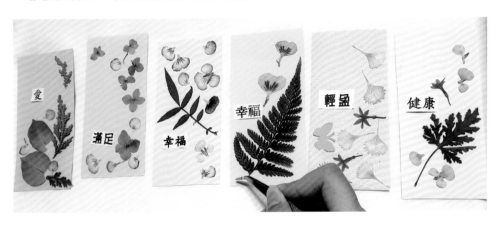

押花證書

1 事先設計好證書，包含證書名稱、對於學員的成就肯定，加上授證者簽名，然後列印出來。右圖為結業證書範本。

2 押好的花草擺放在證書上面，設計出喜歡的構圖，利用白膠黏貼固定。證書上面可貼上學員活動照片，請老師、同學簽名將更別具意義。

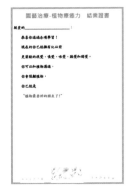 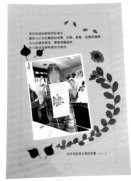

照片提供／葉雅蓮

 療癒小語

在分享間，天地的大愛～悄悄地滋養了分享的人，在自然裡的孩子，都知道這個奧秘。

花藝小品
用一只馬克杯玩插花

園療活動可以來玩「輕花藝」～
將原本專業的插花藝術暫且放
下，試著使用家中的馬克杯、
瓶罐、碗盤或是陶瓷竹器皿，
花草搭配我們原本熟悉的器皿，
將大自然的生命力帶入生活空
間。不講求流派與技巧，人人
都可以插出自己對自然美的嚮
往。感受花草的姿態，享受與
植物相處的放鬆，就是美好的
療癒時光。

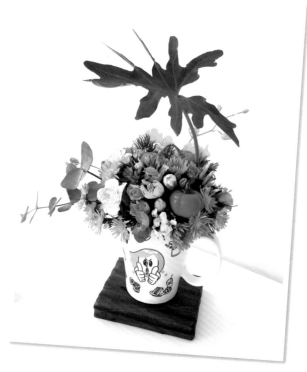

👁 觀察花藝素材的形色之美、生長姿態

👃 嗅聞花草芬芳與插作後的整體氣息

✋ 用簡單可得的杯碗完成花藝作品

材料

- 馬克杯
- 插花海棉 1 塊
- 新鮮花材約 6-8 種
- 不易失水的葉材，如：
  茉莉葉、梔子葉

製作方法

1 把插花海綿切成馬
克杯內部大小，放
入馬克杯中。

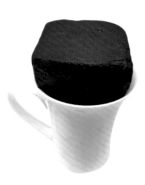

2 將海綿圓周分為 6 等分，插入 6 片等長葉片 (2-1)；取 1 支較底部稍長且面向上葉片，由中心垂直插入，決定出高度及寬度 (2-2)。

3 再多取幾片葉，在寬與高的範圍內插出半球狀。（如此即便只有插入少量鮮花，也不至於顯得空洞，又可節省材料經費）

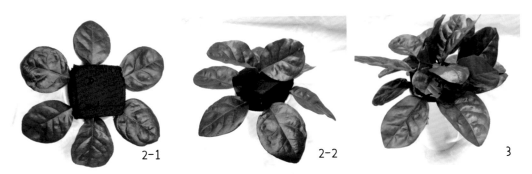

2-1　　　　　　2-2　　　　　　3

4 將塊狀或圓形的花材、果實插在海棉中央位置成為焦點 (4-1)，依序在半圓球狀的範圍內插入配角 (4-2) 和其他小花來修飾空間 (4-3)。

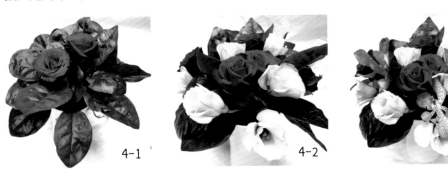

4-1　　　　　　4-2　　　　　　4-3

5 為使作品更有靈動感，
可加插線狀或霧狀花葉，
如、文心蘭、滿天星、
卡斯比亞等點綴。

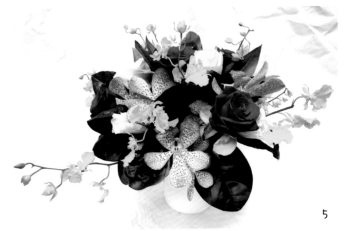

5

6 當學員們作品完成後，可以全部集合一起拍張心型大合照，締造齊心協力、共同創作的成就感。

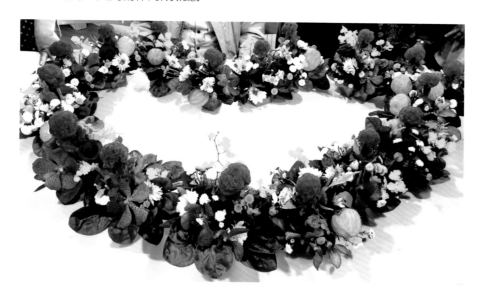

作品欣賞

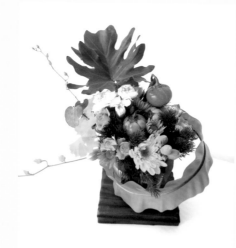

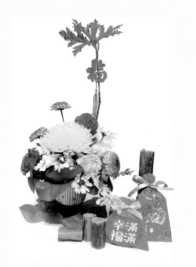

塊面狀的深綠色蔓綠絨葉插在後方增加穩定感；以長面型的山蘇葉拉出圓弧造型，延伸作品寬度。

逢年過節主花可採用梅蘭竹菊，並加入應景的裝飾物，將會洋溢濃濃年味。

花市中的花材，依據大宗供應量與花材、葉材的型態，可區分成以下類型：

花材：

- **重點花材**　　　玫瑰、百合、非洲菊、大菊、火鶴花、康乃馨等
- **塊狀花材**　　　向日葵、雞冠花、針墊花等
- **點狀花材**　　　萬代蘭、千日紅、金杖花等
- **線狀花材**　　　劍蘭、晚香玉、金魚草、貝殼花等
- **團狀花材**　　　繡球花、水仙百合、薑荷花等
- **特殊造型花材**　天堂鳥、火焰百合、小蒼蘭等
- **霧狀花材**　　　滿天星、星辰花、卡斯比亞等

葉材：

- **面狀葉材**　　　電信蘭葉、八角金盤、蔓綠絨等
- **點狀葉材**　　　茉莉花葉、梔子花葉、斑葉常春藤等
- **線狀葉材**　　　圓葉桉、大沿階草葉、虎尾蘭等
- **霧狀葉材**　　　文竹、蘆筍草、小莎草等
- **團狀葉材**　　　綠石竹、松葉武竹、苔蘚等
- **特殊造型葉材**　過山龍、鹿角蕨、羅漢松等

花材搭配與插作組合時，拿捏整體作品的點、線、面、塊平衡，即能將花草的自然之美以最佳方式展現出來，達到和諧。

ℹ️ 花藝素材的挑選、種類辨識與花藝應用，推薦參考《花藝素材百科：600 種切花、乾燥花、永生花材完全圖鑑》一書。

分享，是最豐盛的佈施；
分享，讓美好的事物在世間流轉不息。

凝結花朵之美
乾燥花手綁花束與畫框

花朵的生命週期短暫，美好卻讓人不捨。將大自然中的植物素材，經過整理、脫水，
儘量保持植物原有的色彩和形態做成乾燥花，凝結這份美好，後續還可以手紮成浪漫
的小花束，簡單包上牛皮紙或包裝紙，就能在重要的日子傳遞祝福。

 察覺新鮮與乾燥花材的質地差異

🐽 嗅聞花草芬芳氣味

🤚 自製乾燥花，綁成小花束等手作禮

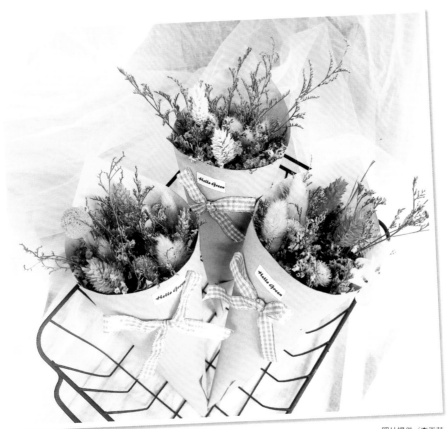

照片提供／李玉芬

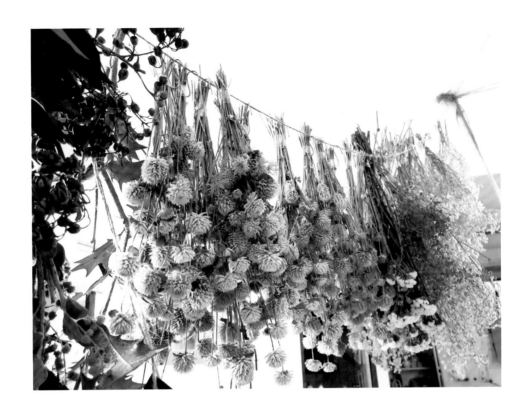

將鮮花製成乾燥花

1 **倒掛風乾法：**最常見的製作方式，將花「倒掛」藉由重力維持花莖挺直，風乾就
   能製作成乾燥花。切記環境一定要通風良好、避免陽光直射而褪色，這是製作漂
   亮乾燥花必要條件。

2 **去葉倒吊法：**乾燥前去除多餘葉子，將每一朵花錯位不重疊或拆解成小束齊頭捆
   綁一起吊掛，縮短乾燥時間及避免溼悶發霉。

3 **水插乾燥法：**在通風處將滿天星等輕柔小花、插在非常少量的水中，一邊補水一
   邊乾燥。過程中花朵會逐漸乾燥，水分一點一滴蒸發，約需一到兩週。（莖較軟
   的花朵不適合，因為在乾燥前可能會下垂）

4 **乾燥劑乾燥法：**在可密封的容器中鋪上厚厚的矽膠乾燥劑，將花從花托下方約 1-2
   公分處剪下置入容器，用湯匙將乾燥劑輕輕撒在花上，讓花完全被埋住後密封，
   約需乾燥一週。此方法適合花瓣多、立體或較有肉的花朵，如玫瑰花等，較容易
   保有原本的顏色。

手綁小花束

材料

- 花材
- 剪刀
- 橡皮筋或麻繩

製作方法

準備花材：下表除了乾燥花材，也一併列出新鮮花材的建議，可依實際課程需求來選擇。
比如：玫瑰 2 支、金杖球 5 支、卡斯比亞 3 支、滿天星 3 支、星辰花 2 支、圓葉桉 2
支、菩提樹葉 3 片，就是一組形狀與色彩都很平衡的搭配，非常推薦。

花材類型	建議花材（指容易採買的實惠種類）	建議數量
塊狀花材	乾燥／迷你玫瑰、千日紅、鱗托菊、銀果、黑種草、山防風、旱雪蓮、麥稈菊、棉花、金杖花 新鮮／康乃馨、桔梗、向日葵、太陽花、百合	2 種，各 2-5 支
線型花材	乾燥／薰衣草、卡斯比亞、水晶花 新鮮／麒麟草、文心蘭、卡斯比亞、萬代蘭	3 支
點霧狀花材	乾燥／星辰花、滿天星、木滿天星、常勝花、烏桕 新鮮／星辰花、滿天星、初雪草	2-5 支
線形葉材	乾燥／圓葉桉、尖葉桉、龍柏 新鮮／文竹、虎尾武竹、圓葉或尖葉桉	2 支
面狀葉材	乾燥／大圓葉桉、菩提樹葉、樺木葉 新鮮／鉅齒蔓綠絨葉、小八角金盤、革葉蕨、銀河葉	2 支

整理花材：將乾燥花材去除多餘葉子，讓花莖乾淨少葉。

交叉螺旋式綁法：

1 先將玫瑰（塊狀花材）花面並排（如果有 3 朵塊狀花朵以上，花面部分建議排列成「不等邊三角形」比較集中自然）。

2 金杖花環繞玫瑰花一圈，可以左邊 2 支、右邊 3 支呈不等邊三角形的排列較自然（花莖架構請參考竹籤圖）。全部花莖呈現「交叉螺旋式」，以玫瑰為分界線，點狀花材的花面在玫瑰左方時，點狀花材的莖要斜往右下方，反之點狀花材的花面在玫瑰右方時，莖要斜往左下方堆疊，讓花腳立體像是可以站立。

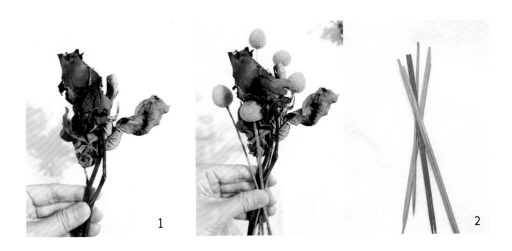

3 再依序放進星辰花（點狀花材）、滿天星（霧狀花材）讓整體呈圓型、卡斯比亞（線型花材）、圓葉桉（長型線狀葉材）等花材，擴大成更大的「不等邊三角形」，花莖部分依舊呈現「交叉螺旋式」抓緊在同一定點堆疊。

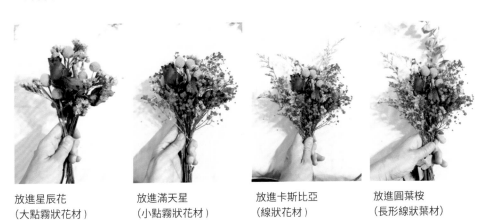

放進星辰花
（大點霧狀花材）

放進滿天星
（小點霧狀花材）

放進卡斯比亞
（線狀花材）

放進圓葉桉
（長形線狀葉材）

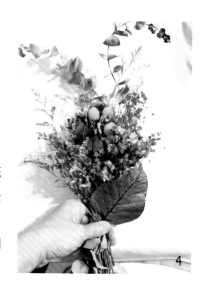

4 莖上的葉片去除乾淨，用菩提樹葉（面狀花
材）包覆住花束底部收尾，以橡皮筋綁緊後
才可鬆開抓花束的手。

5 用麻繩做一耳洞，纏繞一段花莖後穿過耳洞
拉緊綁結，再打上蝴蝶結即完成。

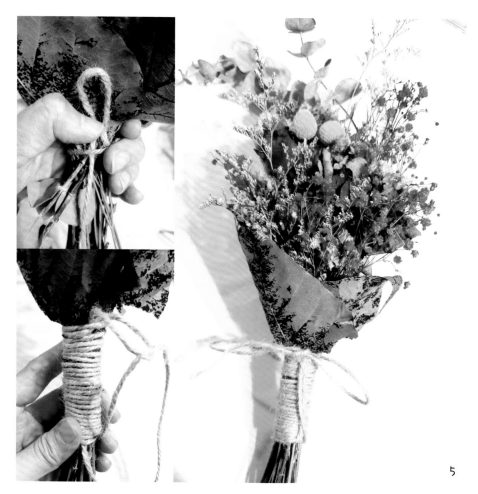

5

1. 包裝花束

使用多層包裝紙包覆美化，最後加
上緞帶裝飾。

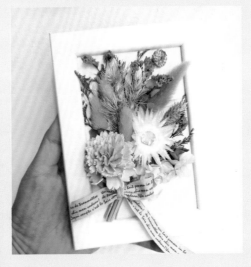

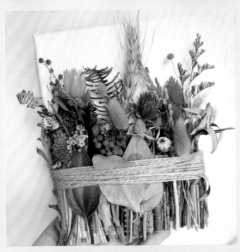

3. 乾燥花相框

在相框上排列黏貼成一把寫意的花
束，綻放唯美姿態。

4. 乾燥花花束

以肉桂棒為主架構的乾燥花花束。

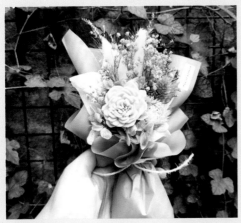

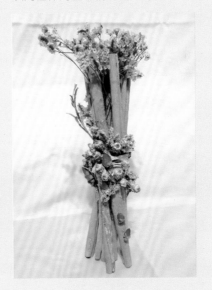

2. 乾燥花畫板

乾燥花材直立並排列在小畫板上，花
腳使用熱熔膠或白膠固定，畫板 2/3
處以麻繩纏繞綑綁，呈現自然風格。

 療癒
小語

就像玫瑰花枝幹上的刺，
一種守護與堅持，使你看見美麗。

果之豐
種子的心機

花朵授粉成功以後，便開始孕育形成果實和種子。
藉著不同的力量，如：風的傳播、水的運送、動
物的搬運、動物覓食後的糞便、或自身彈蹦……
將種子帶到遠處發芽，展開另一個新生命之旅，
種子可說是天生的旅行家。

獨特　果實與種子是枝頭的饗宴，
是許多動物與昆蟲等待許久的盛會，
也蘊藏植物繁衍的記憶與使命。

杜虹花粉紅色的花朵轉變成
深紫色的果實，讓人驚艷。

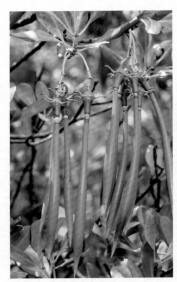

水筆仔所處環境鹽分高，不適合種子發芽，發展出筆狀的胎生苗。

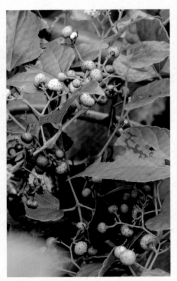

漢氏山葡萄的果實初呈綠白色，後變碧藍，最終變紫色，像是色彩魔法師。

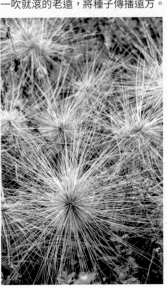

濱刺麥的果實聚成一個圓球狀，風一吹就滾的老遠，將種子傳播遠方。

構樹球形的聚合果，甜美多汁，是大自然豐盛的饗宴。

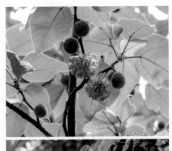

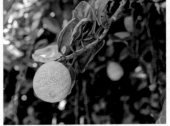

隱花果的薜荔與薜荔小蜂共同演化繁衍後代的精彩戲碼。

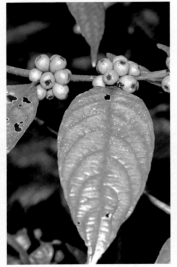

琉球雞屎樹常見於中海拔森林，藍色的果實讓人眼睛一亮。

虎杖的果實三面立體，外披有紅色或粉紅色增大的花被，是高山上美麗的風景。

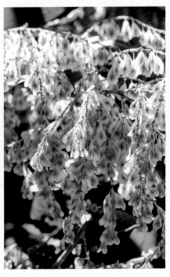

綠寶石耳環

非洲鳳仙花的易爆彈

非洲鳳仙花開完後會結成綠色紡錘狀的果實，當果實飽滿成熟時，只要一點點風吹草動、或是用手輕碰便 "啵" 一聲迸裂開來，因此有一個有趣的英文名字叫做「勿碰我」(touch-me-not)。

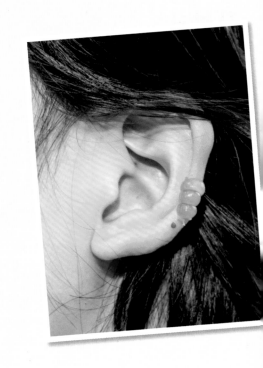

紡錘形蒴果迸裂後會以迅雷不及掩耳的速度捲縮起來，用果皮捲曲的力量把種子寶寶彈射到較遠的地方，遠離母株，開疆闢土，讓花叢不斷地擴展開來。小朋友喜歡去尋找它成熟的果實，不斷去碰觸，感受果實迸開、翻捲的趣味，像是一顆綠色的易爆彈，百玩不厭。

👁 觀察非洲鳳仙花瓣後面的 " 蜜蜜武器 " —花距

🖐 碰觸果實，感受爆開彈力

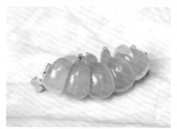

材料

• 非洲鳳仙花果實

活動玩法

1　找一顆非洲鳳仙花飽滿的果實。

2　手指輕碰，蒴果瞬間化身為一隻捲曲的綠色毛毛蟲。將捲縮的果瓣夾在耳垂上，就是綠寶石耳環，有趣又好看。

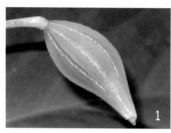

非洲鳳仙花，顧名思義是來自於非洲，但因為適應力強，常常一播種便花開遍地、不可收拾。也因為它的大量繁衍，和馬纓丹、大花咸豐草、南美蟛蜞菊等並列為強勢外來種植物，排擠了台灣原生植物的棲息空間。

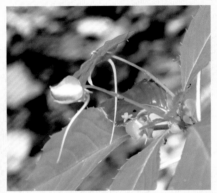

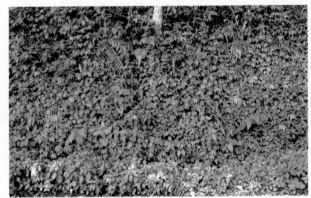

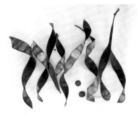

非洲鳳仙花的秘密武器：非洲鳳仙花有一個特徵，就是花朵下的萼片，會延長成一根長長、尾端成尖狀的花「距」，花距裡存放花蜜，讓有長喙的蛾類可以幫忙授粉，是非常聰明的有效傳播方式。

相似植物

許多豆科以及酢醬草的果實在成熟飽滿之際，經常一丁點力量，就足以破壞種子內在的壓力平衡，啟動驚人的彈蹦力道，像機關槍一般，把種子快速地投射遠方，留下捲曲的種皮。種子像是充滿能量的飛彈，在引爆典禮中開展了煙火般的飛行。

酢醬草圓錐狀蒴果像是蓄勢待發的子彈砲台。
照片提供／諶家強 (小強)

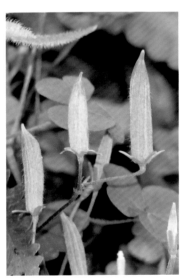

洋紫荊豆莢 S 形彎曲。

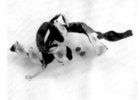

小實孔雀豆帶狀彎曲。

 療癒小語　非洲鳳仙花成功地傳播種子的策略，除了活潑靈巧的彈蹦力道，不假外求地將種子投射遠方，還有跨越安全區的勇氣。勇於向未知探索，迎向不可預期的風景。

百變天后
二葉松毬果

或許有人會感到疑問：「為什麼不去手藝材料行購買現成漂亮的材料，而要撿拾大自然的素材？」自然物的再利用，減少消費，落實環保的理念，也藉由撿拾的過程中，感受四季的驚喜、觀察自然物的生長與環境；在創作過程中，感受自然物的巧妙結構，領悟自然生命適應環境、演化的智慧，這都是現成人工材料所無法帶來的樂趣與成就感。

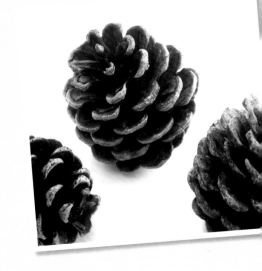

👁 欣賞毬果鱗片如花瓣排列，內藏翅果

✋ 創造、組合、黏貼百變造型

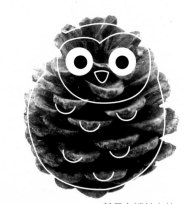

若是在鱗片上放一對大眼就像是貓頭鷹。

材料

- 二葉松毬果
- 樹枝 2 支
- 附有果實的樹枝 1 支
- 小型空氣鳳梨
- 藤圈
- 熱熔膠槍
- 剪定鋏
- 細鋁線

活動玩法

二葉松毬果聯想

拿起一顆二葉松毬果仔細欣賞，它的造形讓您有什麼樣的聯想呢？可以做什麼樣的創意與運用？

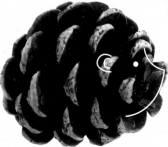

二葉松毬果橫放時像是一隻刺蝟。

水果鳳梨

毬果的造形和顏色，和水果鳳梨類似，利用它來附植小型空氣鳳梨，就是以假亂
真的毬果鳳梨。

1 利用剪定鋏，視需要將毬果頂端 1/3 處或末端剪除。

2 以 1mm 細鋁線纏繞空氣鳳梨的基部。

3 再將細鋁線纏繞在毬果頂端以固定空氣鳳梨即完成。

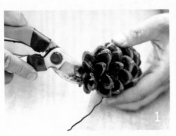 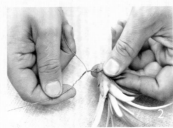 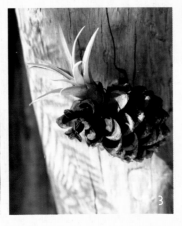

駝鳥

1 將兩根樹枝插入毬果的鱗片中卡
住，成為駝鳥的雙腳。

2 另一根帶有果實的樹枝插入毬果的
上方，成為駝鳥的頭部。

3 在手作過程中，請學員嘗試找出平
衡點，讓駝鳥能夠站立。

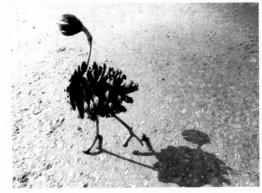

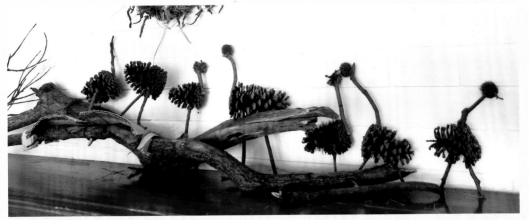

聖誕花環

毬果黏在藤圈上就成了聖誕花環，亦可搭配各種果實更為豐富。

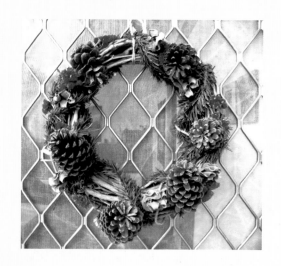

植物小百科

浴火鳳凰

二葉松的樹皮與毬果含有松脂，在乾燥的環境中很容易引起火災。每當火災燃燒時，二葉松的果鱗便打開來，讓翅果趁著熱氣流高飛，常常在火災之後發芽，成為火災後的先驅樹種，因此也被一些植物學家稱為「縱火者」或是「浴火鳳凰」。

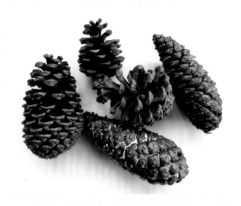

自動空調

二葉松毬果會依環境溼度變化來啟閉鱗片：雨天的溼度讓種子潮濕，無法散播太遠，這時關閉鱗片將種子保留住；晴天時空氣乾燥，鱗片打開釋出種子，藉由風力讓有翅膀的種子遠離樹媽媽。曾有建築設計師學習二葉松毬果依天氣變化啟閉鱗片的特性，設計一種自動空調的窗子，天氣悶熱時窗戶會自動打開、天氣濕冷會自動關閉，是以大自然為師的節能設計。

 療癒小語　二葉松毬果教我的事：不要被框架所綑綁，讓生命充滿更多的選擇和可創性。

戴帽子的殼斗科家族
橡實手偶

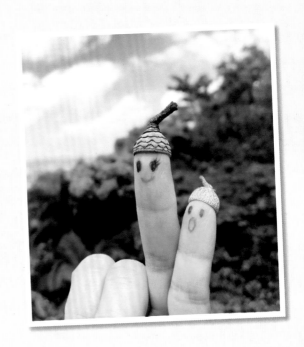

殼斗科的堅果也稱作橡實，上頭包被一個杯狀殼斗，是由許多苞片所構成的總苞木質化的結構，像是戴著不同造型的帽子：青剛櫟是同心環狀條紋的小圓帽、栓皮櫟的鱗片捲起像是一頂毛線帽、小西氏石櫟的幾何排列像是瓦片覆蓋的淺帽、捲斗櫟則是大蕾絲滾邊的花帽子、我們吃的栗子則滿身尖刺像海膽，有如帽子造型博覽會。橡實不只長在溫帶國家，北回歸線上亞熱帶的台灣，也擁有豐富多元的殼斗家族。

 辨識殼斗科家族杯狀苞片的型態

 好吃的糖炒栗子，也是殼斗科家族

用手指扮演戴帽小精靈

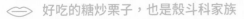

材料

• 青剛櫟或其他橡實   • 簽字筆、彩色筆

活動玩法

1 許多橡實的果實被動物啃食以後，會在地面上留下許多杯狀的殼斗小圓帽，先將這些小帽子收集起來。

2 戴在手指上，畫上表情，就可以玩一場手偶劇了。

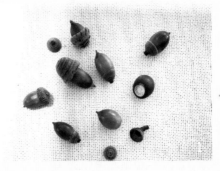

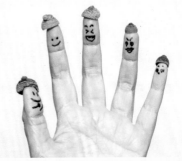

2

果之豐。趣味遊戲玩耍

更多玩法

撿拾各式不同造型的殼斗科杯狀蓋，可以成為家中小玩偶或公仔的造型帽。用羊毛氈或毛線做成堅果造型，配上殼斗科的杯蓋，就是可愛又環保的橡實手作。

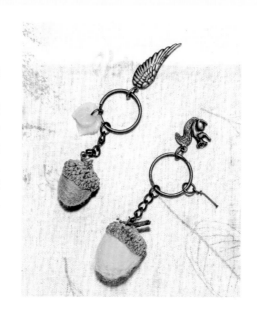

植物小百科

橡實花期：春 1-3 月
結果期：夏至秋季 6-10 月

橡實可以說是大自然中最吸引人目光的果實，愛好搜集賞玩橡實的民眾越來越多，但是過度採集或商業販售都將影響生態。森林中的果實都有其任務與使命，橡實除了是松鼠等囓齒動物的最愛，也是許多動物過冬的澱粉來源，愛樹有道，切勿過度採集，共同守護森林、生態永續。

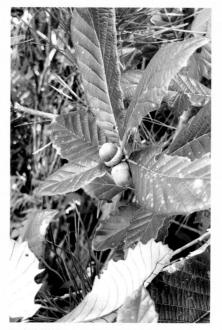

圖中為槲櫟。

療癒
小語　晴來歡喜，雨來滋養
生活有晴有雨才叫自然。

向上爬的毛毛蟲
狗尾草

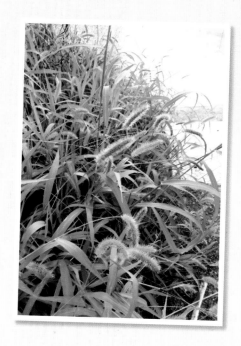

猜一種植物：在草叢裡長了尾巴的植物，到了手中就變成了會向上爬的毛毛蟲？沒錯，就是狗尾草。這些像是尾巴的植物，長長的圓柱狀花序，是由許多小穗所組成，這些小穗上有小花，花藥先端披毛，突出的刺毛稱為剛毛，就是我們看到毛茸茸的樣貌。花穗上的剛毛在陽光下，閃耀光澤，是美麗的插花素材；運用剛毛的彈性，可以玩出讓小朋友驚嘆連連的有趣遊戲。

👁 觀察禾本科穗狀花序上的是花？或穎果？

✋ 在手掌收放之間，控制狗尾草的剛毛

 材料

• 狗尾草

 活動玩法

1 摘取肥厚蓬鬆的狗尾草，用手掌輕輕地握住，狗尾草的尖端向下、梗向上。

2 手掌輕輕握緊與放鬆，反覆地一開一合，利用絨毛的彈力，狗尾草就會慢慢地推升向上移動，像是手掌裡爬出一隻毛毛蟲。操作者手背向外、手掌向內，手指一鬆一緊的動作儘量放慢放小，讓觀眾不易察覺，而只看到手掌中的狗尾草不斷上升，像是變魔術一樣，成了會往上爬的毛毛蟲。

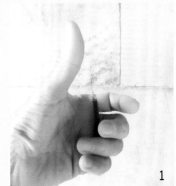

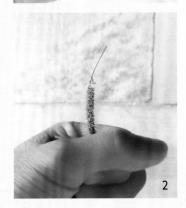

3 反向操作：手握空拳，狗尾草放在拳上端，尖端向
上、梗向下，手掌握緊與放鬆之間，狗尾草就慢慢
向下爬入手掌之中，像是回家的毛毛蟲。

更多玩法

1. 狗尾草毛毛蟲爬行賽

找一個有許多網孔、平底的器皿，如：竹編
的米篩、塑膠製的洗菜瀝水籃等，器皿的底
部要平整、網目越小越好。將狗尾草的梗剪
除，只留下毛茸茸的長花穗，平放在器皿的
一端，藉由筷子或手指去刮網子底部造成震
動，狗尾草上的剛毛受到震動，就會像似毛
毛蟲一樣蠕動爬行。可以幾隻狗尾草一起爬
行，看誰爬得最快，或是哪一枝狗尾草朝目
標前進。

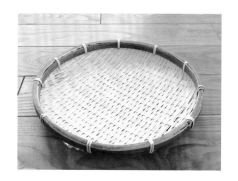

2. 狗尾草的小小馬

一枝狗尾草平放當作馬匹，另一枝狗尾草當作馬鞭，用鞭子鞭打馬的細毛，馬兒就會
往前跑。原理是因為狗尾草的細芒與另一根狗尾草互碰時，摩擦力產生位移，像是馬
兒自己會前進。

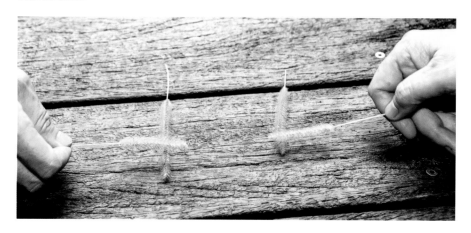

在野地，除了五節芒、甜根子的芒花草原，也常會看到一支又一支毛茸茸的小尾巴，在風中抖動，像是躲藏了一隻小動物來不及藏好尾巴，很是可愛。這些長尾巴的植物花序有大有小，同樣是禾本科的植物，花絮靠風來傳遞花粉，多數人習慣地將它們通通都叫做狗尾草。

有一種簡單的區分方式：植株最小的是兔尾草、稍微大一些的是狗尾草、更大的是狼尾草（象草），另外還有一種尾巴草，在一莖桿上頂生出好幾叢尾巴，它可不是孔雀開屏，它是虎尾草。下一回仔細觀察看看，就不會盲目地通通都說是芒草。

狗尾草和我們熟悉的芒草一樣，扁平長形的葉子，會長出長長的穗狀的花序，花果期在 6-9 月，花穗在初期很像狼尾草，除了大小稍有區別以外，花穗成熟之後就明顯不同：狼尾草的花穗在成熟時，小穗會逐漸掉落；而狗尾草的花穗較不會掉落，保存很久。兩者的葉子都可以作為牧草，是牛、羊愛吃的植物。

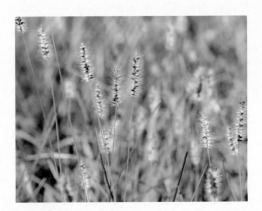

毛絨絨的小尾巴草在風中搖曳，
是野地美麗的風景。

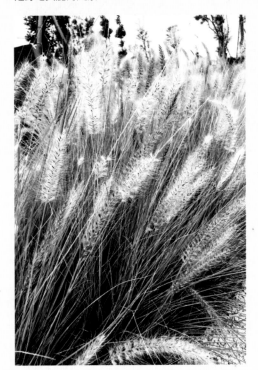

狼尾草。

⚠ 狗尾草因為名字相近之誤，常和另一種幫小孩轉大人的中藥補品「狗尾草」混淆。狗尾草也稱兔尾草，是豆科植物，有豆科典型的羽狀複葉，開花時紫色的總狀花序非常美麗，結果時整串彎曲的莢果像是燙了小捲髮，和禾本科的狗尾草完全不同，很容易區分。

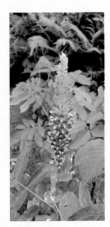

中藥補品狗尾草。

療癒
小語

學習孩子的心態，
每一回遇見都是初見的驚喜，
每一次玩都是第一次玩的心情。

強力魔鬼氈
恰查某射飛鏢遊戲

很多人都有過這種經驗，經過草叢時，一不小心
就被大花咸豐草黑色小針的種子黏了一身，要耐
心地一根一根拔完，所以它有一個稱號「恰查
某」（台語發音），就是在形容不要輕意招惹它，
要不然它就會緊緊地黏著你不放。那些被我們隨
手拔下的小黑針有可能又在泥土中冒出幼苗，不
久就能長成一大叢，繁衍力非常強。透過大花咸
豐草的瘦果勾刺會氈黏住衣物的特性，小朋友經
常拿來互擲玩射飛標遊戲。

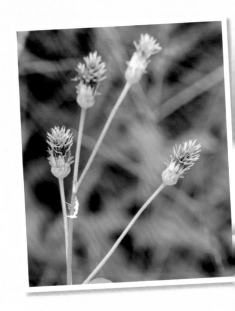

👁　觀察花朵由管狀花及舌瓣花所組成

👄　青草茶的原料之一，可全草入藥

✋　拋擲瘦果射飛鏢

材料

• 大花咸豐草瘦果

活動玩法

1　射飛鏢：從大花咸豐草叢中蒐集瘦果，然後
　　每人手中各持有相同的數量，互相發射與閃
　　躲，看誰身上被射中最多者為輸。

2　正中靶心：選擇較能沾黏的布料做靶，以縫
　　線或筆畫上靶心及數個同心圓，並標註不同
　　分數，越近靶心分數越高，讓參與者競賽射
　　擊的精準度。

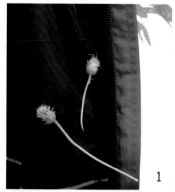

1

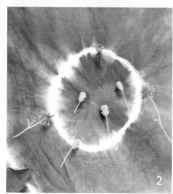

2

咸豐草 v.s. 鬼針草 v.s. 大花咸豐草

台灣原本鬼針草屬的植物只有兩種：開小白花的咸豐草、和只開黃花沒有白花的鬼針草。後來蜂農為了增加蜜源而從琉球引進了大花咸豐草，3 種鬼針草的花與黑色的瘦果都非常相似，常會被混淆誤認。

大花咸豐草，花如其名，大花招蜂引蝶，生命力強韌，花期全年，完全適應台灣的環境，從平地到高山，佔領每一塊荒地，成為強勢的外來種，是許多農夫最討厭的雜草。真是此一時也，彼一時也，曾經是蜂農眼中的蜜源花后，而今卻成了危害力最高的入侵植物之一。

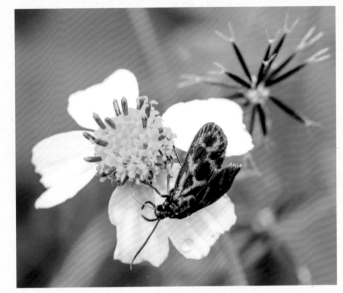

大花咸豐草它的花朵是由黃色的管狀花配上外圍白色的舌瓣花所組成，盛開時一片花海，頗為壯觀。

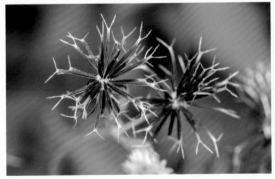
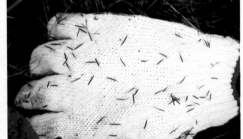

大花咸豐草是許多農夫最討厭的雜草，必欲除之而後快。

鬼針草屬的葉子清涼降火，常被煮成青草茶、 嫩葉可食用，是民間非常熟悉的植物。一棵雜草，在農民眼裡是除之務盡的雜草，但在中醫眼裡可能是治病的良方，而在擅長採集野菜的阿美族人料理下就成了盤中美食。選用野草食用或調理身體時，要瞭解植物寒熱屬性，不可過度倚賴偏方，以免延誤病情。

替代植物

1941 年，有一位瑞士籍的工程師和他的狗去山上打獵歸來，一人一狗身上都沾了不少牛蒡屬植物的種子。這些種子緊緊抓附在動物的皮毛和人的衣服上，要費好大的功夫才能清除。也在清除種子的過程中，透過觀察種子的勾刺，他想到是否可能以種子為師，而發明了魔鬼氈。

許多植物的種子也都有勾刺，除了鬼針草以外，野地中常見的還有：波葉山螞蝗、羊帶來、琉璃草、蒺藜草等。

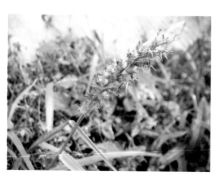 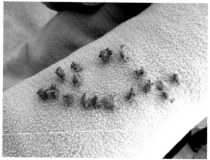

● 蒺藜草

是野地常碰見的黏人高手，尖銳的刺像是武俠小說中的流星鎚或狼牙棒，碰到疼痛難耐，讓人避之唯恐不及。

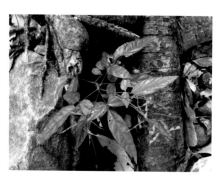 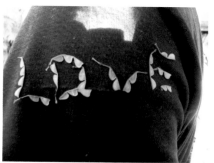

● 波葉山螞蝗

利用它勾黏的特性，發揮創意，可在衣服上即興創作。

 療癒小語　當種子還是一顆種子的時候，就勇敢地去流浪探險，不去擔憂無法著陸、無法萌芽，彷彿在它的演替記憶中，對大自然的安排有全然的信賴。

秘密武器
血藤電火石

許多人聽到血藤、血桐這樣充滿血腥味的植物的名稱時，常會好奇提問：
「它們真的會流血嗎？」這些植物的汁液遇到空氣氧化會變成鐵紅色，猶
如流血一般，也像是樹木受傷後的自我療癒。血藤的種子黑色扁平，質地
堅硬，形狀很像是圍棋用的黑子。

把血藤種子在地上磨，堅硬耐磨的種子累積了摩擦生熱的高溫，碰觸到皮
膚時會有一種被電燙到的灼熱感，俗稱「電火子」，是許多小男生惡作劇
的秘密武器，也是許多人有趣的童年記憶。

 觀察血藤攀附大樹，堅硬無比的種子

 感受種子摩擦生熱

材料

• 血藤的種子

活動玩法

把血藤種子在地上摩擦生熱，
用手感受灼熱的溫度。

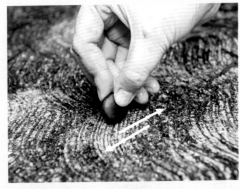

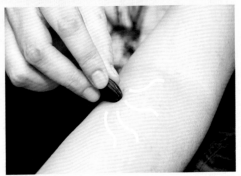

植物小百科

血藤生長在中低海拔山區潮濕的森林邊緣及溪邊，莖蔓延長可達 20 公尺以上。3-4 月開花的時節，像手臂一般粗的藤蔓上開滿了一大串一大串的紫花，像是掛滿了風鈴，又像是豐收的葡萄，非常壯觀，可惜大爆發的花期只有短短的一週，能遇見血藤開花是很幸福也很幸運的事情。

血藤也被稱作「山上的鞦韆」，排灣族及魯凱族貴族家族嫁娶儀式中，會在家屋前架立鞦韆架，用粗血藤作為新娘搖擺的鞦韆，在擺盪之間，也得到了祖先庇蔭與祝福。

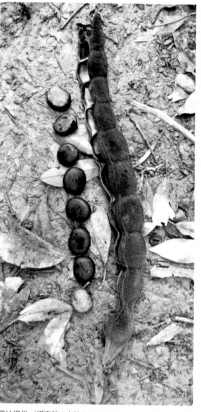

照片提供／諶家強（小強）

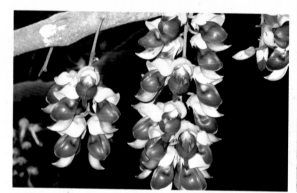

照片提供／諶家強（小強）

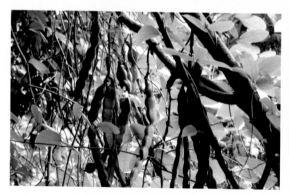

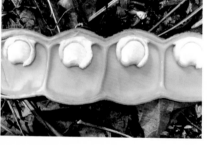

血藤種子尚未成熟，果子青嫩，是山羌喜歡吃的植物。照片提供／黃世仁

 療癒小語　小小的血藤種子，在平日累積能量，在適當的時刻爆發精彩。

飛行競技場
翅果的乘風遠颺

當溫度逐漸降低，秋風將樹葉塗抹成紅黃橘褐的各種色彩，樹上也懸掛著各種成熟的果實。植物孕育了果實，果實保護著種子，種子承載著希望，是另一棵植物生命的開始。

有些植物長出了可以乘風飛行的翅膀，這些翅果就像是羽翼漸豐的飛鳥，等待一陣風起，就要乘著氣流遠行，再隨風止息，飄落他鄉。常可以看見孩子們在青楓、或是桃花心木的大樹下，撿拾一口袋的翅果，和同學們一起拋下，比比看誰的翅果最晚落地、飄得最遠。

👁 欣賞翅果乘風飛行遠颺

✋ 撿拾翅果再拋出，從指間紛飛或旋轉飄揚

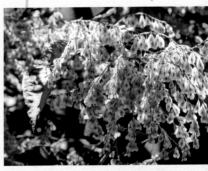

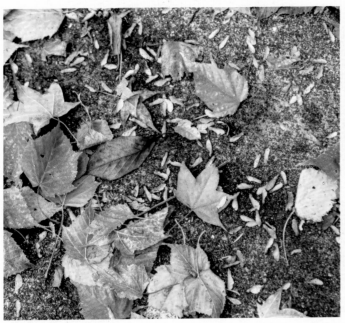

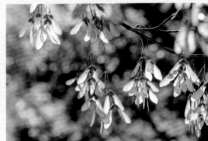

一陣秋風吹起，承載翅果飛行，完成了乘風遠颺的夢想。依序為：紅榨楓、虎杖、青楓。

材料

- 各種翅果：1 廣葉南洋杉 2 印度紫檀 3 菲律賓紫檀 4 馬尼拉欖仁 5 青楓 6 青楓 7 猿尾藤 8 六翅木 9 黃杞 10 尖葉楓 11 肯氏南洋杉 12 大葉桃花心木 13 台灣三角楓

活動玩法

1　在校園、公園常常可以尋得長翅果的樹木有：楓樹家族、大葉桃花心木、光臘樹、印度紫檀、菲律賓紫檀等。

2　郊山步道也很容易撿拾到裡白葉薯榔、猿尾藤等爬藤植物的翅果；或是原本被外殼包覆的紫薇家族蒴果、裸子植物的毬果，都包覆著待風飛行的翅果。

3　撿拾到翅果時，可以趁著風起，將它拋向高處，欣賞翅果飛行的軌跡。翅果隨著風的流動而升高、盤旋、緩緩降落，像是一位技藝高超的滑翔高手。

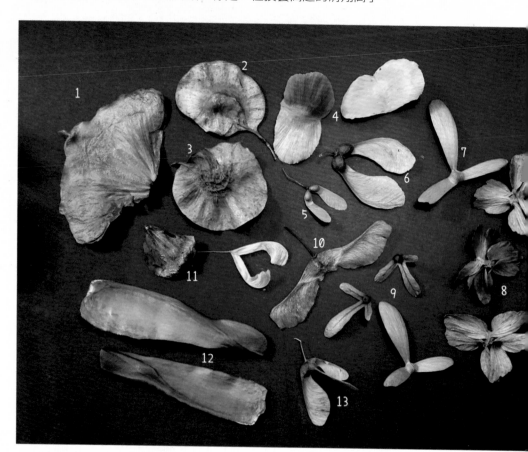

各種靠風飛行的種子。 照片提供／高永興

種子的旅行方式

種子蘊藏著生命的起點，看似不會動，卻有著各種策略來擴展領土。它們有的長出可以御風飛行的翅膀，像是帶著滑翔翼或降落傘，就等風的邀約，乘風而去；有的穿著防水輕裝、或是中空纖維的漂浮裝備，是隨波逐流的四海「游」俠；而有的長出甜美鮮豔、秀色可餐的果實，吸引動物來飽餐一頓，再隨著動物的糞便排泄出來，不但遠離故土，還多了一份肥料來滋養種子的成長；而有的種子藉由勾刺或黏液，隨著動物去旅行，當我們在野地行走時，也常在不知不覺中幫了這些偷渡客的忙。

但是，種子為什麼喜歡旅行呢？在植物的演化中，到新的領域雖然隱藏著冒險，但也孕育著生命繁衍的智慧，種子越遠離母株，存活的機率就越高，原因有：
1. 避免母株遮住陽光，沒有機會發芽，或是發芽後植株要彼此搶奪營養。
2. 分散風險，避免被蟲害趕盡殺絕，或是棲地火災天險而全軍覆沒。
3. 避免近親交配，遠離母樹可創造基因演化上的優勢。
4. 開疆擴土、擴大了生命多樣化的可能。

藉由風飄、水漂、動物、勾刺、彈蹦等各種策略的運用，種子得以來到新的領土，開展一片新天地：

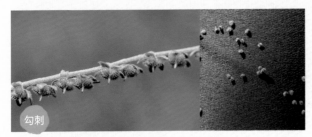

風飄

西洋蒲公英的種子乘著絨毛飛行。

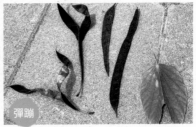

動物取食

山櫻花果實成熟呈暗紅色，是鳥雀的饗食天堂。

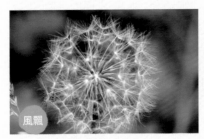

勾刺

琉璃草的勾刺就像是天然的魔果氈。

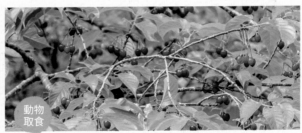

彈蹦

羊蹄甲莢果扭曲彈蹦的力道
將種子投射遠方。

療癒小語　學習花開當下的全然，學習種子遠颺的勇氣，讓生命也可以像植物一樣單純。

懷舊童玩 DIY
轉呀轉的青剛櫟陀螺

青剛櫟是戴著木質帽子的殼斗科家族，生長在中低海拔的闊葉林、或是針闊葉樹的混合林之外，也是平地常見的都市綠化樹種。青剛櫟的葉子如皮革般的質地，少水分，易保存，葉背脈絡明顯，用顏料拓印，可以拓印出美麗的紋路。

它的果實是飛鼠、松鼠、山豬、台灣黑熊等動物的最愛，重要的澱粉營養來源。也因為果實造型可愛，常被拿來做手工藝品、挖洞成為哨子、或是輕鬆改造變成小朋友最愛的戰鬥陀螺。

👁 觀察青剛櫟殼斗杯呈同心圓的辨識特徵
✋ 手做陀螺，趣味競賽

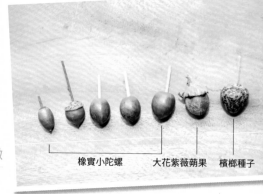

橡實小陀螺　　　大花紫薇蒴果　　檳榔種子

材料

- 青剛櫟或其他殼斗科的果實
- 小木棒，或拜拜用的香腳竹枝、火柴棒、牙籤、細樹枝

活動玩法

1 在殼斗科的杯狀帽或果實上方的正中間鑽孔，小木棒沾上白膠後插入固定，即完成小陀螺。

2 小木棒朝上，用拇指與食指用力轉動小木棒，果實末端尖尖的地方就是接觸地面的轉軸。可以進行團隊 PK：看看誰的陀螺轉得最久。

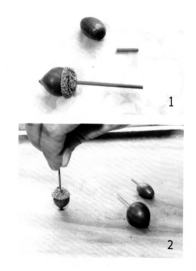

1

2

3 高手進階版：顛倒陀螺：果實在上、小木棒在下方的另類打法，換成小木棒在地上旋轉。

4 定點擲陀：用童軍繩圍圓，將陀螺旋轉後擲出，精準地落進小圓圈內即勝出，玩起來一點也不輸時下流行的戰鬥陀螺！

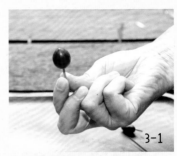
3-1

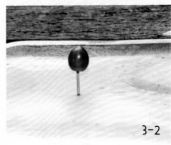
3-2

植物小百科

在泰雅原住民耆老眼中，青剛櫟全身是寶：它的木材質地堅硬，用途廣泛，可以做建築用材、器具把柄、鐵路枕木、香菇段木等；樹皮可鞣皮或做染料，而嫩葉與果實也提供動物食用，或是重新分解成為土壤養分。而長在山坡地的根系守護土壤 避免土石流，在整個生態循環與能量轉換上完全發揮的淋漓盡致、沒有浪費，是永續循環的環「寶」樹。

替代植物

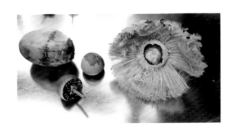

● 檳榔

果實掉落後，將外面的纖維撕除，取出裡面的檳榔種子，以砂紙磨平底部，然後插上半根牙籤，就成為一顆陀螺了。

● 大花紫薇

蒴果尚未打開時，果實呈球形，將花萼摘除，再插上半根牙籤，取好角度保持平衡，旋轉非常平穩，是有趣的野地陀螺。

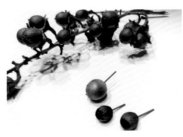
大花紫薇蒴果尚未開裂時，就是圓滾滾的小陀螺。

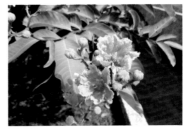
大花紫薇夏季盛開，是街頭最美麗的主角 - 紫花皇后。

療癒小語

體驗青剛櫟陀螺的旋轉，感受生命內在的動能。
當你知道萬事萬物都有它的道理，你內在的力量自然會發揮出來。

有怪獸！
張牙舞爪的暗黑菱角

每到 9-11 月間菱角的產期，天氣也逐漸轉涼，在街頭經常可以看到販賣菱角的車攤，讓人感到一股暖意。深黑帶紫的菱角，兩端彎曲且帶尖刺，看起來有些像是元寶。曾有外國人看到攤商的菱角招牌，菱角黑色而下彎的兩角像似翅膀，誤以為是蝙蝠，而有了「台灣人吃蝙蝠」的誤傳與笑話。

用熱水蒸或煮過的菱角，剝開外殼，熱騰騰的白色果實不僅味美，也有豐富的營養成分。吃過的菱角殼先不用急著丟棄，它也可以是小朋友的裝扮道具。

👄 水煮菱角，美味又營養

🖐 手指套上菱角外殼的裝扮秀

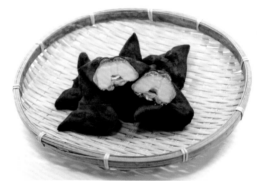

材料

• 菱角

活動玩法

菱角食用後的空殼選擇合適大小並洗淨，套入手指中，張牙舞爪，就成了菱角怪獸。

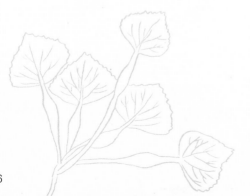

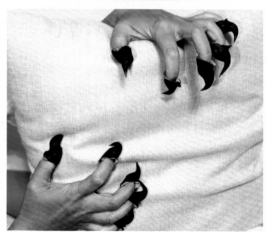

水雉又稱為菱角鳥，是非常美麗的水鳥，主要棲息於湖泊沼澤地、有浮水植物的水塘，牠的腳可以輕巧地踩在菱角葉上行走，所以也稱為「凌波仙子」。

近幾年來，因為棲息的水塘慢慢被填平而消失，菱角鳥缺乏濕地來繁衍後代而族群逐漸減少，成為珍貴稀有的保育類水鳥。台灣高鐵規劃路線時，為了避免水雉棲地遭到破壞，與臺南市政府在官田區成立了「水雉生態教育園區」，復育菱角鳥的生態環境。當我們選用自然農法、無毒耕作的菱角時，也間接地守護了凌波仙子和許多濕地生物的「濕樂園」。

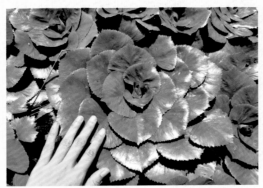

菱角葉。

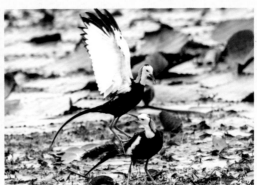

友善耕作的溼地是凌波仙子水雉的繁衍家園。
照片提供／張品中（極光）

替代植物

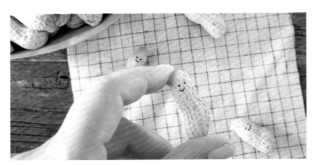

● 花生

不是菱角的生產季節，可以用花生殼取代：將花生從中切成上下兩段，兩段皆有圓圓的外殼，將花生取出，手指套入，可以畫上五官與表情，就成了有趣的手偶。

療癒小語　在大自然中看到許多生命的張牙舞爪、虛張聲勢，背後隱藏的其實是恐懼。當我們明白了，就會生起同理心。

果之豐。趣味遊戲玩耍

好「聲洞」
瓊崖海棠哨子

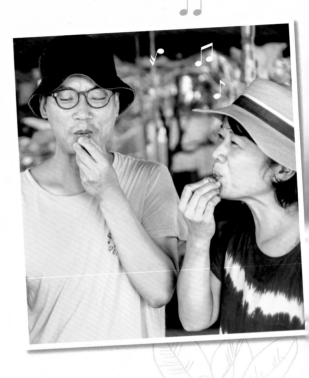

瓊崖海棠是台灣濱海常見的一種綠蔭植物，厚革質有光澤的葉子有點像福木，果實的形狀與大小又與龍眼相似，果實掉落水中可隨水漂流，很容易在他鄉長成新的植株。瓊崖海棠的果實內有一顆圓形堅硬的種子，可以鑽小孔插入竹籤成為陀螺，也可以將內部果仁清除後做成哨子、吊飾、響鈴樂器。

瓊崖海棠哨子操作簡單，聲音響亮，除了有趣，也可作為飾品或求生哨使用。

👁 白花淡香，葉似福木、果像彈珠

👂 哨洞吹聲

✋ 清除種仁製成哨子

材料

● 瓊崖海棠的落果　　● 美工刀　　● 鑽子

活動玩法

1　撿拾海濱植物瓊崖海棠的落果，將果實浸泡一晚，再將外果皮果肉清除，只留下果實內米黃色的種子，渾圓可愛。

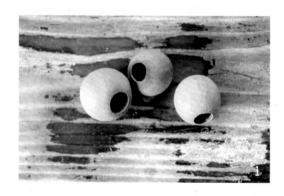

2 由種子原本的葉柄接連處挖一個洞，用鑽子將內部的種仁挖空，僅留外部薄殼，利用種子的空腔做共鳴室，當作哨子使用。也可裝上羊眼釘作成吊飾、項鍊、或成串作響鈴。

3 吹出聲音的技巧：不是直接對著洞口吹氣，而是將種子放在下嘴唇處，由上往下吹氣，比較容易成功發出哨音。

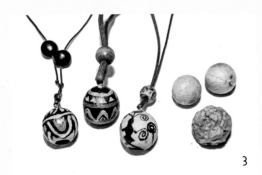

3

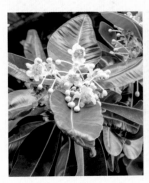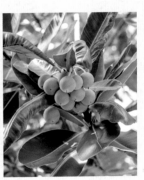

瓊崖海棠在在南太平洋熱帶島嶼被視為「聖樹」，數千年來一直是原住民世代相傳的一種傳統醫療藥方。瓊崖海棠的果仁中富含天然植物油，有吸收紫外線的抗曬特性，是大自然所賜予神聖的禮物，被稱為「聖油」。由於化學防曬劑有導致皮膚病變的風險，或汙染環境的隱憂，越來越多的農業利用轉向大自然取經，崇向天然、綠色環保、永續利用的觀念已成時尚。

更多玩法

瓊崖海棠挖洞成為眼和口，黏上毛線當頭髮、楓香果實作身體、鐵線串珠作四肢，成為個性化公仔吊飾。

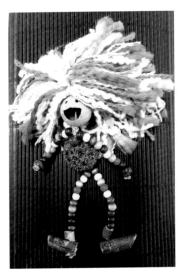

作品示範／翁瑞昌（黑貓）

療癒小語　空氣的流動，透過孔穴、震動發出了聲音，是風的細語、大地的呼吸。

大葉桃花心木果實全應用
彩繪・飾品・倒流香

第一次聽到「桃花心木」這一個美麗的名字，以為是可以醉倒樹下的桃花，後來才知道它的花很小，無法和桃花比擬，而是因為木材有桃紅色且美麗的花紋而名，被廣泛運用在家具上。由於生長快速，台灣普遍栽種，在許多校園、林園中都可以看到它高大的身影。桃花心木的果實像是大自然的「多寶格」，一層層打開有不同的驚喜與趣味。

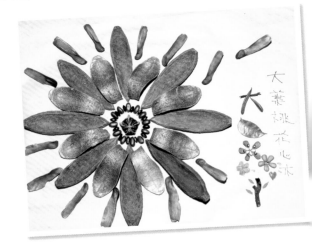

👁 辨識果實由外而內的層層構造

🖐 拆解果實各部位來創作、玩遊戲

材料

• 大葉桃花心木果實
• 小型種子、貝殼等自然物
• 壓克力顏料

製作方法

撿拾爆裂開來的果實，由外而內可以拆分成 4 個部分：厚達 1 公分的黃褐色外果皮、有許多深褐色斑點且會彎曲的內果皮、長長翅膀的種子、以及最內層掛附種子的果軸。不同的材質與應用，有許多令人驚喜的樣貌。

a. 果實　b. 外果皮　c. 內果皮　d. 具翅種子　e. 果軸

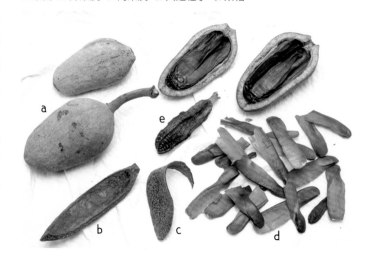

1. 彩繪吊飾

使用堅硬的外果皮以不褪色的壓克力顏料彩繪，尾端可打洞
製成充滿大地原民風格的項鍊、鑰匙圈或吊飾。

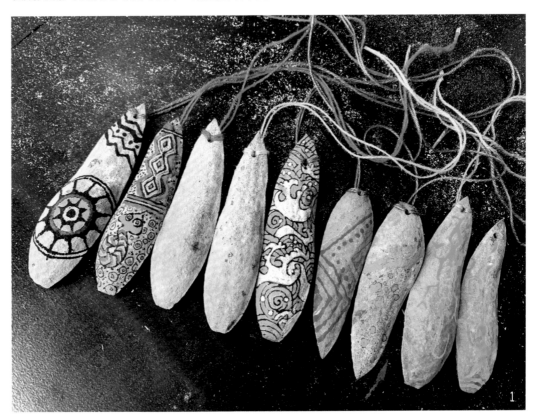

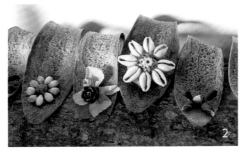

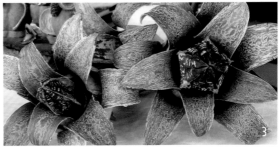

2. 高跟鞋

挑出彎曲弧度適合的內果皮，
用熱熔膠將各種自然物排列固
定，就是一隻亮眼的高跟鞋。

3. 花朵拼貼

將果實拆解，重組成美麗的「花非花」。

果之豐。創意手作應用

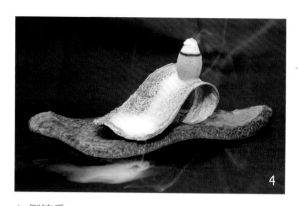

4

4. 倒流香

點燃香塔後，雲瀑順著彎曲的桃花心木內果皮，緩緩順流而下。

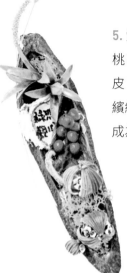

5. 愛之船

桃花心木的外果皮，搭配五顏六色繽紛的果實種子，成為美麗的載體。

更多玩法

紅褐色的具翅種子常被撿來遊戲，把它向天空拋擲、或是拿到高處再丟擲，看著種子旋轉、乘風飛行，像直昇機螺旋漿般地旋轉飄落下來，會感受到植物演化的神奇。

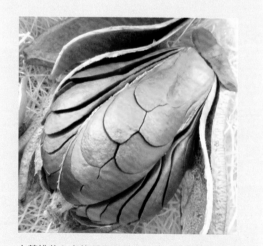

大葉桃花心木的種子有長長翅膀，受到果皮的層層保護。照片提供／高永興

植物小百科

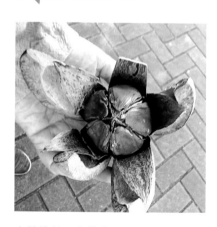

大葉桃花心木的花期在 6 月，果實期由 9 月至次年 4 月，果實碩大呈長卵形，成熟後外皮會產生裂痕，當天氣晴朗時內果皮會捲曲推擠外果皮，讓外果皮爆裂開來。

療癒小語　盡情給出最好的部分，沒有保留，那正是大自然的根基；猶如種子的勇敢，全然信任，全然交託。

來自季節的歡慶
果實種子花環大集合

市面上的節慶花環總是用塑膠松針、金色鈴鐺、人工裝飾品與紅色緞帶所組成。不妨自己動手將藤蔓繞圓，或購買現成的藤圈，黏上收集的自然物，再適量搭配小飾物與紀念品，便是一個獨特的個人風格花環。

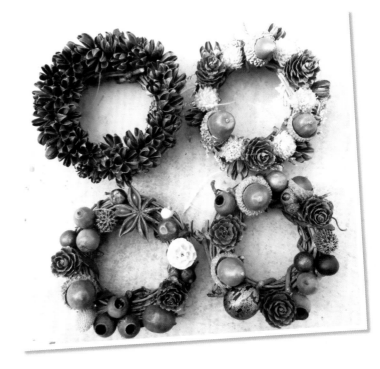

👁 欣賞繽紛多樣的花環裝飾

✋ 布局花圈構圖再黏膠固定

材料

- **花環基底：** 藤圈，可於花市或花材行購買。
- **裝飾素材：**
  1. 自然中撿拾的果實、種子、松樹的毬果，經過清潔、殺菌、乾燥的處理。
  2. 在食物中取得的種子，比如：橄欖、桃子、李子、梅子、椰棗等的內核；吃完堅果的外殼，如：胡桃、開心果、夏威夷豆等；特殊造型的食物或是「廢棄物」：家中滷味常用的八角、做洛神花果醬剩下的花朵造型蒴果、吃仙桃留下種子就是一隻可愛的企鵝。

  * 其他：貝殼、海洗玻璃、酒瓶軟木塞、奇異造型的石頭或木頭、有趣的小玩偶，或者是旅行風景照、朋友寄來的小卡片、雜誌中有趣的畫面或詩句等。

製作方法

1. 製作花環基底

除了直接購買現成的藤圈當做花環底座，也可以自己動手製作，以下提供 3 款做法。

- **報紙花環**：報紙約 5 張捲成圓桶狀，第一張當主體花圈，內可夾放鐵絲或較硬的厚紙，以免掛久了之後，因地心引力而變成橢圓形。其它 4 張報紙捲筒繞圈圈包住主體，要繞的緊實不會鬆垮，最後以膠帶或白膠黏牢，完成報紙花環。
- **麻繩花環**：用麻繩繞著報紙花環，從外觀上看不到報紙，並作一個掛環。亦可使用皺紋紙、包裝彩帶纏繞。
- **藤蔓花環**：將植物莖蔓纏繞成為圓形，將藤蔓尾端藏入花環空隙中。

a. 藤圈　b. 麻繩花環　c. 藤蔓花環　d. 報紙花環

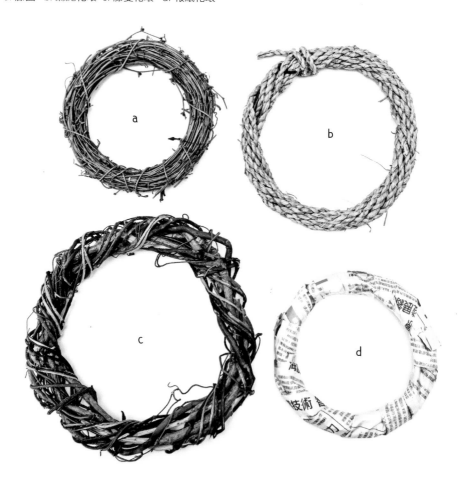

2. 裝飾素材分組與構圖

將佈置的材料分成大、中、小三堆。先決定好大顆材料的
位置，空隙中再填補較小的素材，平均分散佈置花環上，
色彩儘量多樣且平均分配，避免頭重腳輕、或是傾斜一邊，
等確定後再用熱熔膠固定。

 若是親子同作，為避免熱熔
膠槍燙傷，建議使用白膠。

3. 素材重組

有些果實的蒴果（如：大花紫薇、大頭茶等）、松果的鱗片、開心果的果殼等，
可拆開來重新組合，成為一朵新創的「花非花」，或者組合成小動物。

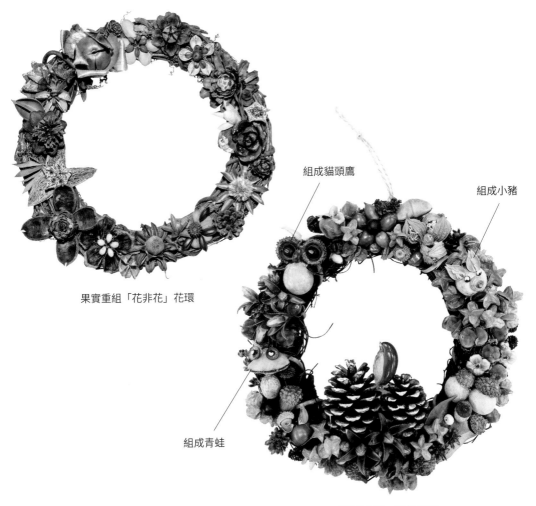

果實重組「花非花」花環

組成貓頭鷹

組成小豬

組成青蛙

「快樂天堂」動物花環

4. 視覺焦點

花環上方可掛鈴鐺或繫上蝴蝶緞帶，營造節慶感。下方六點鐘方向可放置祝福卡片、
照片或玩偶，成為視覺的焦點。

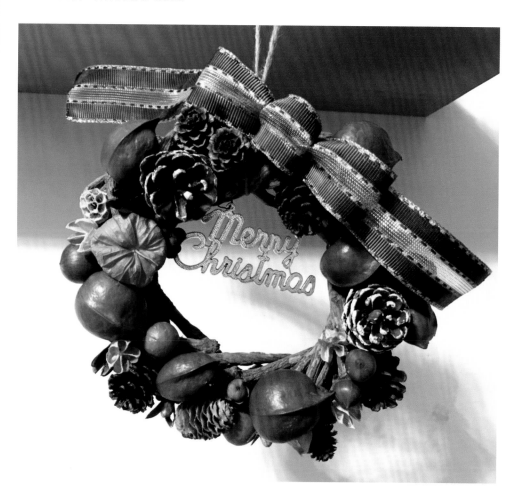

5. 微修飾

加入修飾花環的點綴物，讓畫面更豐富且柔軟，如永
生苔、乾燥滿天星、繡球花瓣等。最後確認素材是否
黏貼牢固、清除熱熔膠的痕跡即完成。

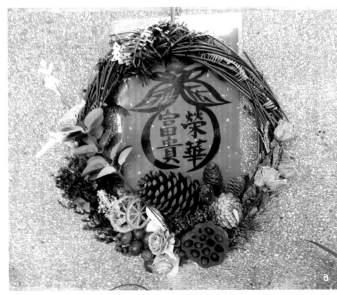

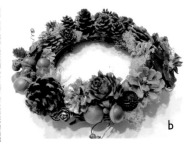

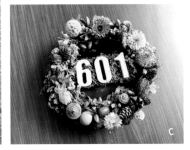

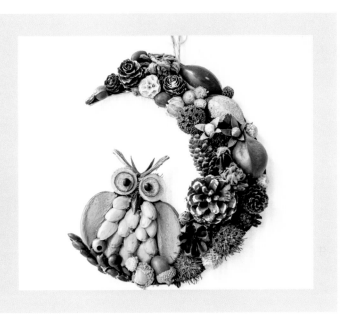

a. 花環正中貼上春聯，增添節慶祝福感。
b. 各式松果大集合，塗上顏料，增加繽紛色彩。
c. 可作節慶花環，也可作為門牌裝飾。

更多玩法

誰說一定要做成圓的花環？
在木板上畫出任何造型：彎
月、星星、房子、花朵⋯⋯
天馬行空，以鋸刀裁切下來
做基底。

停駐在一弦彎月上的貓頭
鷹，刻意凸顯貓頭鷹的大眼
睛與翅膀，抓住造型主角的
特色，讓欣賞者能夠心領神
會創意者的巧思。

療癒
小語
果實種子大集合，像是一群孩子雀躍地分享各自冒險的旅程，在花環舞台上祝賀生命的豐盛。
嘗試要把日子過得像是慶典一般。

令人愛不釋手的
椰殼阿勃勒沙鈴

夏季口乾舌燥之際，若能喝一杯清涼降火的椰子水，頓時暑氣全消。但椰子產於熱帶地區，除非在原產地或是機緣巧合遇到路邊攤車販售，要不然很難得有機會可以喝到現剖椰子。不過，現在很多超市都有出售冰涼的剝殼椰子可以解渴。喝完的椰殼，可以挖空做椰殼花盆、動物造型存錢筒，也可以加上棍棒後成為獨特的沙鈴樂器。

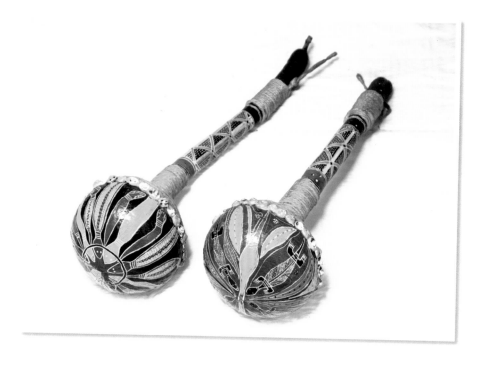

 欣賞椰殼樂器彩繪

 聆聽搖搖作響的樂器

嗅聞椰子水的清香

 品嚐清涼爽口椰子水

 組裝椰殼與棍棒，並做裝飾

材料

- 白色的剝殼椰子外殼
- 曬乾的阿勃勒棍棒狀黑色莢果
- 細麻繩
- 填充物：一把細小石子、米粒、乾燥西米露、或是豆類
- 白膠

1 **椰殼打洞：** 剝殼椰子喝完椰汁之後，用菜刀在椰殼尖部敲出三角形或圓形，直徑大約十元銅幣大小，要比阿勃勒莢果的直徑稍微大一些。

2 **椰殼清空：** 這個步驟是製作過程中最困難的部分，也是成敗的關鍵。椰殼內有白色的椰仁，若不清除乾淨會腐臭，所以要運用湯匙、水果刀等所有你可以運用來挖、刮、剷除椰仁的工具，由小小洞口中將椰殼內的椰仁全部清除乾淨，用水洗淨，完全曬乾。此步驟若未做好，將來椰殼樂器會長出黴菌，無法保存，功虧一簣。

3 **阿勃勒莢果固定至椰殼：** 將黑色的阿勃勒莢果裁成約30-40 公分長度，裁切處沾上大量白膠插入椰殼內底部，固定好位置與角度靜置一天，以確定有黏牢。

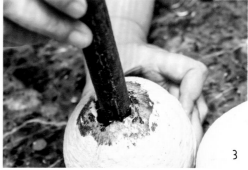

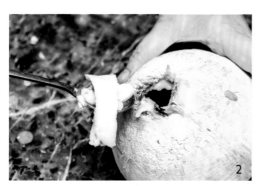

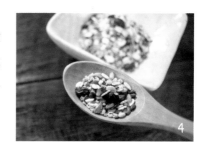

4 **放入填充物：** 待白膠固化，以湯匙勺起米粒、豆類等填充物，由阿勃勒莢果邊的空隙放入椰殼內，試著搖晃，聽聽看是否喜歡它的聲響，調整填充物的種類分量直到滿意。

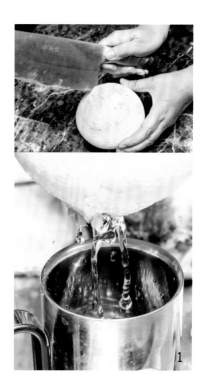

5　**麻繩固定與修飾：**以椰殼的洞口為圓心，在阿勃勒萊果近洞口處塗上一圈約 3 公分寬的白膠，在椰殼靠近洞口的外圍半徑 3- 5 公分也塗上白膠，以麻繩環繞。

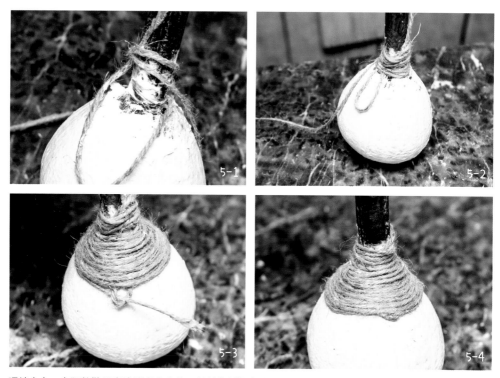

環繞方向：自阿勃勒果實塗膠處由上往下纏繞靠近椰殼的洞口，連接椰殼後，在椰殼上逐圈擴大繞圓，最後將繩尾以細針推入麻繩環圈內藏好。

6　**繪椰殼：**完成的椰殼阿勃勒沙鈴，原色質樸。可以在上面彩繪、以蝶古巴特技法來拼貼圖案，顯得多彩與獨特。

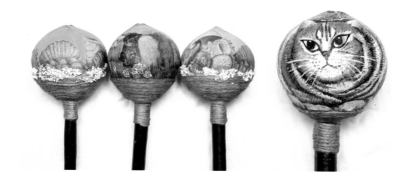

7 沙鈴內填充不同的乾燥硬顆粒材質，發出隆隆沙沙不同的聲響，大家一起做好就可以組成椰殼樂團了。

> ❗ 如無法取得椰殼，可準備豆子、米粒、小石頭、沙子，填裝到寶特瓶等容器中，用膠帶固定封口，在瓶子上彩繪即成為沙鈴樂器。

植物小百科

椰子是棕櫚科植物，我們所食用的椰子，就是椰子樹的果實。它的外層由纖維質和堅硬的綠色果皮殼層所組成，中空又不易腐爛，可以藉由水的浮力去擴大領域，在新的國度重新發芽成為新的植株。

清澈的椰汁性涼，一天別喝太多。將喝完椰子水剩下的椰殼剖開，就能開蓋取肉，享用乳白色果凍狀的椰仁。椰仁有的脆、有的軟，可用湯匙挖來吃，或是用果汁機加牛奶打來喝，會有一股特殊的椰香。

椰殼內的纖維在生活中有多元的應用，比如製成地毯、刷子等，椰殼則製成園藝花盆或創意禮品，比如下圖的造型撲滿。

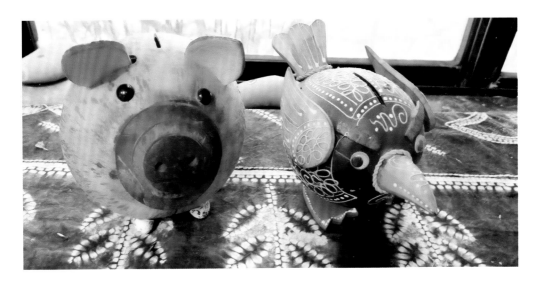

> 療癒小語　**生命是勇敢的征途：尋回單純、自信、本來的樣子。**

收納天然的寶寶
蓮蓬珠寶盒

夏季蓮花盛開不久，市場上販售蓮子、蓮藕。蓮蓬即包裹蓮子的部位，原本青綠色，曬乾後表面呈灰褐色，有縱皺的紋路，除去果實後會留下的圓形孔洞，孔洞質地鬆軟成了充滿彈性的空間，像是收藏果實種子的珠寶盒。

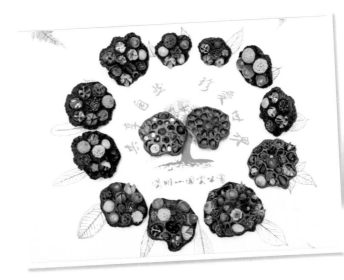

 5-8 月賞蓮、6-9 月觀賞蓮蓬結實

🤚 填充自然寶寶，活動手部小肌肉

材料

• 蓮蓬
• 各式果實種子，約蓮子大小
• 彩色黏土

製作方法

1　採集或在花市或市場購買新鮮蓮蓬，倒吊著乾燥，可使蓮梗挺直，不會因為蓮蓬的重量而呈彎曲。市面也有販售已經乾燥處理完成的蓮蓬。

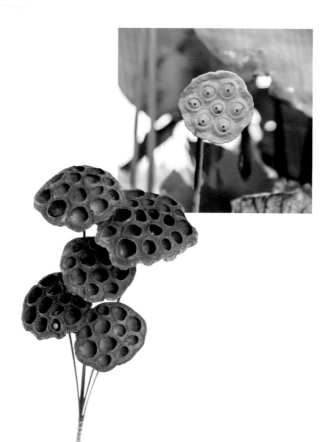

2 蓮子取出，將收集的各式果實種子鑲入蓮蓬孔洞中。若果實太小容易掉落，可先於蓮
　蓬孔洞中放入少許黏土，再將種子塞入固定。也可插在瓶子欣賞、點上精油當擴香。

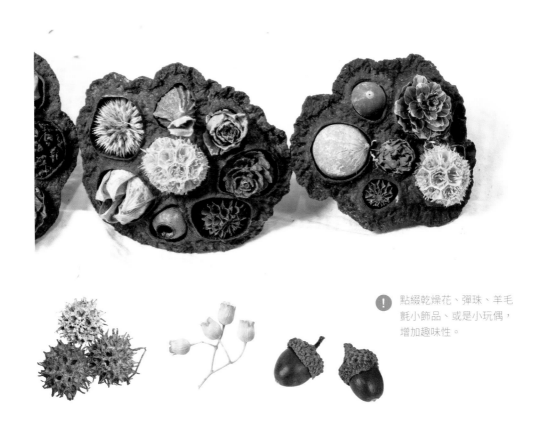

ⓘ 點綴乾燥花、彈珠、羊毛
氈小飾品、或是小玩偶，
增加趣味性。

3 將彩色黏土搓成圓形放入，猶如蓮蓬調色盤，原本晦暗單調的蓮蓬讓人眼前一亮，刺
　激視覺感官。

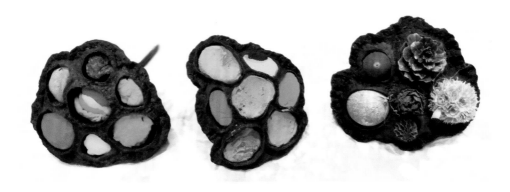

好事蓮蓮
蓮蓬手搖鈴樂器

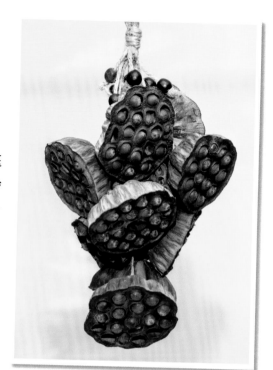

蓮蓬手搖鈴搖動時，每一顆蓮子在蓮蓬中震動，發出聲響，成為另類種子響鈴樂器。若當作掛飾，感受自然中的豐盛，會有一種好事「蓮蓮」的喜悅感。

👁 5-8 月賞蓮、6-9 月觀賞蓮蓬結實

👂 聆聽悅耳的蓮蓬手搖鈴聲響

🤚 將蓮蓬穿洞綁繩成串

材料

- 含蓮子之蓮蓬 10-15 個
- 20 公分長之細麻繩，麻繩數量等同蓮蓬數
- 一條約 2 公尺長之細麻繩。

製作方法

1 取得含有蓮子的蓮蓬，蓮子須保留，蓮梗保留約 2-5 公分，倒掛乾燥。若有蓮子掉出來，可用黏土、黏膠固定。

2 蓮梗塗上白膠，以細麻繩逐一綑綁蓮梗打結固定；若無蓮梗者，則於蓮蓬底部鑽洞以麻繩穿過打結固定。

3 將蓮蓬上下排列，將繫有蓮蓬之麻繩集中成為一束，用另一條 2 公尺長之麻繩環繞短麻繩成為手把或編成辮子，即完成。

❗ 響鈴樂器只有一個原則，能發出聲音，具有手把好握好控制，就是好樂器。

替代植物

將水黃皮或銀葉樹果實剖半，穿洞綁在漂流木上，也可以串成響鈴樂器。

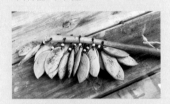

水黃皮果實

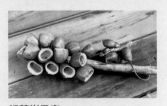

銀葉樹果實

🌿 療癒小語　大自然從未缺乏美，而是缺乏探索與發現的心靈。

武林大會
鳳凰木寶刀

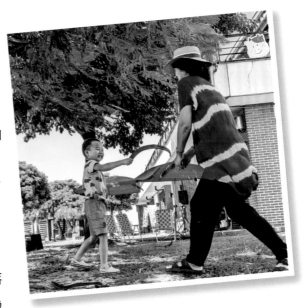

五六月豔陽的熱情召喚下，鳳凰木花開如
火熾烈，它的果實經歷一年的儲備養分，
在此時逐漸成熟，成為宿存果，懸掛花旁，
樹上常會有花果並存的有趣景象。

到了秋季，鳳凰木的彎刀莢果完全成熟，
由青綠轉變成黑褐色。常見孩子們撿拾落
果，在樹下武林大會比劃劍法，是化身為
武林俠客的必要配備。

 欣賞夏日花開燦爛、彎刀造型的莢果

 莢果做寶刀，華山論英雄

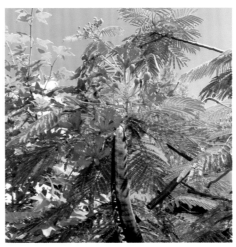

材料

• 鳳凰木莢果

製作方法

1 猶如浴火鳳凰的鳳凰木，花開之際，彎刀
狀的莢果也逐漸成熟，樹下常掉落滿地的
莢果。完熟的莢果風乾一週即可收藏，避
免陽光直接曝曬而使得莢果開裂。

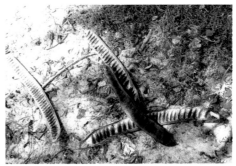

2 將清潔、陰乾的鳳凰木彎刀莢果，以壓克力顏料在表面彩繪，或是將莢果塗上白色再以油性筆描繪圖案，甚至是利用「蝶古巴特」的技法，將美麗的餐巾紙圖樣轉貼到莢果上，創作與眾不同的寶劍彎刀。

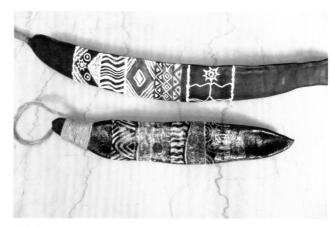

彩繪的鳳凰木彎刀，準備華山論劍。

更多玩法

1. 製成樂器

鳳凰木的莢果乾燥卻未開裂前，搖晃時，莢果內的種子碰撞，會發出清脆的聲音，加勒比島居民戲稱這種會發出聲響的長形莢果為「女人舌頭」，像是女人的談笑聒噪聲，隨著一陣風起就發出響聲。撿拾地上還沒有開裂的鳳凰木莢果，也可做為打響板等自製樂器。

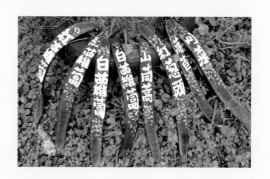

2. 製成辨識牌

鳳凰木莢果做成菜圃的辨識牌，融入田園，還於山林。

 療癒小語　具有孩童般謙遜之心的人，才能重新找到親近萬物的鎖鑰。

一簾幽夢
阿勃勒的華麗變身

阿勃勒盛花期在炎炎夏季，垂掛一串串黃色花序，滿樹金黃的美景，一陣大雨過後，落花飄落，像是下了一場華麗的黃金雨。

它的莢果有點像是長長的臘腸，經過一整年風吹日晒雨淋的淬鍊，由青嫩的綠色轉為成熟的黑褐色光澤，掛滿大樹像是豐收的慶典。撿拾大樹下掉落的莢果，沉甸甸的硬實質感，是天然的木質圓棍，有人開玩笑說可以拿來擀麵、打小孩、當作按摩敲打棒。除了這些，也可以創作成為家中充滿美感的裝飾品！

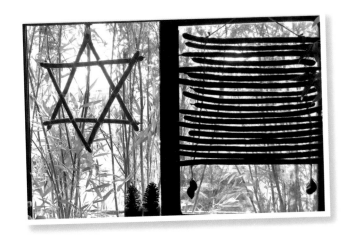

 欣賞黃金雨花序、臘腸般莢果

 果肉有龍眼乾味道，但種子不可食用

 排列綑綁阿勃勒莢果，做出造型

材料

- 阿勃勒莢果
- 麻繩
- 壓克力顏料

製作方法

1. 古典風窗簾
阿勃勒莢果的兩端各用麻繩綑綁，往下串連其它阿勃勒至適合長度，懸掛在窗上成為獨一無二的窗簾。

2. 星形風鈴
準備六根等長的阿勃勒莢果，每三根圍成三角形，用麻繩固定，兩個三角形交疊成為星形，交疊之處以麻繩固定，即可懸掛起來成為創意風鈴。

3. 彩繪門簾

將多條阿勃勒莢果逐一彩繪。取一阿勃勒莢果橫放做掛架，綁繩穿串成排，懸掛起來繽紛搖曳，發出微微的敲打聲。

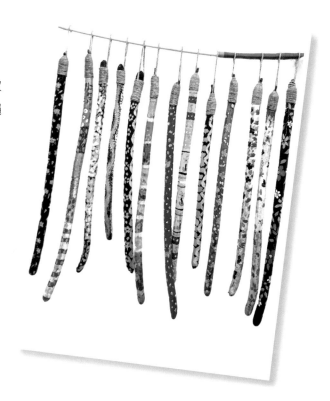

 阿勃勒的莢果也常應用在老人長照中心的按摩課程中，當作拍打棒使用，可以用來拍打經絡，增加血液循環、促進健康。

植物小百科

阿勃勒原本正確名稱是「阿勒勃」，出自《本草拾遺》，但陰錯陽差被念成「阿勃勒」或是「阿伯勒」，諧音：「阿伯看了很快樂」。到現在已經積非成是，少有人記得原本正確唸法。

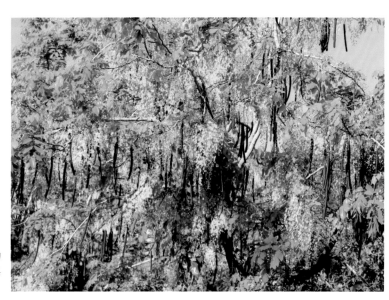

有「黃金雨」之稱的阿勃勒，一樹並存黃金花串與黑褐色長棍狀的莢果。

 療癒小語　人類最大的發現：只要改變內在心態，就能改變外在的世界。

相看兩不厭
二葉松聖誕樹

許多國家會以杉柏之類的裸子科長青樹做成聖誕樹，象徵生命長存，但節慶之後便成為枯木垃圾。或是購買塑膠製品取代，擺飾幾天，節慶後就要裝箱另外找地方來存放。

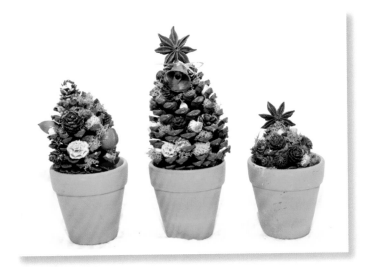

撿拾二葉松毬果做成聖誕樹，不用再去砍伐杉柏、也沒有塑膠垃圾的問題，小而美的聖誕樹不占空間，可以長期當做裝置擺設。鑲嵌在毬果鱗片縫隙中的果實種子或是可愛飾品，正展示著創作者的旅行故事。

 觀察毬果鱗片如花，鱗臍中藏有翅果

 填充裝飾物，活動小肌肉

材料

- 毬果（撿拾或從花材行購買）
- 小陶盆、緞帶
- 小型果實種子、乾燥花、小貝殼、彩石、小裝飾品

製作方法

1 將用來做裝飾的材料，塞放在毬果的鱗片中，毬果底部空隙較大，可塞比較大顆的果實，有些塞不滿或容易掉落的小果實，即用黏土或白膠、保麗龍膠、熱熔膠等來黏著固定。頂端可拿滷味用的八角果實來取代星星。

2 將毬果聖誕樹放在小陶盆、紙杯、馬克杯或是木頭切片上，綁上緞帶蝴蝶結即完成。

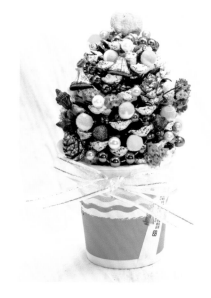

植物小百科

毬果是指裸子植物的果實，果實灰褐色、鱗片木質化，每一鱗片中都藏有薄翅狀的種子，當種子掉落或被動物啃食帶走，毬果就已完成了階段性保護種子的任務。臺灣約有三十種裸子植物，是全球種類最豐富的區域之一，在山林或公園中常可撿拾到大型毬果，如：二葉松、溼地松、五葉松、華山松等。因應節慶裝飾需求，花市花材行都會進口許多溫帶國家的毬果來販售。

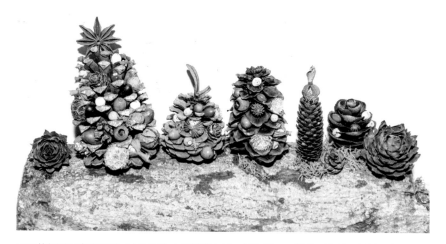

不同的裸子果實聖誕樹（由左至右：台灣巒大杉、濕地松、二葉松、油杉、雲杉、鐵杉、黃杉、福州杉）。

療癒
小語　許多毬果看起來像是木質的花朵。
　　　我們內在生命也想望有樹木的本質，卻如花般燦爛。

水黃皮彩繪項鍊與動物生態畫

水黃皮為了能在河岸站穩腳步，它的根系發達，能抵強風，又被稱為「九重吹」，是海濱防風林、行道樹，以及公園、校園常栽植的樹種。

水黃皮的果實期 8-10 月，耐得住長期浸泡水中，質地堅韌，耐於保存。它的形狀有點像是一片落葉、一隻小鳥、一隻企鵝、一隻鯨魚、或是鳥類的翅膀……充滿可塑性。不論是彩繪做成項鍊、組合成為創意動物，都是水噹噹的美麗作品。

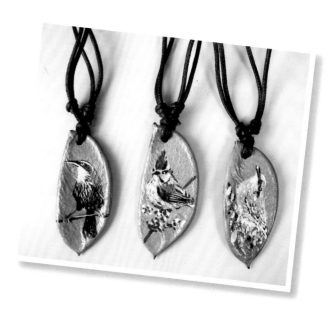

👁 欣賞扁平果實，思考水漂果實的機制

👂 水黃皮互相敲擊響鈴的聲音

✋ 透過彩繪拼貼，模擬動物型態

材料

- 曬乾的水黃皮果實　• 彩繪顏料
- 皮繩　• 搭配的其他果實、樹枝

製作方法

1　在水黃皮果實上面直接以壓克力顏料彩繪、或是貼上蝶谷巴特餐巾紙，穿洞綁繩即成項鍊。

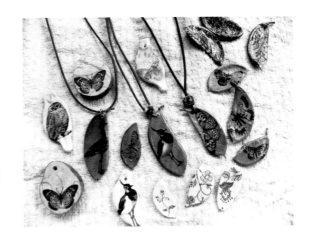

2 扁平橢圓的水黃皮果實，和其他自然物搭配，做成各種動物生態畫。

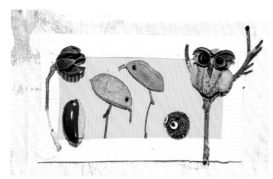

水黃皮高蹺鴴和野地精靈。

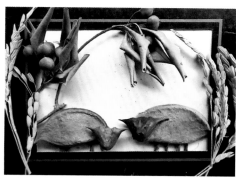

台灣濕地野生的鬼菱，配上水黃皮，像極了耕牛。

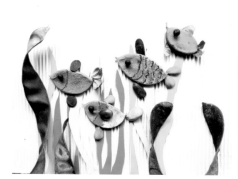

魚兒魚兒水中游。

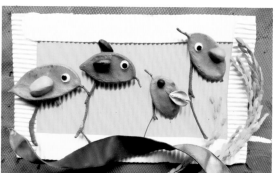

可愛的鳥家族。

植物小百科

水黃皮的花期 5-9 月盛開，紫色豆科的蝶形花，充分發揮數大便是美的哲學，常在一陣風雨後，樹下灑落一地淡紫色小花，猶如紫色的花毯，雖是淒美，也很浪漫。

許多以水為名的植物：水黃皮、水柳、水茄苳、水芹菜、水鴨腳等，聞其名就大概可以猜想出它生長的環境臨近水邊。這些水漂家族，大多沿著河岸濕地生長，它們的擴展繁衍不得不歸功果實

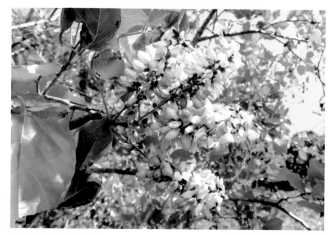

水黃皮的紫色蝶形花。

的特異功能：果實外殼多為厚殼纖維所保護，練就一身耐磨耐摔、耐曬耐鹽、又能水上漂的好本領，是隨波逐流的四海「游」俠。

離鄉背井的漂泊、終於有機會著陸之後，就在水岸發芽成長，長成大樹。等待種子成熟掉落之後，又藉著水流開展另一次的漂泊人生，不，是漂泊樹生。

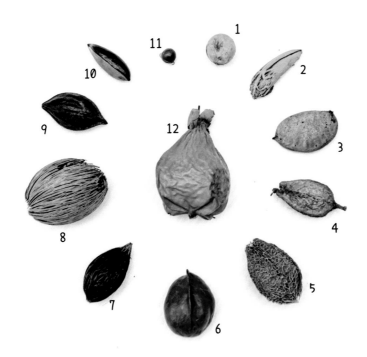

各種隨水漂流的果實與種子。
1. 瓊崖海棠 2. 藍棕櫚 3. 水黃皮 4. 穗花棋盤腳 5. 穗花棋盤腳（褪去外皮） 6. 銀葉樹
7. 狐尾棕櫚 8. 海檬果 9. 欖仁 10. 大葉山欖 11. 華盛頓椰子 12. 棋盤腳

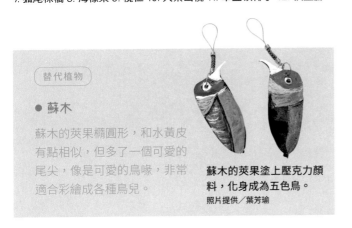

替代植物

● 蘇木

蘇木的莢果橢圓形，和水黃皮有點相似，但多了一個可愛的尾尖，像是可愛的鳥喙，非常適合彩繪成各種鳥兒。

蘇木的莢果塗上壓克力顏料，化身成為五色鳥。
照片提供／葉芳瑜

療癒
小語

所有水漂的種子，質地輕盈，像是用一種輕鬆自在的態度去面對載浮載沉的旅程；當有機會著陸時，就努力發展根系，站穩腳步，從此他鄉是故鄉。

從刺刺果變成洞洞果

楓香吊飾

初次聞到楓香葉子的氣味，有一種近似土芭樂的熟悉香氣，但又多了一股清新，瞬間明白它的名字中「香」字的由來。它的果實造型，讓人聯想到卡通「龍貓」中一顆顆圓圓黑黑、到處滾動的小黑球。而最讓人感到驚豔的是在寒流過後，原本一身濃綠的楓香大樹，在短短幾天內變裝一身彩衣，地上也披上了黃金地毯。

許多手作課程中，常有老師會使用楓香的果實來做成吊飾。在清除果實內部雜質的過程中也可安排「靜心活動」，隨著果實上的刺狀物越來越少之際，感受自己內在的許多雜音也慢慢靜息，最後換作一個美麗的路路通吊飾、和圓融通透的心情。

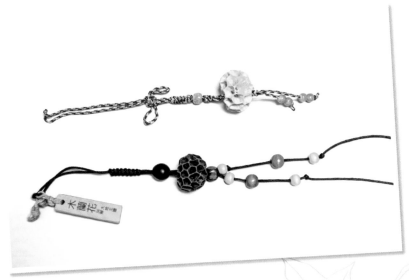

作品示範／張恩芬（花栗鼠）、張偉婷（鉛色水鶇）

　觀察楓香和青楓的區別

　搓揉楓香葉有芭樂的香氣

　果實的掏空、漂白、掛勾

- 楓香蒴果
- 玩偶眼睛
- 珠子，材質不限
- 中國結的彩線
- 染色顏料
- 鑷子、平口夾、尖嘴鉗、或是小電鑽
- 砂紙

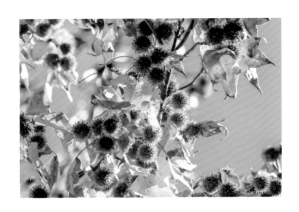

製作方法

楓香是都會常見的行道樹，樹下常可撿到滿地圓形蒴果，是很容易撿拾取得的自然素材。

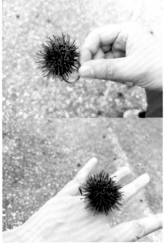

大鑽戒、領巾圈
將果實上的長柄轉彎，插入果實上的洞孔之中，即可作為戒指、自然風領巾圈。

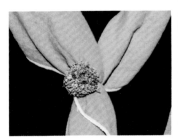

楓香音符
以繩子做五線譜，用帶梗的楓香果實做音符。

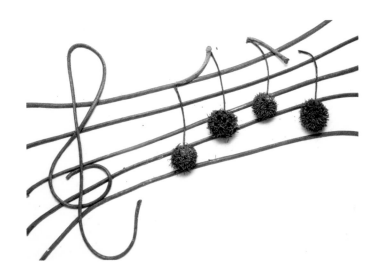

灰塵小精靈

果實貼上眼球貼紙，瞬間有了故事的想像。

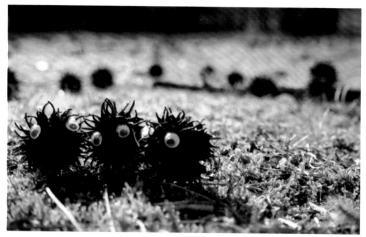

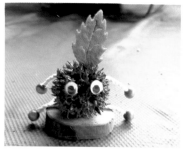

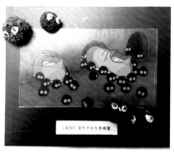

宮崎駿電影中的小黑球-灰塵小精靈。

楓香吊飾

1 **掏空：**用剪刀或刀片將楓香果實表面有刺的部分剪除或切除，再用手邊的鑷子、平口夾、尖嘴鉗將果實上星芒狀的刺拔除乾淨；或是用小電鑽，鑽入果實的孔洞之中，將果實內的雜物全部清除。原本的刺刺果此時已轉變成洞洞果，孔洞四通八達，中藥因此稱它為「路路通」。用砂紙將果實表面再磨平磨圓。

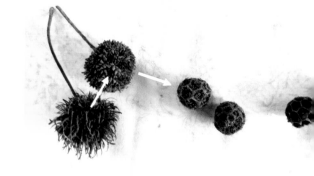

刺刺果經過磨平之後瘦身，全部拔除乾淨後，變成洞洞果。

2 **漂白：**原色質樸好看，但染色也很美。可用漂白水浸泡一晚，楓香果實會由黑轉為象牙白色。漂白後的果實可直接使用，或是浸泡在水彩中染色、或塗上壓克力顏料，變身為五彩繽紛球。

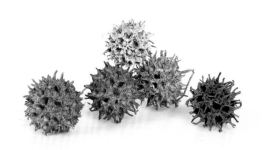

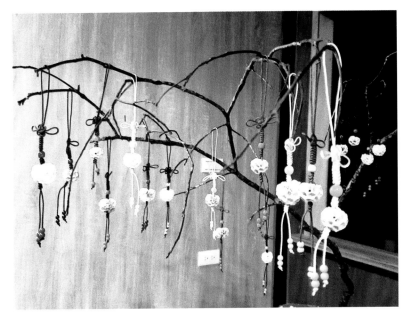

照片提供／林孟湘（海鷗）

3 **設計：**以羊角釘、棉繩或皮繩穿過楓香果實，製作成吊飾、項練或是鑰匙圈。

> **植物小百科**

楓香的學名：*Liquidambar formosana*。*Liquidambar* 指的是液態琥珀，楓香枝幹所流出的汁液凝固如琥珀；而 *formosana* 即是福爾摩沙。楓香為世界上遺存至今最古老的樹種之一。

秋冬時葉子會轉變成金黃色，常常和葉形相似也一樣會變色的青楓混淆不清，而有「三楓五槭：三裂是楓，五裂是槭」的說法。其實「三楓五槭」並不正確，楓香並不一定只有三裂的葉形，昔稱槭樹的楓樹葉形更是多樣。楓香與楓樹是兩種完全不同科別的植物，不管是葉子的排列方式、葉形、樹幹、果實都有很大的差別。

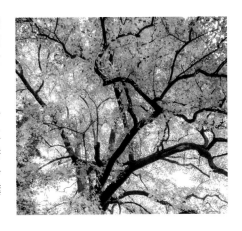

楓香	**青楓**
科別　金縷梅科	科別　楓樹科（槭樹科）

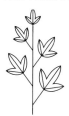

葉的排列方式　互生	葉的排列方式　對生

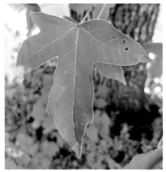 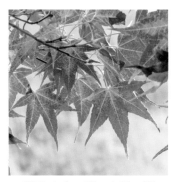

葉形　葉形大多 3 裂，少數 5 裂	葉形　大多 5 裂，少數 3 裂

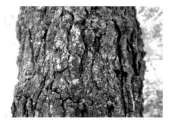 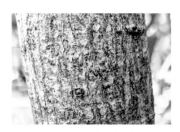

樹幹　深縱裂紋路	樹幹　淺裂或光滑

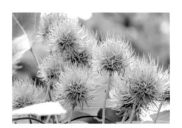 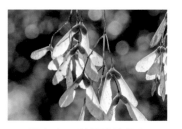

果實　球狀的蒴果	果實　有兩片翅膀的翅果

 療癒小語　小小的種子啊！你可以沈睡，你可以蟄伏，
但別忘了發芽，更別忘了～你的名字叫大樹！

就要圈住你
藍花楹領巾圈

藍花楹紫色的花朵唯美浪漫，盛開時的雨後常常嬌柔的灑落一地，是大地野花秀的好素材。而呈扁平圓形的藍花楹果實，其蒴果的獨特造型與大小很適合拿來寫上自然名做成個人專屬與團體默契表徵的領巾圈。現在就使用自然物來完成一個手作領巾圈，當成培訓課程授證典禮上與領巾相呼應的結業手作禮吧！

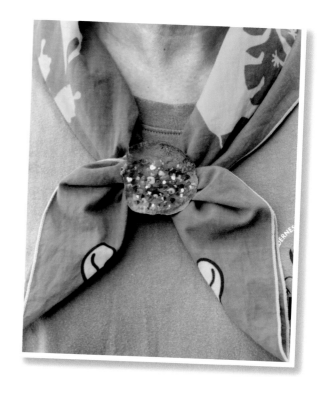

 觀察如響板的果實、欣賞紫色花朵

果殼彩繪上色與竹子組裝

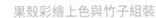

材料

- 藍花楹果實 ● 竹子一段
- 壓克力顏料 ● 水彩筆或毛筆
- 砂紙 ● 熱熔膠槍

製作方法

1 已開裂的藍花楹果實，可先剝開並將種子清除乾淨，使用砂紙將果殼表面略磨平會比較好上色。內徑 2cm 內的竹子裁成約 2.5cm 長，用砂紙磨掉粗糙處，比較不會刮傷皮膚或領巾。

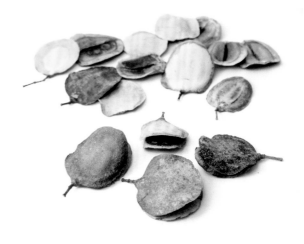

2　選定繪畫主題，運用各色壓克力顏料在藍花楹果殼上創作。因壓克力顏料的效果類似油畫顏料，可漸層多層次或同一色系堆疊上色，或各色色點堆疊繪畫，如此一來，沒有繪畫基礎的學員也可以輕鬆上手。

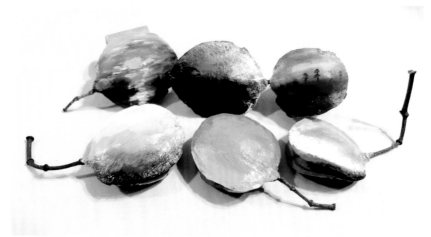

從深色著手的同一色系或漸層多層次堆疊的繪畫風格。

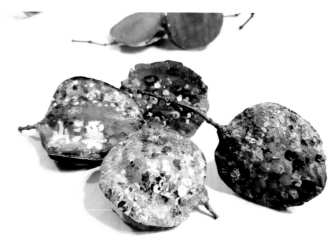

先刷上一個色系或漸層多層次堆疊的底色，再畫上各色色點製成類油畫的繪畫風格。

3　等顏料乾燥後，可塗上一層透明漆保護，再依繪畫圖案的方向，使用白膠將竹段黏在藍花楹果殼背面即完成領巾圈。

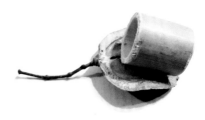

藍花楹盛開時是一場令人心醉神迷的紫色夢幻，待花期過了，她們也毫不戀棧地飄落枝頭。它的果實呈扁平圓形，閉合時有點像魟魚，也有點像是古老的活化石－鱟，蒴果開裂一半時又很像響板，造型令人充滿想像。

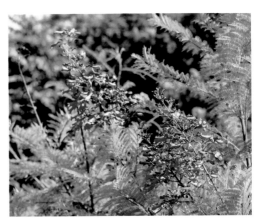

先花後葉的藍花楹，極盡美麗的綻放後再長出新葉，其樹形和葉子都很像鳳凰木。

藍花楹落葉後初夏開花，盛開時滿樹紫藍色花朵呈現紫色夢幻般的美。照片提供／高永興

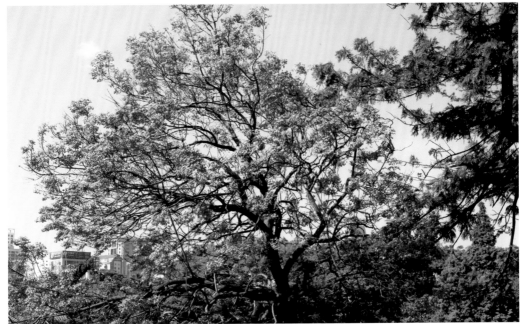

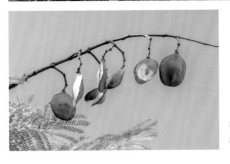

蒴果扁平圓形，半開裂時很像響板。

療癒
小語

每一個自然創作的初心，是一種與自然生命相遇的心情；我們和大自然的關係，也像是在回應著我們和自己的關係。

渾然天成的
仙桃企鵝

在超市和傳統市場上常有販售一種金黃色桃狀果實，它的口感綿密像地瓜，原名蛋黃果，因為外型像是桃子，而有個相當吉利的名字：仙桃。仙桃原生在秘魯，台灣引進栽種後已落地生根，適應台灣亞熱帶的氣候，是一種平價又膳食纖維非常豐富的黃金食物。

每一顆仙桃裡有一至三顆的種子，許多人吃完果肉後常會大呼驚喜：種子的半邊是咖啡色油亮的外皮，另一邊挺著一個白色飽滿的大肚子，上面還有一個尖尖向上翹起的鳥嘴，簡直就是渾然天成的企鵝呀！讓人愛不釋手。

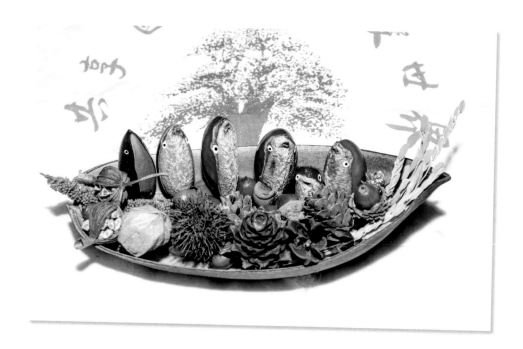

👁 欣賞仙桃果實的特殊造型

👄 仙桃的口感綿密像地瓜

🖐 清洗、彩繪、黏貼種子成為動物

材料

- 乾燥完全的仙桃種子
- 白匏子、野桐等黑色圓形小種子，或塑膠珠子
- 石頭或木頭切片
- 熱熔膠槍

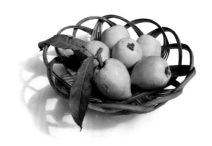

形狀像似桃子的黃金水果仙桃，裡面有 1-3 個種子。

製作方法

1 將黑色珠子黏在仙桃果實上做為眼睛。若無
  黑色珠子，可以用立可白修正液塗上白色的
  眼球，中間再以黑色簽字筆畫一個小黑點。

2 直立黏著固定在木頭上即完成。若仙桃種子
  足夠，還可以組成一團企鵝野戰部隊。

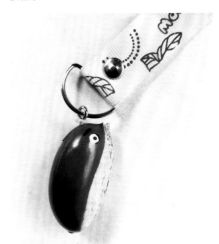

打洞做成鑰匙圈、吊飾或項鍊。

替代植物

常種在海岸的防風樹「大葉山
欖」是台灣原生種，傳說是葛瑪
蘭族群的精神表徵，有濃厚的地
方情感記憶，所以在宜蘭大量栽
種。大葉山欖的種子是紡錘狀，
半邊淺褐色、半邊深咖啡色，也
有點像是小企鵝。

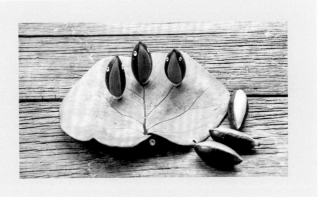

療癒
小語

觀察每一個自然物，看到獨特性與整體性。
感受生命之網的連結、自然萬物相依相存，沒有任何一個物種可以單獨存在。

果之豐。創意手作應用

喜慶香氛球
丁香橘子

丁香是天然的抗氧化劑，可以減輕疲勞讓人感覺年輕愉悅；鑲嵌著丁香、改變橘子性寒的丁香橘，放在桌上或是掛在窗戶旁，濃濃的芳香撲鼻而來，讓身心頓時感到放鬆。如綁上彩色緞帶即成為充滿喜氣的丁香球，在聖誕節和新年期間佈置，格外讓人感受到節日的慶典氛圍。

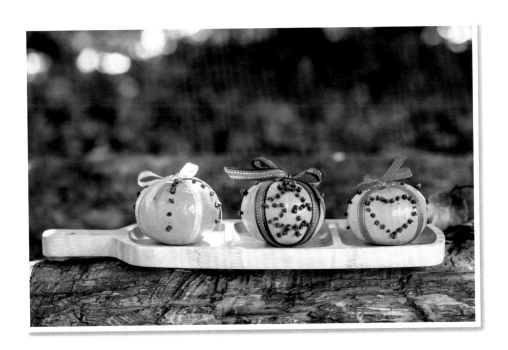

 欣賞丁香與橘子的奇妙組合

👃 嗅聞橘子清香、濃郁的丁香芬芳

👄 品嘗改變風味口感後的橘子

 用丁香排列圖案

 材料

- 足量的丁香，可自中藥店、南北貨商行購買
- 較硬或新鮮的橘子數顆
- 彩色緞帶
- 喜慶春聯、紅紙或祝福卡片
- 牙籤或小刀

1 先用彩色緞帶綁上橘子，頂部可
　繫蝴蝶結裝飾或打結方便懸掛。

2 丁香插入橘皮內，直接排出自己
　喜歡的圖案。

3 也可先用刀片輕刮畫出圖案，使
　用牙籤沿著圖案戳洞，再將丁香
　插進每個小洞中比較省力。

4 貼上喜慶祝福文字卡片。

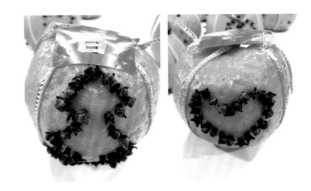

使用丁香鑲嵌各種圖案增添趣味。

植物小百科

丁香獨特的香氣和口感，在 18 世紀英國
維多利亞時代，是有錢人的生活用品。
把乾燥的丁香花苞推入柑橘內而製成「香
盒」(pomander)，雖然橘子是水果，但
由於丁香花苞的緣故，可以減緩腐壞的
速度，香味會持續一段時間，成為分享
祝福的禮物。

丁香乾燥後形狀與釘子相似，與肉桂、
肉荳蔻並列 3 種珍貴的香料。丁香有兩
千年的時間只生長在「香料之島」美稱
的印尼摩鹿加群島上；中世紀時在西方
國家成為料理用的香料，其價值超越了
黃金，也因爭奪主控權，引發一連串的
香料戰爭。在中國漢朝的臣子向皇帝啟
奏前，會先吃點丁香讓口氣清香；羅馬
人則用於焚香與香水。

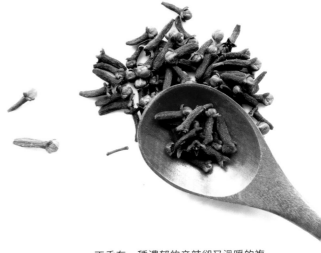

丁香有一種濃郁的辛辣卻又溫暖的複
合風味，是非常獨特的香料。

療癒
小語　　所得到的愛要再給出去　愛才能完全，
　　我們將所有的感謝化成滿滿的祝福，期待能在世間流轉不息。

香氣撲鼻又暖心
橘燈的祝福

自然創作最好的原則：使用在日常中容易取得的材料，儘量採用當地、當季的作物，除了減少運送的碳足跡以外，也可以享用到最新鮮的作物。

享用甜美多汁的柑橘之外，橘子皮還可以作成簡單的橘燈，經過燭火的烘烤，橘皮散發一股清香，微微透光的橘燈會為生活帶來溫暖的感受。品嘗季節孕育的果實，從視覺、嗅覺、味覺到手作，柑橘從裡到外兼具多種感官的養生效果。

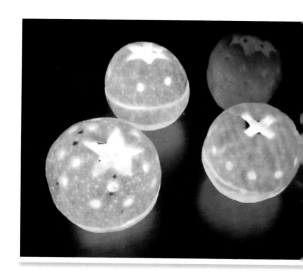

👁 凝望透光的橘燈，感受溫情

👃 橘子香氣撲鼻

👄 品嘗甜美多汁的果肉

✋ 剪、挖、掏空橘子，使果肉完好分離

材料

- 橘子（椪柑的皮軟，較好操作）
- 沙拉油　• 麻繩
- 剪刀、湯匙、打火機、吸管

製作方法

1 用剪刀或水果刀沿著橘子中間的果皮繞圓剪一圈，不剪到果肉，保持果肉的完整。

2 要將橘子下半部的果皮、果肉輕輕分離，用湯匙繞了一圈之後，感覺果皮、果肉大致都已分開，雙手握住橘子的上下，輕輕旋轉，即可將下半部的果皮完整取下。

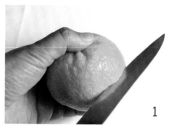

1

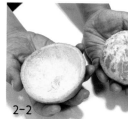

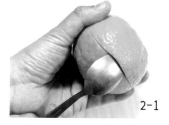

2-1　2-2

3 橘肉仍整顆完整在上半部的橘皮內，可用湯匙挖出，留待享用。

4 在下半部橘皮上剪個開口，或是用瓶蓋壓出圓形缺口，當作橘燈的蓋子，自由設計造形。
利用吸管在橘皮上戳洞，增加透光性。

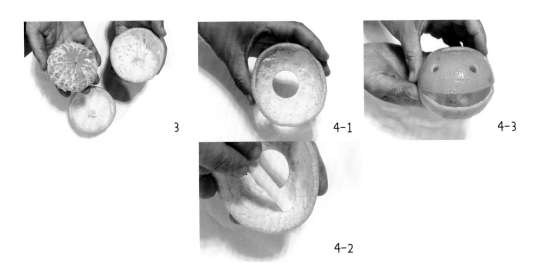

3   4-1   4-3

4-2

5 將橘子的上半部翻過來當做橘燈的底部，中間的橘絨可做燭芯點燃。

6 在燈座內倒入一些沙拉油，也可滴入兩滴精油，就成了芳香療法的精油燈。點燃燈芯，
蓋上燈罩，即可享受燭燈的溫暖色澤。若橘絨的燈芯燒完之後，可用麻繩取代。

7 在製作過程中，除了練習手作，創意各種不同造形的橘燈，還可以聞到橘子的香氣；完
成之後，點燃橘燈、享用橘子，也記得感謝辛勤的耕作者和土地甜美的回饋。

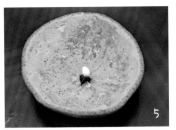

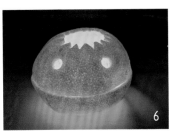

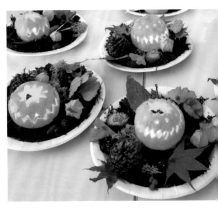

5   6

將橘燈放在盤中，旁邊點綴自
然物或謝卡，增添節慶色彩、
成為溫馨的空間裝飾。

療癒
小語   在食衣住行之間，感受到我們和環境的關連，就是「身土不二」的生活實踐。

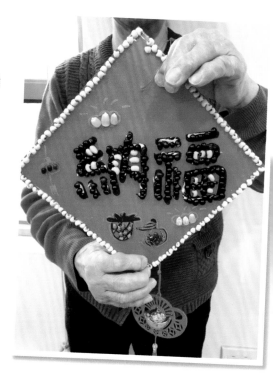

果之豐。創意手作應用

歡喜過新年
五穀豐收的豆子春聯

過年時會在牆上或大門上貼的春聯，將上面的書法改為黏貼上各色豆子或五穀雜糧的吉祥字樣，即可成為綠色照護中以植物元素為主題的創作。不論是在功能漸弱的失智老人族群，或是極需鍛鍊精細動作能力的早療兒童，都會是一個讓創作者很有成就感的作品。

辨識各種大小顏色不一的五穀雜糧

聆聽各種豆子裝在瓶子裡的聲音

品嚐黑豆茶的香氣

   書寫、黏貼、搖擺、穿刺、綑綁

照片中的陳阿姨在生病失智後常常覺得自己任何事都做不好，透過黏貼豆子春聯活動，請照顧者媳婦只是引導陪伴而不插手，結果陳阿姨展現超強手藝能力，獨立完成之後找回自信心。

材料

- 各色五穀雜糧 1 小把
- 紅紙或金色的厚紙板
- 9 吋紙盤
- 金色奇異筆、紅繩一段
- 有垂墜流蘇的掛飾
- 四方籃、白膠、棉花棒

製作方法

1　課前先取紅色厚紙板，用黑色或金色奇異筆在上面書寫吉利詞語，可畫上生肖或鳳梨、金元寶等吉祥圖案。

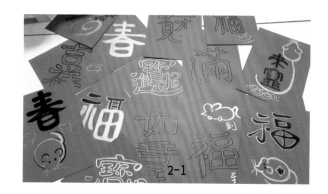

2-1

2 課程的暖身活動時，帶領學員認識新年、春聯由來，將豆子裝瓶搖動，刺激聽覺並活動
手部後再讓學員挑選喜歡的春聯樣式。

3 請學員用棉花棒沾白膠塗抹在春聯上，將雜糧或豆子黏貼固定。可選擇黏在字型上或是
黏在底圖讓字型處鏤空。四邊亦可黏貼裝飾。

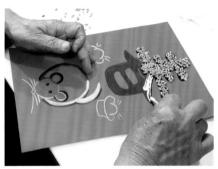
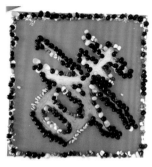
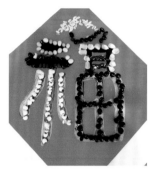

4 遇精細功能不佳的早療兒童，先由引導員將紅紙上的字型用棉花棒沾滿白膠，紅紙板置
放於四方籃內再放入各色豆子，交由二位學員手持四方籃通力合作搖晃，直到白膠處全
部沾滿各色豆子即完成作品。

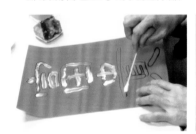
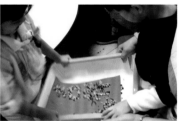
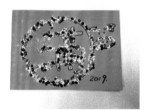

塗白膠、倒豆子、搖一搖，春聯上的字體就出現了。

(更多玩法)

生肖春聯

使用約 9 吋盤子設計成生肖造型，再以
豆子黏出吉祥字樣，有別於一般春聯。

照片提供／劉惠美 (小草)

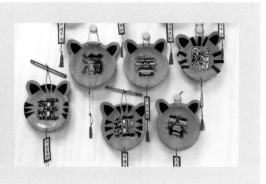

 療癒小語　荒野，在我的世界不單只是詠嘆調，更是治癒心情的驚嘆號！

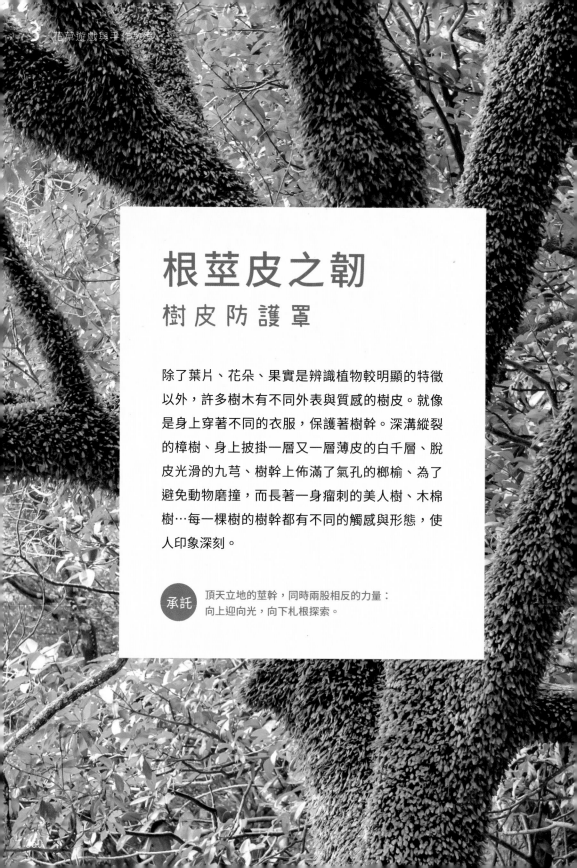

根莖皮之韌
樹皮防護罩

除了葉片、花朵、果實是辨識植物較明顯的特徵以外，許多樹木有不同外表與質感的樹皮。就像是身上穿著不同的衣服，保護著樹幹。深溝縱裂的樟樹、身上披掛一層又一層薄皮的白千層、脫皮光滑的九芎、樹幹上佈滿了氣孔的椰榆、為了避免動物磨撞，而長著一身瘤刺的美人樹、木棉樹…每一棵樹的樹幹都有不同的觸感與形態，使人印象深刻。

承託 頂天立地的莖幹，同時兩股相反的力量：
向上迎向光，向下扎根探索。

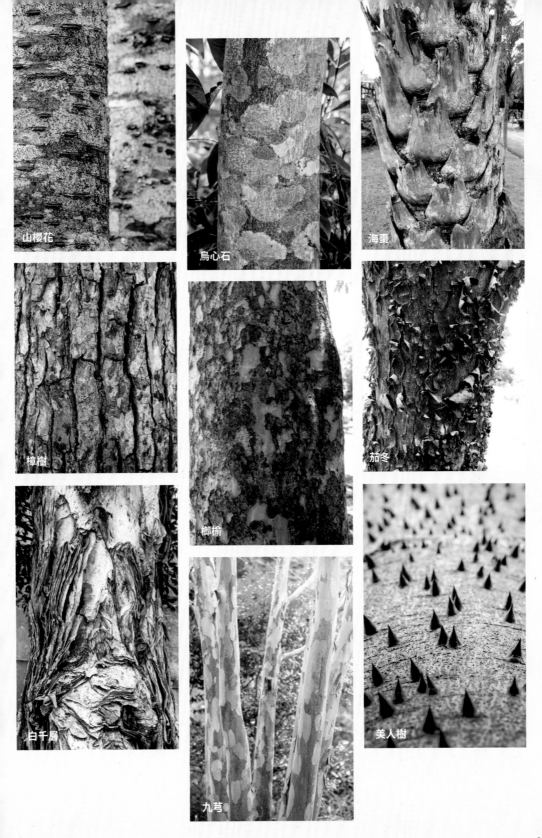

山櫻花

烏心石

海棗

樟樹

櫸榆

茄冬

白千層

九芎

美人樹

351

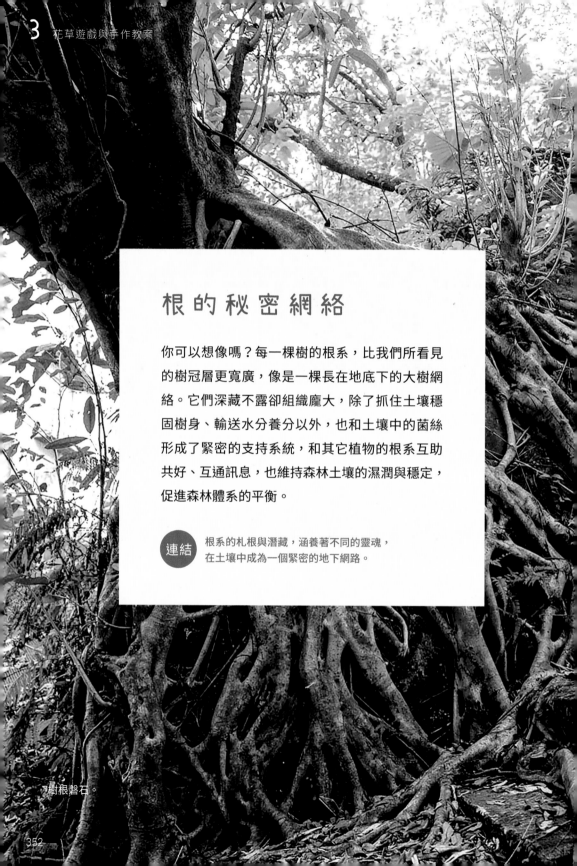

根 的 秘 密 網 絡

你可以想像嗎？每一棵樹的根系，比我們所看見
的樹冠層更寬廣，像是一棵長在地底下的大樹網
絡。它們深藏不露卻組織龐大，除了抓住土壤穩
固樹身、輸送水分養分以外，也和土壤中的菌絲
形成了緊密的支持系統，和其它植物的根系互助
共好、互通訊息，也維持森林土壤的濕潤與穩定，
促進森林體系的平衡。

連結 根系的札根與潛藏，涵養著不同的靈魂，
在土壤中成為一個緊密的地下網路。

樹根磐石。

榕樹枝幹的氣根向下延伸到土裡形成支柱根，支撐枝幹橫向伸展，以獲得更多的陽光。在空曠之地，可形成一樹成林的獨特景觀。

落羽杉的呼吸根，是為了適應在沼澤地生長而有的特殊現象。

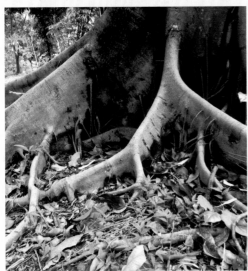

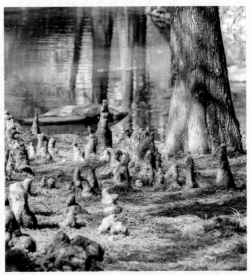

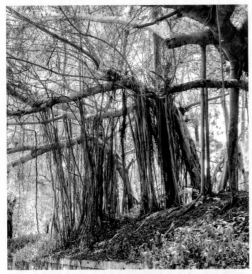

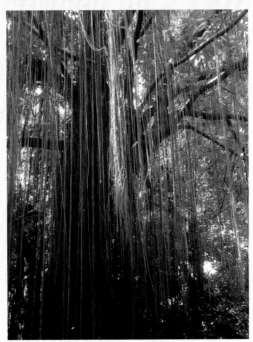

熱帶雨林的大樹大多有板根的現象，藉以在多雨、土層淺薄的環境增加抓附力穩固樹身。

錦屏藤由莖節處長出氣生根，蔓延擴展，氣根垂懸而下，長度可達數公尺，猶如珠簾。

根莖皮之韌。創意手作應用

多情的乞丐王子
白千層信紙與撕畫

白千層的樹皮每年向外長出新皮，老樹皮不斷被往外推擠，破裂、捲曲、灰白，看起來有點「衣衫襤褸」的模樣。以前的小孩會拿白千層樹皮來當橡皮擦，擦掉鉛筆的錯字，但有時會越擦越髒。相傳在白千層的樹皮上寫情書，戀人便能白頭偕老，成為一種定情的另類信紙。經歷風霜的白千層樹皮信紙，最適合傳達深情，不愧是「多情的乞丐王子」。

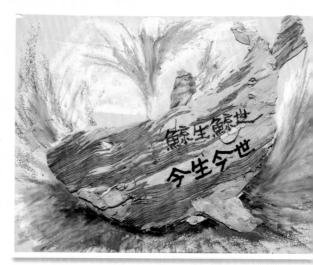

作品示範／荒野海洋志工

👁 觀察白千層獨特的樹葉、花、幹

✋ 搓揉白千層葉子的精油香氣

🖐 手撕樹皮，製作木質感的立體撕畫

材料

• 白千層脫落的外層樹皮　• 厚紙板　• 樹脂

製作方法

1 老樹皮經常整片掉落，樹皮鬆如海棉且有彈性，可以一層層剝下來，利用白千層樹皮的紋路來做撕畫或做書衣，有溫潤的木頭紋路，且能堆疊出厚薄層次。

2 在草稿紙上構圖，如：台灣、鯨魚、山巒等。

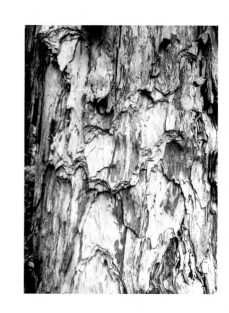

3 將所繪圖形放在樹皮上剪裁，再黏貼在厚紙板上。
可將樹皮一層層堆疊，用樹脂黏合，增加厚度與
立體感。

4 在作品旁題字或繪上色彩。

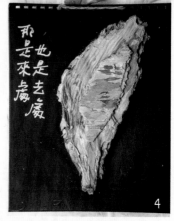

作品示範／荒野棲地守護志工

植物小百科

白千層每年樹皮推陳出新的特性，看起來像是
千層派，越老就越多層。白千層和常用來做精
油的澳洲茶樹、無尾熊愛吃的桉樹（尤加利樹）
都同樣來自於澳洲，同屬桃金孃科的植物，有
許多相同的特質，雄蕊眾多，有的像是粉撲或
奶瓶刷、葉子上也都富有芳香精油。

白千層的葉子和相思樹的葉子非常相似，除了
大小相近的披針形，也都是光滑無毛、革質、
平行脈，但仔細觀察：相思樹葉緣有一邊內彎、
鐮刀狀的假葉，而白千層的葉子兩邊對稱，且
有芳香精油的氣味。

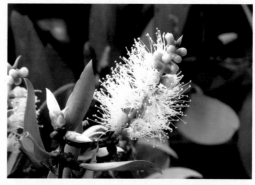

白千層是常見的行道樹，夏季、秋季都會開花，白色
奶瓶刷一般的花朵長滿大樹，讓樹上像覆蓋了白雪一
般。照片提供／諶家強（小強）

樹上常有樹瘤。

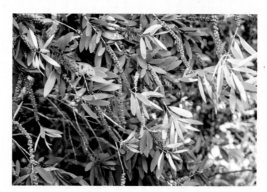

白千層葉子與果實。

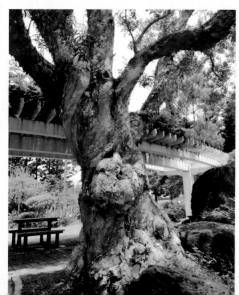

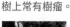

療癒
小語

學習白千層不斷推陳出新的勇氣，
將陳舊的過往轉化為成長的養分，
迎向嶄新的自己。

天馬行空再創神奇
枯枝星形花環

一般人喜歡圓形，象徵圓融、圓滿。但有時嘗試打破一成不變的框架，會讓人有耳目一新的感覺。運用枯枝可以創造出方形、星形、房子等各式造型的花環，盡情發揮想像與創意力，保證讓人眼睛一亮。

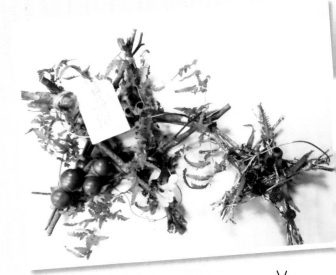

👁 觀察肯氏南洋杉、小葉南洋杉的差異

✋ 枯枝的星形組合，綑綁定型與裝飾

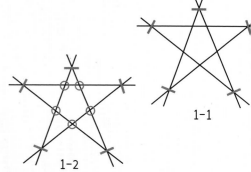

1-1

1-2

材料

- 南洋杉的落枝、針狀葉
- 各式果實種子、海金沙長葉、松蘿苔蘚
- 細鐵絲、麻繩或是縫衣線

製作方法

1 將南洋杉的枯枝或落葉排列成為星形。用鐵絲或棉線將交接處捆牢，先綑綁外圈 5 處的交接處 (1-1)，再綁內圈五處 (1-2)。

2 將尾端多餘的部分剪除即是星形。

3 使用各式毬果、種子、乾燥花、乾燥苔蘚等來裝飾。

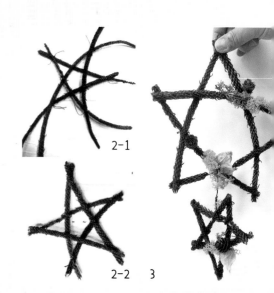

2-1

2-2　　3

更多玩法

各種樹木的枯枝都
能撿拾運用，造型
也可以自由發揮、
天馬行空。

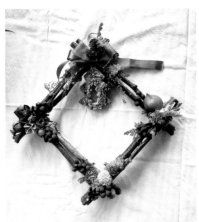
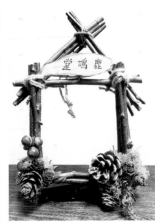

植物小百科

辨識肯氏南洋杉、小葉南洋杉

在公園、校園常見這兩種南洋杉，肯氏南洋杉枝葉像一枝膨鬆的雞毛撢子，葉短針型，硬而尖銳，觸碰會有刺手感；小葉南洋杉的枝葉水平開展，杉葉細長柔軟，針狀葉層層如覆瓦狀，質軟而不刺手。

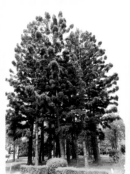
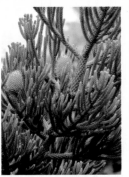
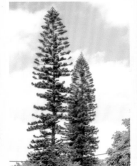
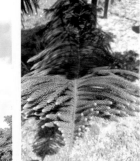

肯氏南洋杉枝葉像一枝膨鬆的雞毛撢子。　　　小葉南洋杉的枝葉水平開展，杉葉細長柔軟。

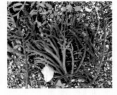
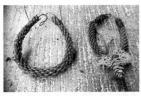

南洋杉樹下常掉落滿地的枯枝枯葉，可以用來
創作星形花環，或做成手環。

療癒
小語　所有節氣的慶賀，不是為了時光的消逝，
　　　而是歡喜生命的成長。

357

讓我用森林寫信給你

樹枝筆

在許多文創商店經常看見充滿文藝氣息的樹枝鉛筆,是否也會讓你想要嘗試看看如何製作?公園、校園中常會有被風折斷的樹枝,撿拾一根枯枝,用不同的角度去欣賞木頭的質感、在沙地上隨意揮毫,感覺握筆的手感,用它來繪圖、寫字,勾起你創作的動力。

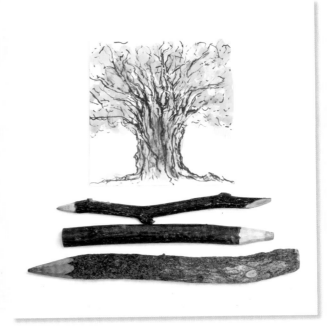

材料

• 枯樹枝　• 鉛筆芯　• 刀片　• 電鑽

 觀察樹枝的質地與紋路

 樹枝穿洞、削尖,裝上筆芯塗鴉

製作方法

1 用鑽頭鑽入樹枝的木質髓心,成為放置筆芯的孔洞,放入塗上膠水的鉛筆芯,稍作削切就完成樹枝鉛筆。注意不要太細,要讓筆芯插入且樹枝不裂開來,再用手握握看、操作的手感是否舒適。

2 同樣的製作方式,可把鉛筆芯換成原子筆芯,成了樹枝原子筆。做出來的手工筆和市售的原子筆很不一樣,有個人的自然風格。

3 將一段樹枝削尖如針筆、或斜切成三角切面如鋼筆、或保留樹枝原有的圓鈍感如粗黑體的簽字筆,沾上墨水或彩色顏料,就像使用鋼筆或毛筆一樣的沾墨書寫。須重複地沾上色彩繪圖,木頭筆每一回吸水狀況不同,不同於千篇一律的線條,繪出的線條充滿變化,會有一種特別的質感,最適合風景畫與靜物寫生。等墨水稍乾可再上另外一色。

療癒小語　用樹枝寫信給你,筆跡中有大樹的年輪,記憶我們和土地共同的故事。

暖暖的火、暖暖的心
樹皮燈座

樹皮可以守護大樹不受傷害，撫摸樹皮，會感受到它特別的質感，像是曾經承受的風霜雨露、陽光、還有動物的拜訪，都深深地烙印在它的紋路之中。用樹皮來做燈座，將大樹所儲存的陽光熱能，轉換為火與光的守護者，讓人感到溫暖。

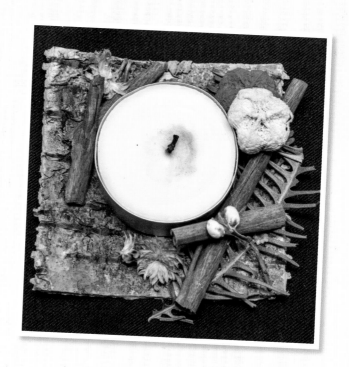

材料

- 樺木樹皮（至花市資材行購買，或上網搜尋 " 購買樺樹皮 " 即可購得）
- 香氛蠟燭
- 各式裝飾自然小果實、乾燥花葉
- 熱熔膠槍、保麗龍膠、剪刀

 觀察樹皮形態，感受香氛燭火搖曳

嗅聞香氛蠟燭的芳香

組合自然素材設計自然風燈座

製作方法

1 將紋路美麗的樹皮裁成 10-12 公分的正方形。

2 將香氛蠟燭置放在樹皮正中央，使用熱熔膠黏貼固定。

3 各式小果實、乾燥花葉先行排列在香氛蠟燭四周圍。使用保麗龍膠黏著小自然物比較安全。

白色果實讓暗灰的樹皮、毬果有了亮點。

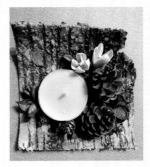

加上乾檸檬，「果」然有趣！

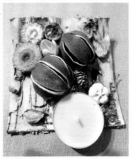

 療癒小語　你可曾擁抱大樹，撫摸樹幹紋理，和這獨一無二的生命對話？
不僅我們在欣賞自然、自然也在引領我們。

神奇的隱身術
樹枝擬態昆蟲

一段斑駁、滿佈氣孔的樹幹，加上分叉成丫字形的枝椏，就像是頭部長有一支分叉巨型犄角的獨角仙。一小根細長的竹節加上樹枝長腳，頭前一對觸角在前摸索探路，是善於擬態的竹節蟲。或是四片木頭橫切片想像作為翅膀，嗯！再找根樹枝作身體和兩顆美人蕉黑色種子做眼睛，蜻蜓就要展翅待飛了。

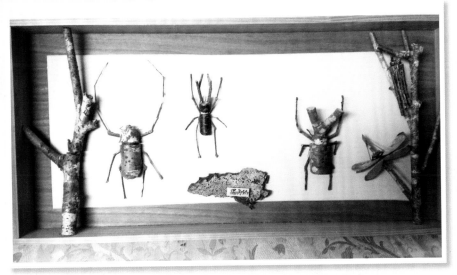

作品示範／何智賢（獨角仙）

 觀察昆蟲的身體構造與特徵

 撿拾枯木，拼貼出昆蟲、動物姿態

材料

- 樹幹
- 樹枝
- 美人蕉的黑色種子
- 其它果實種子
- 竹籤
- 鋸木刀、熱熔膠槍、剪刀

製作方法

1 講師事先準備昆蟲圖鑑或印好昆蟲照片，也可現場請學員用手機搜尋昆蟲。

2 使用素材先拼出身體，用熱熔膠組合固定，最後加眼睛、翅膀、觸鬚等。

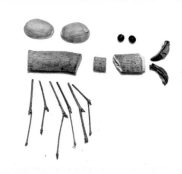

2

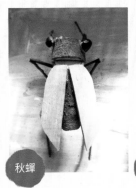

秋蟬

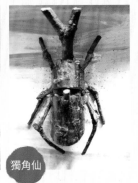

獨角仙

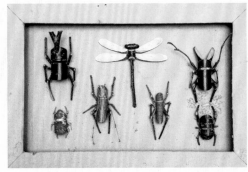

作品示範／何智賢（獨角仙）

更多玩法　不僅限於昆蟲，動物、人物也可以這樣玩。模擬神態，不必雕琢細節，就是返樸歸真的好作品。

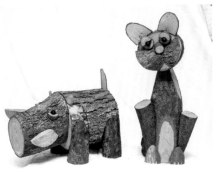

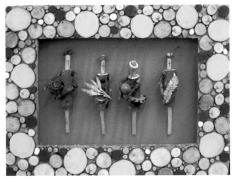

作品示範 / 何智賢（獨角仙）

療癒
小語

荒野 可以在一座蓊鬱的森林，
荒野 可以在一片壯闊的高山野地，
荒野 可以在一條清澈的野溪，
但荒野 也在泥濘的濕地中、也存在枯木中。

山林守護神

妙趣橫生的貓頭鷹

許多人對貓頭鷹的印象是大眼鏡和學者帽，有一種博學多聞的風範，在黑夜山林中張著炯炯有神的大眼，是夜的守護精靈。在原住民許多傳說中，貓頭鷹是布農族的送子鳥，也是阿美族、邵族的森林守護神，更是卑南族「呼喚幸福的鳥」。

在紙上畫一個圓形或橢圓形，像穩重的身形，再加上兩顆圓滾滾的大眼睛、一個三角形的鳥喙，簡單幾筆就可以勾勒出貓頭鷹的神態。在眼睛上方再加上兩簇翹起的耳羽、一對翅膀，就成了造型獨特、妙趣橫生的領角鴞。嘗試運用不同的自然素材，就可以組成一個貓頭鷹家族。

👁 認識貓頭鷹的種類與特徵

🖐 運用木材與果實種子創作出貓頭鷹

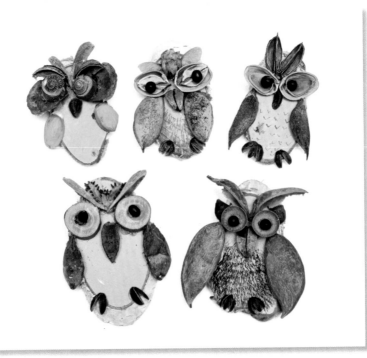

- **身體**：圓形或橢圓形的果實，如二葉松毬果、銀葉樹果實，或是木材邊角料（也可用厚紙板取代），裁成所需形狀。
- **眼睛**：大圓作成眼眶，如開心果外殼、青皮桉（圓形中間有洞）；小圓作成眼珠，如美人蕉的黑色種子、南天竹果實、黑豆、塑膠眼珠。
- **翅膀**：開心果外殼、鐵杉的翅果、大花紫薇的木質蒴果、香椿的翅果、五葉松的毬果鱗片、木麻黃等。
- **耳羽**：大花紫薇的木質蒴果、台灣梭羅木、香椿的翅果、毬果鱗片。
- **腳**：小花紫薇的木質蒴果、開心果外殼。
- **鳥喙**：任何可以剪成三角形鳥喙的果實，如香椿的翅果、大花紫薇的木質蒴果、小花紫薇的木質蒴果。

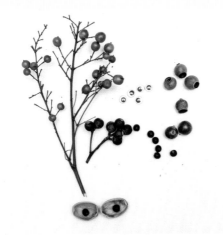

眼睛素材

耳羽、翅膀素材

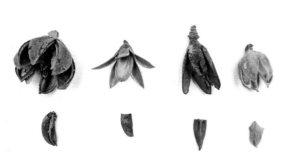

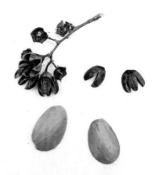

鳥喙素材：大花紫薇、香椿、大頭茶、洛神瓣狀的蒴果　　腳爪素材：紫薇、九芎果實、開心果外殼

製作方法

1 橢圓形木材做貓頭鷹的身體、較小的圓形木材或是開心果外殼當眼框。

2 黏上黑豆做眼珠。取香椿的翅果、毬果鱗片做耳羽。

3 大花紫薇、毬果或其它蒴果的果殼黏做翅膀。

4 將紫薇花瓣狀的蒴果外殼剪成三角形做鳥嘴。

5 最後可隨個人喜愛，在背後可黏上吸鐵或打洞做成吊飾、項鍊。

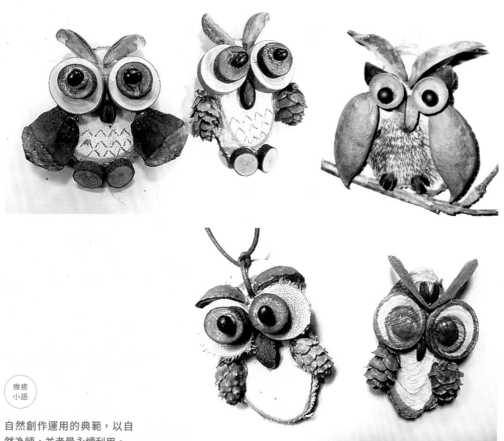

療癒
小語

自然創作運用的典範，以自
然為師，並考量永續利用。

打造繪本場景
童話感的森林小屋

還記得童話故事書裡面的森林小屋嗎？繪本經常描繪在森林濃蔭深處，有一間在小孩迷路時才會發現的小木屋，那是小精靈、小矮人的居所。小木屋一直建築在純真年紀的冒險夢境之中。利用撿拾的枯枝、樹皮、剩餘的木料，搭建起充滿童趣的木屋，再搭配餐桌、小椅、吊床、鞦韆，可能是華麗的夢幻城堡、也可能是充滿冒險性的避難小屋。

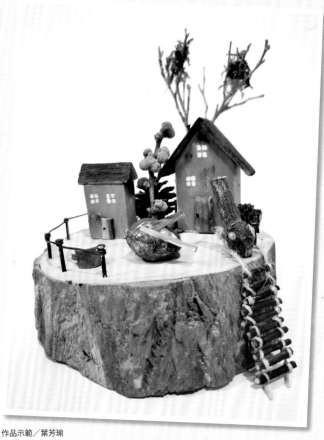

作品示範／葉芳瑜

 觀察樹枝、樹皮及樹幹紋路

 嗅聞不同木頭的氣味

 切割木料，組合黏貼成彩繪小屋

材料

- 樹枝、樹皮
- 圓木塊或長方木塊
- 石頭、貝殼、小果實、麻繩等裝飾物
- 壓克力顏料
- 回收厚紙板
- 熱熔膠槍、白膠或保麗龍膠
- 美工刀、剪刀

製作方法

1 使用大小木塊、木片、樹皮裁切組裝成小屋形狀。或者使用厚紙板繪製樹屋展開圖，再裁剪、黏貼組裝成一間小屋。

2 使用壓克力顏料進行著色，畫上門窗或用自然物做出門窗造型。

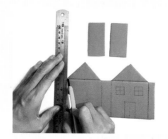
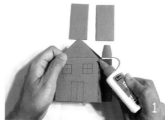
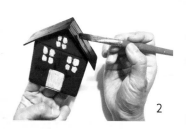

1　2

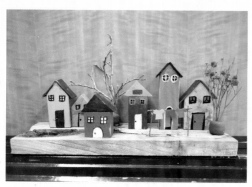

照片提供／葉芳瑜

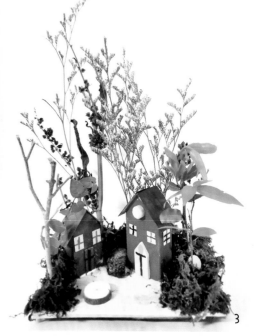

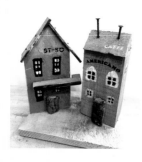

3

 療癒小語　如果在你的心靈深處也有一幢小木屋，那麼，保守它，那是孵夢的所在。

3 找一片底座，以熱熔膠或保麗龍膠將小屋黏貼固定，然後利用石頭、冰棒棍、枯枝、貝殼、漂流木、花草植物等素材，搭建出故事感場景。

潔白璞玉照明來～
蘿蔔提燈

蘿蔔是冬天的時令蔬果，長相白胖討喜、平價又富含營養價值，所以有「冬天蘿蔔賽人蔘」之說。常常是節慶祈福場合的吉祥象徵物，深受大眾喜愛。正月十五元宵節，正值蘿蔔的盛產季，使用當令白蘿蔔製作有特色又環保的燈籠，應景又與眾不同。

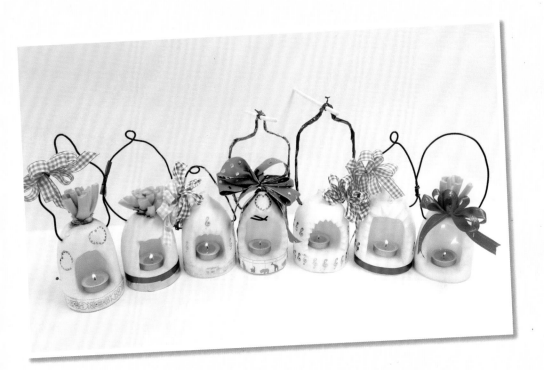

 嗅聞新鮮蘿蔔氣味

 品嚐蘿蔔的清甜滋味

 利用切割挖勺技巧，改造蘿蔔外型

材料

- 白蘿蔔、小蠟燭
- 記號消失筆、粗鐵絲、尖嘴鉗
- 彩色膠布或紙膠帶、圖案印章、緞帶
- 鐵湯匙、剪刀、水果刀

製作方法

1 用記號消失筆在蘿蔔上畫出一個窗型，持水果刀視蘿蔔寬度切入約4-6cm 割出整個窗型（窗口也可加做造型變化），再用鐵湯匙慢慢刮出果肉，注意保留蘿蔔厚度。

🛈 挖下來的蘿蔔肉在園療課程進行的同時，可以烹煮成味噌蘿蔔湯一起享用，增加味覺刺激。尤其適合應用在沒有太多身體反應的多重障礙族群。

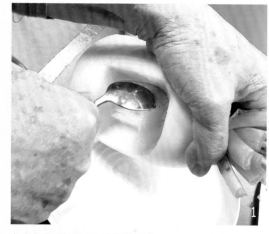

九十多歲的奶奶在園療操作課中總能找到熟練的手作技法。

2 粗鐵絲刺進蘿蔔上端兩側成為提把，因鐵絲末端容易刮傷皮膚，可用尖嘴鉗捲曲收尾，或以電線膠帶包緊末端。或用可塑性較佳的鋁線取代。

3 請學員發揮創意美化蘿蔔，像是蓋上圖案印章、黏貼亮色膠帶、繫上緞帶等。（尤其是手部操作功能不佳的族群，常使用圖案印章、貼紙、膠帶來替代彩繪，操作簡單而效果佳）。放入蠟燭後，邀請學員一起點燈許下祝福。

照片提供／史維慈（左手香）

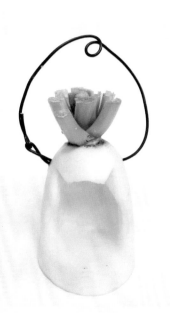

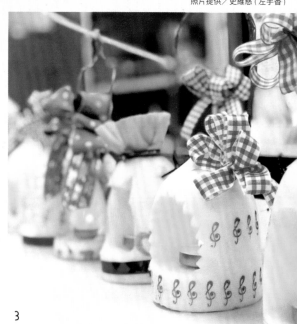

2　　3

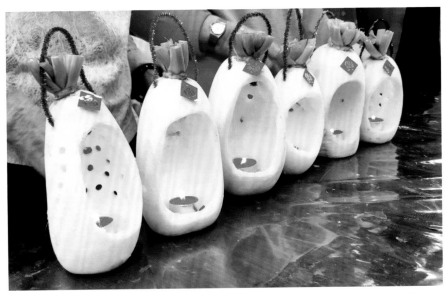

中胖型蘿蔔可以整條拿來做提燈，
將燈壁挖小洞再貼上紅紙吉祥字。

照片提供／葉芳瑜

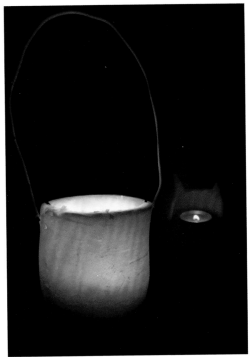

長型蘿蔔可先對切，分
成兩個蘿蔔燈，再把對
切蘿蔔內部挖空來放置
蠟燭，做成小燈籠。

療癒
小語

向農人學習：他們和環境之間
的關係、對於大自然運轉的順
服、對天地的敬意、還有自耕
自食、自給自足的生活哲學。

照片提供／葉芳瑜

蘊含大地脈動

能量金字塔

讓大樹開枝散葉的樹枝，蘊藏了大地的豐沛能量。欣賞穩定的三角錐體金字塔，能讓自己內心穩定、激發正向情緒，像是吸引好事及好運發生。運用樹枝和毛線綑綁，打造出平面或立體的能量金三角結構，配合花草隨意插作，原本枯寂的樹枝有了新的生命想像。讓我們在呼吸流動之間感受放鬆與敞開，帶著滿滿祝福來纏繞能量金字塔吧！

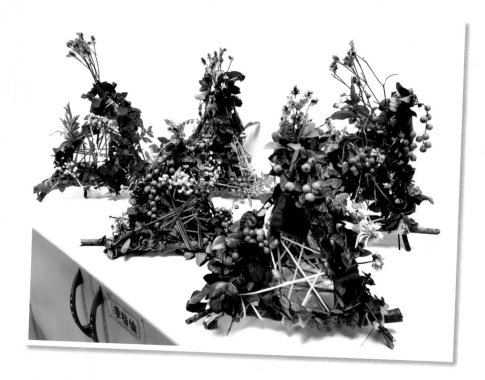

👁 觀察枝幹粗細紋路與質地

👃 嗅聞樹枝、花葉素材的氣味

👄 訴說祝福與想望

✋ 融合綑綁纏繞與花草插作技巧

材料

- 樹枝 6 支
- 毛線酌量
- 隨意撿拾新鮮花草果實（或準備乾燥花）

1. 取 2 根樹枝在末端 2 公分處開始以毛線纏繞固定。將樹枝岔開並沿著其中一支將毛線繞至另一端。

2. 擺放第 3 支樹枝形成三角型，並將兩端的交接點都用毛線纏繞固定。過程中可以在三邊來回纏繞成網狀。

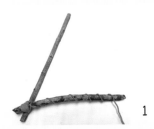 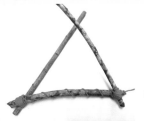 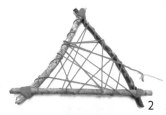

3. 平放在桌面上，再取第 4、5、6 支樹枝，搭成一個立體三角錐體，每一面以毛線隨意纏繞成網狀，過程中亦可隨喜愛更換毛線顏色，增加視覺刺激。

4. 最後將花草等各種素材插作在金字塔錐體上即完成。如時間足夠，邀請所有夥伴將各自的創作一起堆疊成一個大型能量金字塔，從個人到集體的連結感，更能匯聚整體的想望與能量。

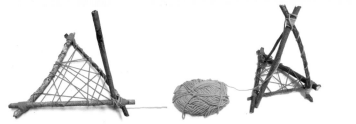 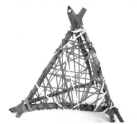

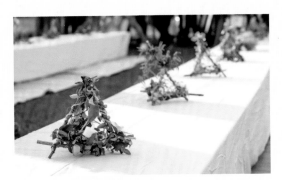

以麻繩隨意纏繞成能量金字塔，做為茶席宴會桌的佈置，在夕陽斜照下散發著閒適自然的氛圍。

更多玩法

樹枝可使用直線形的堅硬自然素材，如：阿勃勒或其它豆科長條狀莢果替代。

 療癒小語　當枯枝成為能量金字塔，歡迎大地所有的流動來去自如，讓原本枯寂的樹枝有了新的生命與想像。

神之眼眷顧

祈福天眼編

「天眼編」是運用樹枝為經緯架構，以彩線及自然素材進行的幾何圖形編織。在延緩老人失能的長照活動中，經常運用各種顏色的毛線來進行纏繞。看著長者經過歲月刻劃的雙手，在繽紛的紗線間交錯纏繞、重複編織的動作，緩慢的節奏中，美麗的圖案逐漸成形，是一種令人動容的美。編織可以讓紛亂的思緒安靜下來、舒緩焦慮，也達到了類似瑜珈放鬆或冥想靜心狀態。

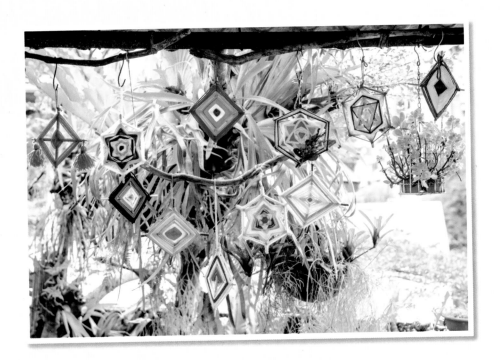

 感受單色到多色的配色美學

訴說祝福與想望

 重複性的纏繞編織打繩結，訓練手眼協調

材料

- 直挺的樹枝
- 多色毛線
- 尺、筆、剪刀

1 取 2 根樹枝，在中間劃線做記號。（照片中以竹棍替代）

2 用毛線在中線處繞 1 圈打結。

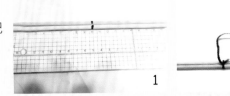

1

2

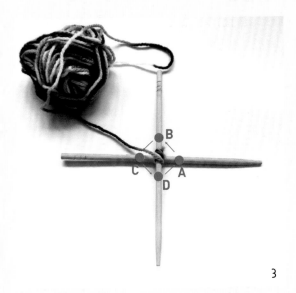

3

3 打開竹棍成十字型，先十字交叉左右各繞 2 圈使竹棍不晃動、再從 A 點當起頭，往 B 點繞一圈，再繼續往 C、D 點各繞一圈最後回到 A 點，如此重複纏繞。

4 纏繞出一塊面積之後，可取第 2 色毛線，以平結連接兩條毛線再繼續纏繞。

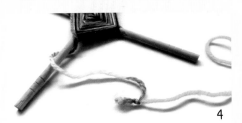

4

5 編織出足夠面積後，在尾端打結並做出一個掛環，剪掉餘線即完成。

6 如課程時間充足，可在作品上添加線型或塊狀花葉、羽毛、或其他可愛小配件，使作品更加繽紛多彩，增加視覺效果。

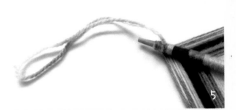

5

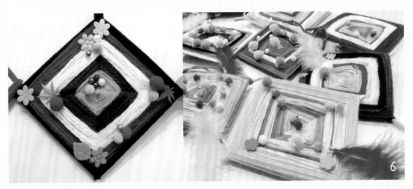

6

（更多玩法）

編織過程留下部分鏤空也不換色，有類似窗格效果 (左圖)。此外也可以進階三支棍、四支棍的編法（右圖），如不方便取得樹枝，亦可準備免洗竹筷、咖啡攪拌棒、細竹棍來替代。

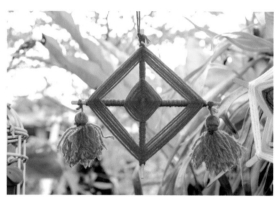 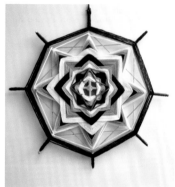

作品示範／葉芳瑜

（工藝小百科）

天眼編是中南美洲印地安人傳承的工藝，也稱作「God's Eye」(神之眼)，如同上帝的眼睛看顧著子民，是一種保護與慈悲的力量。後來在世界各地廣泛運用，成為許多民族生命儀典中的祝福與守護的象徵。

1. **來自神的祝福：** 在玻利維亞，天眼編融入了祭典文化。玻利維亞的印地安人將編織絢麗的天眼編放置祭壇上，代表了神的眼睛，透過『神之眼』俯瞰眾生，也祝福眾生。

2. **祈福與守護：** 在墨西哥，當孩子出生時，父親會用纏繞的技法，為孩子製作一個『神之眼』中間的眼睛，之後在孩子成長的每一年都會拿出神之眼來編織，添加一些新線，直到孩子五歲時完成『神之眼』。往後每一年仍會持續添加一點點彩線，像是一種家族文化的傳承，也是一種守護家人的心意。

 療癒
小語　　不要忘了，所有儀典真正想要傳承的，不是儀式本身，而是愛。

療癒小樹織
Y字捕夢網

捕夢網一般為圓形，但在大自然中圓形外框不易取得，不妨利用容易撿拾到的Y字形樹枝來製作。分叉的樹枝像是一隻高舉夢想的手，不規則的枝條讓編織者有自由發揮的空間，做成的樹織捕夢網除了可以將彩編懸掛成為裝置，也是乾燥花最搭配的花器。

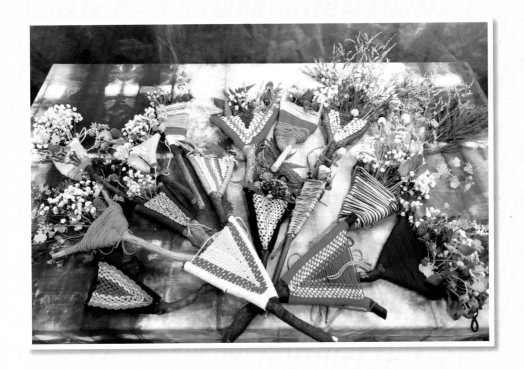

 觀察樹枝分岔構造，搭配線材配色

 嗅聞花草清香氣味

 分享捕夢網的祝福與念想

 透過編織纏繞培養專注與靜心

材料

• Y字形樹枝

• 各色毛線、麻繩

• 可乾燥花材、羽毛或裝飾小物

• 砂紙、褲頭針

樹織示範

以下3種編織方式各有巧妙，可使用毛線、麻線、甚至是稻草練習，
看看不同的效果。

平行織法

1 **纏繞：** 在叉口處任一側樹枝上使用毛線打一個死結當起頭，再繞至另一根樹
　枝上繞 3 圈，再回起始樹枝繞 2 圈，如此兩邊來回纏繞 3 圈至頂端。

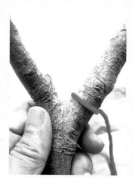
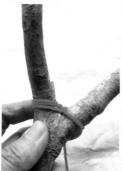
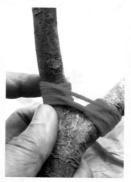
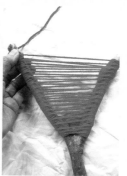

2 **收線：** 在結尾處用線繞 1 圈二次或繞 2 圈一次將線頭穿過線圈拉緊收尾，
　並預留掛勾線的長度，將線綁在另一頭樹枝打 2 個死結。

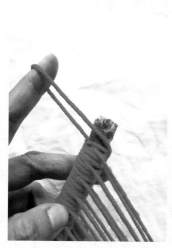
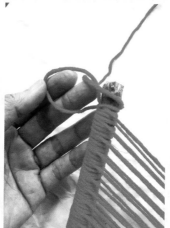
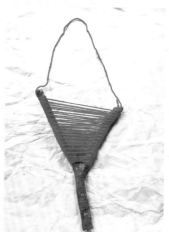

經緯編織法

接續平行織法，在叉口綁一平結當經線起針，線頭藏入緯線內再使用褲頭針穿縫經線；
以 V 型換色穿法、斜線換色穿法或塊狀小區域換色穿法來完成格網效果。

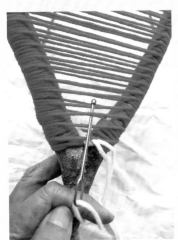
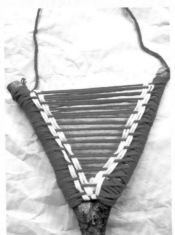
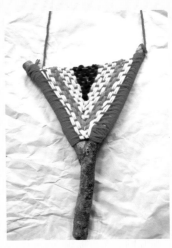

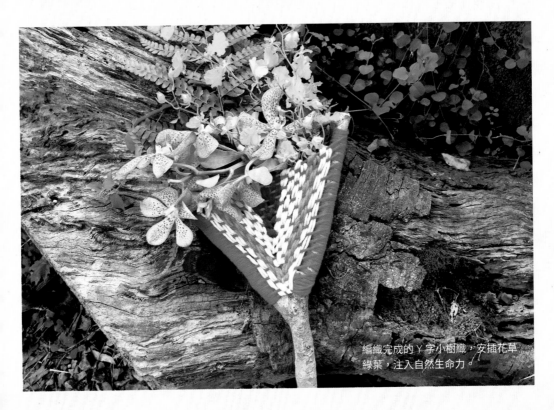

編織完成的丫字小樹織，安插花草
綠葉，注入自然生命力。

8 字編法

從 Y 字形岔口處開始，以毛線左繞右回交叉來回編織至頂端收線。

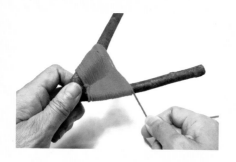

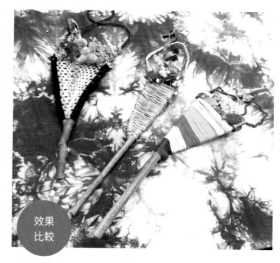

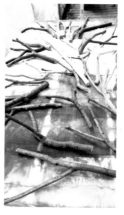

效果
比較

左：經緯編織法
中：8 字編法及塊狀小區域換色穿法
右：平行織法

製作方法

1 課前先將 Y 字形樹枝排成一棵大樹狀，開始時請學員依照自己目前的感覺，選擇一根喜歡的樹枝型態。使用砂紙打磨樹枝凹凸不平處。

2 利用上述幾種織法完成捕夢網，然後在網上安插花草植物，添加豐沛的生命力。請學員書寫祝福卡，連同作品一起放回原大樹枝桌上，邀請學員分享祝福卡內容，或任何有關創作的發想。

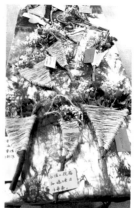

更多玩法

單純在 Y 字形樹枝上利用毛線聚、稀交錯、隨意纏繞，依喜好變化毛線顏色，然後以小毛球等飾物做妝點。

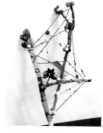

照片提供／葉雅蓮

療癒
小語

我們在編織的，不只是繽紛的彩線，還織入了夢想與祝福，以及內在深沉的平靜與喜悅。

神聖能量空間

生命樹捕夢網

捕夢網是印地安人傳遞愛與祝福的
手作工藝，將傳統編織與自然崇拜
完美的連結：象徵大地母親的樹木、
曾經寓有動物神靈的羽毛皮革，編
繞在大地豐饒的圓網之中，庇佑家
人美夢成真。延續了捕夢網的風俗
與傳說，很多人也相信捕夢網可以
網走惡夢、留下好夢，驅走厄運、
帶來好運，並祈求心靈的平安。

以圓框象徵地球的圓形，用細繩編
織大樹根系網絡，留住美好，篩下
失落，猶如生命樹捕夢網。讓園療
師在古老的傳說中加入新的元素，
將原本珠子、木頭、羽毛變化一下，
以自然花材來做個繽紛生命樹捕夢
網吧！

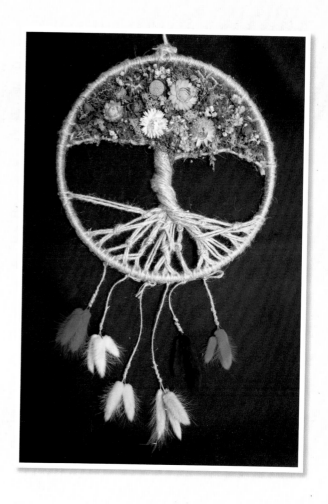

 觀察大樹樹形、大自然中的幾何圖形

 傾聽夥伴的心聲，學習陪伴

 傾訴心底的不安或想望的美夢

 編織捕夢網釋放焦躁、開啟好能量

材料

- 繡花圓框
- 深綠色和淺綠色乾燥苔蘚
- 乾燥花材、6 色染色兔尾草
- 麻繩一捲
- 熱熔膠槍、剪刀

製作方法

1 使用麻繩一圈一圈繞滿繡花圓框，同時做出一個掛勾。

2 另取 20 條約 60 公分的麻繩，對半取出中線點，相隔 1 公分串繞圓框。

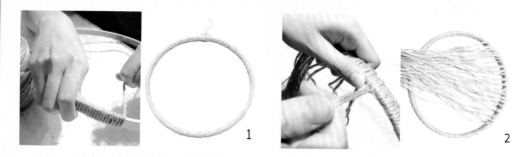

3 將 20 條麻繩隨意繞編或可分三股編麻花成樹根狀，至 1/3 處將所有麻繩捲繞成一股樹幹狀，再於 2/3 處取左、中、右三條綑綁，界定出樹冠範圍後再隨意編繞。

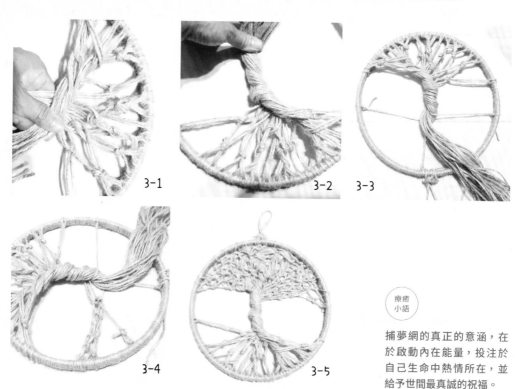

療癒小語

捕夢網的真正的意涵，在於啟動內在能量，投注於自己生命中熱情所在，並給予世間最真誠的祝福。

4 用熱熔膠將深綠色乾燥苔蘚黏滿樹冠部位，在中心位置黏上塊狀主花如麥桿菊，再穿插中型花如迷你玫瑰，搭配對比亮色感花材使作品顯眼。最後補上白色系滿天星、淺綠色乾燥苔蘚、紫色星辰花及卡斯比亞間隔色塊。

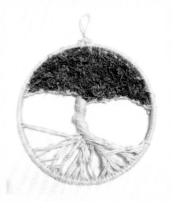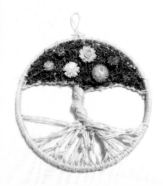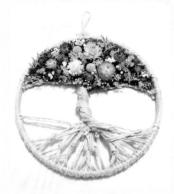

5 取 6 小段麻繩，每段一端綁上一色多朵兔尾草，另一端綁在圓框的生命樹下方替代羽毛，成為花草生命樹捕夢網。

捕夢網小百科

捕夢網的象徵與意義

傳統捕夢網常以珠子、木頭及羽毛裝飾，珠子代表夢幻及夢裡捕獲的力量和智慧、木頭代表著成長、羽毛則象徵著通往夢境看不見的道路。許多人透過捕夢網，讓許多不同的能量與指導進駐到生命中來達成目標，或將內心的夢想啟動、給予彼此最真誠的祝福，讓自己和想關心的人，在意念、夢想還有行動上都能運用在好的方面。

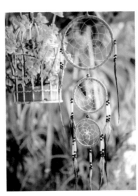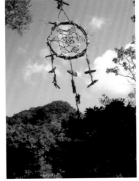

照片提供／牡丹農場

無論是加入珠子、羽毛或樹枝的捕夢網，都是祈祝意念、夢想及行動都有好發展。

捕夢網的活動過程中，可讓學員聊聊自己想送走的噩夢，引導學員勾勒未來的夢想，以及為此會做什麼努力。作品完成之後，帶入音樂，邀請大家靜心冥想，祈請自己心中的神，透過這個捕夢網將噩夢送走，迎接美夢成真。

啓動
療癒
自然
力

手作教案
四季花草遊戲與
園藝治療的100道

作　　者	黃香萍、詹立筠、莊耀鴻
審　　訂	陳坤燦
社　　長	張淑貞
總 編 輯	許貝羚
主　　編	鄭錦屏
美術設計	莊維綺
行銷企劃	洪雅珊

發 行 人	何飛鵬
事業群總經理	李淑霞
出　　版	城邦文化事業股份有限公司・麥浩斯出版
地　　址	115 台北市南港區昆陽街 16 號 7 樓
電　　話	02-2500-7578
傳　　真	02-2500-1915
購書專線	0800-020-299

發　　行	英屬蓋曼群島商家庭傳媒股份有限公司城邦分公司
地　　址	115 台北市南港區昆陽街 16 號 5 樓
電　　話	02-2500-0888
讀者服務電話	0800-020-299
	（9：30 AM～12：00 PM；01：30 PM～05：00 PM）
讀者服務傳真	02-2517-0999
讀者服務信箱	csc@cite.com.tw
劃撥帳號	19833516
戶　　名	英屬蓋曼群島商家庭傳媒股份有限公司城邦分公司

香港發行	城邦〈香港〉出版集團有限公司
地　　址	香港灣仔駱克道193號東超商業中心1樓
電　　話	852-2508-6231
傳　　真	852-2578-9337

馬新發行	城邦（馬新）出版集團 Cite (M) Sdn Bhd
地　　址	41, Jalan Radin Anum, Bandar Baru Sri Petaling, 57000 Kuala Lumpur, Malaysia
電　　話	603-90578822
傳　　真	603-90576622

製版印刷	凱林印刷事業股份有限公司
總 經 銷	聯合發行股份有限公司
地　　址	新北市新店區寶橋路235巷6弄6號2樓
電　　話	02-2917-8022
傳　　真	02-2915-6275

版　　次	初版 5 刷 2024年5月
定　　價	新台幣699元　港幣233元

Printed in Taiwan

國家圖書館出版品預行編目(CIP)資料

啟動自然療癒力：園藝治療的 100 道四季花草遊戲與手
作教案 / 黃香萍, 詹立筠, 莊耀鴻著. – 初版. – 臺北市：
城邦文化事業股份有限公司麥浩斯出版：英屬蓋曼群島
商家庭傳媒股份有限公司城邦分公司發行, 2022.12
　面；　公分
ISBN 978-986-408-856-0(平裝)

1.CST: 自然療法 2.CST: 心靈療法 3.CST: 園藝學

418.96　　　　　　　111015407